Visual
ヴィジュアル

糖尿病臨床のすべて

糖尿病治療薬の最前線

改訂第2版

編集主幹 ● **荒木栄一** 熊本大学
専門編集 ● **稲垣暢也** 京都大学

中山書店

ヴィジュアル 糖尿病臨床のすべて

● 編集主幹

荒木　栄一（熊本大学）

● 編集委員（五十音順）

池上　博司（近畿大学）

稲垣　暢也（京都大学）*

植木浩二郎（東京大学）

古家　大祐（金沢医科大学）

谷澤　幸生（山口大学）

中村　二郎（愛知医科大学）

西川　武志（熊本大学）

前川　聡（滋賀医科大学）

山田祐一郎（秋田大学）

綿田　裕孝（順天堂大学）

(*本巻担当編集)

刊行にあたって

　糖尿病は一つの疾患名と考えられがちであるが，実際には高血糖を呈する症候群と考えることが必要である．その発症には多くの因子がかかわり，その成因や病態の同定には優れた臨床的洞察力と最新の知識を必要とする．日々進歩する糖尿病の治療法の十分な理解と適切な臨床応用も必須であり，患者の合併症を把握し，適切に対応する臨床力も求められる．

　シリーズ『ヴィジュアル 糖尿病臨床のすべて』では，特に糖尿病診療に興味をもっておられる医療者を対象に考え，糖尿病の診断や治療に重要な10の大きなテーマを選択し，それぞれに造詣の深い10名の糖尿病専門の先生方にテーマに沿った専門編集をご依頼した．この専門編集の企画にあたっては，実際に第一線で糖尿病診療に従事しておられる先生を中心に執筆をいただくようにお願いをした．それぞれの専門編集の先生方のご尽力と，多忙な診療の合間に執筆をいただいた先生方のご協力のおかげで，本シリーズでは糖尿病のあらゆる重要項目について，その背景の理解から臨床応用に至る必要かつ十分な事項が記載されている．この場を借りて，ご企画や執筆いただいた先生方のご協力に深謝したい．

　本シリーズでは，フルカラーでかつできうる限り図表を取り入れ，一読いただくことで容易に知識が手に入るように工夫を凝らしている．また各巻は，それぞれが独立したものとして成り立つように企画されているので，興味のある巻だけをお読みいただいても良いし，全巻揃えていただき，糖尿病臨床の奥深さを十分理解いただくのもありがたいと考える．

　本シリーズが，今から糖尿病診療に携わる内科医や，すでに糖尿病診療に深くかかわっておられる内科医，あるいは糖尿病専門医の皆様の参考になることを心より願うものである．

2011年5月

熊本大学大学院生命科学研究部代謝内科学

荒木　栄一

序

　本書は，2011年に発行した『糖尿病治療薬の最前線』に，この3年半の間の進歩を新たに加えた『糖尿病治療薬の最前線　改訂第2版』である．『糖尿病治療薬の最前線』は，インスリンを除くすべての糖尿病治療薬（GLP-1受容体作動薬も含む）の作用機序と病態からみた選択，具体的な投与法と注意点，などについて，最新の情報をもとにできるだけわかりやすく，かつ簡潔に，トピックスもまじえながら，その分野の第一人者である先生方にご執筆いただいたもので，発行以来大変好評を博してきた．しかし，発行後3年半が過ぎ，その間に新たな糖尿病治療薬が次々と登場し，わが国の糖尿病治療薬を取り巻く状況はめまぐるしく変化している．こうした状況に鑑み，本書を発行するに至ったものである．

　インクレチン関連薬のなかでも特にDPP-4阻害薬は現在までにわが国で8成分が登場し，すでに350万人の患者に用いられているという．また，DPP-4阻害薬の心血管イベントに及ぼす影響について検討する目的で大規模な前向き臨床試験が行われ，すでにその一部が発表されている．そして，GLP-1受容体作動薬も週1回投与の製剤が登場し，インスリンなど他の薬剤との併用も拡大した．このように，インクレチン関連薬は登場後数年の間で2型糖尿病治療薬としてわが国で広く用いられるようになり，糖尿病治療は一変した．さらに，2014年以降，SGLT2阻害薬が新たに6成分登場した．SGLT2阻害薬はインスリンに依存せず，糖を尿中に排泄して血糖値を下げ，糖毒性を軽減することにより，膵β細胞のインスリン分泌能や末梢組織のインスリン感受性を改善しようとする薬剤である．経口薬としては初めての体重減少作用を有する一方で，脱水やケトアシドーシスなど発売以前より予想された副作用も起こるなど，この薬剤の特徴をよく理解して慎重に投与することが求められている．

　このように新薬が次々と登場し，大変注目を浴びている最近の糖尿病治療であるが，ともすれば糖尿病治療薬は血糖値さえ下げればよいのだ，という落とし穴に落ちる危険がある．生体の複雑な代謝ネットワークを解きほぐす研究の重要性はこの点にある．糖尿病の病態はさまざまである．そして，私たちは一人一人の患者で異なる，また同じ患者でも時期によって異なる糖尿病の病態を把握しながら，その時々で最適の薬を処方する必要がある．また，スルホニル尿素（SU）薬とメトホルミンの歴史は50年以上になるが，これらの薬剤の歴史に較べれば，最近登場した糖尿病治療薬の歴史はまだまだ短い．糖尿病患者は同じ薬を長期間服用することから，薬に関する安全性には特に敏感にならざるを得ない．今後はITを活用したデータベースの構築などにより，市販後の副作用情報の集積が強く望まれるところである．

　最新の情報を網羅した本書が，明日からの糖尿病診療のお役に立てば，このうえない喜びである．

2015年6月

京都大学大学院医学研究科糖尿病・内分泌・栄養内科学

稲垣　暢也

ヴィジュアル 糖尿病臨床のすべて
糖尿病治療薬の最前線 改訂第2版

CONTENTS

1章 糖尿病治療薬の基本

糖尿病治療薬の適応と投与法の基本 ……………………………… 安田浩一朗　2
- COLUMN 標準体重とBMI ── 4

糖尿病治療薬の種類と特性 …………………………………………… 岩本安彦　8

糖尿病治療薬の選択の指標 ………………………………………… 岡本元純　19

糖尿病治療薬の非適応 ………………………………………………… 西　理宏　29
- COLUMN 糖尿病治療薬の胎児危険度 ── 32

低血糖時の対処法 ……………………………………………………… 松岡　孝　37

2章 糖尿病治療薬の作用機序と病態からみた選択

スルホニル尿素（SU）薬 ……………………………… 前田泰孝，井口登與志　42
- COLUMN ATP感受性K^+チャネル（K_{ATP}チャネル）の構造 ── 43

グリニド薬（速効型インスリン分泌促進薬）……………… 安藤精貴，西村理明　48
- COLUMN Nateglinide and Valsartan in Impaired Glucose Tolerance Outcomes Research（NAVIGATOR）試験 ── 54
- エビデンスの扉 グリニド薬（速効型インスリン分泌促進薬）と大血管障害に関するエビデンス ……………………………………………………… 森　豊　57

α-グルコシダーゼ阻害薬（α-GI）……………………… 荻原　健，綿田裕孝　60
- COLUMN 食後高血糖の位置づけ ── 64
- エビデンスの扉 α-グルコシダーゼ阻害薬（α-GI）と大血管障害に関するエビデンス ……………………………………………………… 河盛隆造　66

ビグアナイド薬 …………………………………………………………… 小川　渉　73
- COLUMN 肝糖新生制御と糖尿病 ── 74
- COLUMN 糖尿病と悪性腫瘍 ── 76

チアゾリジン薬 ………………………………………………………… 窪田直人，門脇 孝　78
　COLUMN　糖尿病患者のQOLと生命予後─── 80
DPP-4阻害薬 ………………………………………………………… 濱崎暁洋，稲垣暢也　86
　COLUMN　2型糖尿病におけるインクレチン効果─── 88
　COLUMN　DPP-4阻害薬とインクレチン効果─── 91
SGLT2阻害薬 ………………………………………………………… 竹田孔明，谷澤幸生　98
GLP-1受容体作動薬 ………………………………………………… 宮川潤一郎，難波光義　106
インクレチンと膵β細胞保護効果 ……………………………… 原田範雄，稲垣暢也　124
　COLUMN　膵β細胞におけるインスリン分泌促進作用─── 127

3章　糖尿病治療薬の具体的投与法と注意点

スルホニル尿素（SU）薬 ……………………………………………………… 古田浩人　130
　COLUMN　遺伝子異常による糖尿病における新たな可能性─── 134
グリニド薬（速効型インスリン分泌促進薬） ………………………………… 大杉 満　137
　COLUMN　NAVIGATOR試験がもたらしたコントラバーシー─── 139
α-グルコシダーゼ阻害薬（α-GI） …………………………………………… 山岸昌一　143
　COLUMN　食後高血糖と酸化ストレス─── 146
　COLUMN　α-GIの作用機序─── 149
ビグアナイド薬 ……………………………………………………… 亀井信二，加来浩平　151
　COLUMN　ビグアナイド薬の歴史─── 152
　COLUMN　メトホルミンによる癌抑制効果─── 153
　COLUMN　MORE study ─── 155
チアゾリジン薬 ………………………………………………………………… 佐藤麻子　158
　COLUMN　チアゾリジン薬のリスクとベネフィット─── 160
DPP-4阻害薬 ………………………………………………………… 三ヶ田敦史，山田祐一郎　165
　COLUMN　DPP-4阻害薬とSU薬の併用による重症低血糖の発現─── 169
SGLT2阻害薬 ………………………………………………………… 安孫子亜津子，羽田勝計　172
GLP-1受容体作動薬 ………………………………………………… 黒瀬 健，清野 裕　181
Advice from Expert　GLP-1受容体作動薬導入時の高血糖 ………… 矢部大介，清野 裕　189
Advice from Expert　インクレチンとα-GIの併用 ………………………………… 浜本芳之　192

4章 糖尿病治療薬投与の実際

糖尿病治療薬処方のタイミングは？ ………………………………… 久木留大介, 荒木栄一　198

まず最初に何を投与するか？ …………………………………………… 佐倉 宏　205
- COLUMN　糖尿病の発症と進展——206
- COLUMN　欧米のガイドラインと日本のガイドラインの相違点——207

多剤併用の基本 ………………………………………………………… 中村嘉夫　212
- COLUMN　欧米での2型糖尿病治療アルゴリズム——216

どの時点でインスリン導入を考えるか？ …………………………… 辻井 悟　220
- COLUMN　個別の治療目標とインスリン導入——225

腎機能障害を有する患者における投与の実際 ……………………… 馬場園哲也　230
- COLUMN　糖尿病性腎症の病期分類と慢性腎臓病（CKD）のステージ分類——232

高齢者糖尿病患者における投与の実際 ……………………… 松村典昭, 中野博司　236

肥満患者における投与の実際 ………………………………… 小澤純二, 下村伊一郎　243
- COLUMN　肥満2型糖尿病患者における糖尿病治療の今後の展望——245

網膜症を有する患者における投与の実際 …………………… 福井道明, 中村直登　248

5章 糖尿病治療薬投与の最近の話題

SU薬とインクレチン併用による低血糖 ……………………………… 岩倉敏夫　254
- COLUMN　重症低血糖——255

インクレチンの膵外作用 ………………………………………… 関根 理, 柏木厚典　266

最近の大規模スタディからわかってきたこと ……………………… 植木浩二郎　275

付録　経口血糖降下薬一覧 ……………………………………………………… 285

索引 ………………………………………………………………………………… 296

読者への注意

本書では，医薬品の適応，副作用，用量用法等の情報について極力正確な記載を心がけておりますが，常にそれらは変更となる可能性があります．読者には当該医薬品の製造者による最新の医薬品情報（添付文書）を参照することが強く求められます．著者，編者，および出版社は，本書にある情報を適用することによって生じた問題について責任を負うものではなく，また，本書に記載された内容についてすべてを保証するものではありません．読者ご自身の診療に応用される場合には，十分な注意を払われることを要望いたします．

中山書店

Quick Index
糖尿病治療薬の選びかた

各治療薬の特徴は？
- スルホニル尿素（SU）薬 （▶p.42, p.130）
- グリニド薬（速効型インスリン分泌促進薬）（▶p.48, p.137）
- α-グルコシダーゼ阻害薬（α-GI）（▶p.60, p.143）
- ビグアナイド薬（▶p.73, p.151）
- チアゾリジン薬（▶p.78, p.158）
- DPP-4阻害薬（▶p.86, p.165）
- SGLT2阻害薬（▶p.98, p.172）
- GLP-1受容体作動薬（▶p.106, p.181）
- インスリン製剤
 （▶別巻『最新インスリン療法 改訂第2版』参照）

患者のタイプは？
- 状態　妊娠中？　肝・腎機能障害あり？
- 検査　空腹時血糖，経口ブドウ糖負荷試験
　　　空腹時インスリン濃度，HOMA-β，HOMA-IR, 24時間尿中Cペプチド排泄量，インスリン負荷試験，など

- インスリンの絶対的適応・相対的適応（▶p.29）
- 血糖プロファイルの特徴, インスリン抵抗性, インスリン分泌能など（▶p.19）

どう使う？
- 処方のタイミング（▶p.198）
- 最初にどの薬？（▶p.205）
- 多剤併用療法（▶p.212）
- どの時点でインスリン？（▶p.220）

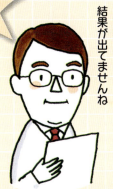

食事療法でも運動療法でも結果が出てませんね

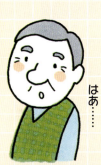

はあ……

治療薬決定！

投与で注意すべき点は？
- 低血糖時の対応（▶p.37）
- 腎機能障害を有する患者（▶p.230）
- 高齢糖尿病患者（▶p.236）
- 肥満患者（▶p.243）
- 網膜症を有する患者（▶p.248）

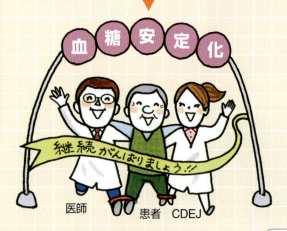

血糖安定化

継続がんばりましょう!!

医師　患者　CDEJ

Visual Appendix
主な経口血糖降下薬の日本における販売の歴史

	1950年	1960年	1970年

ビグアナイド（BG）薬 — p.73, p.151, p.285参照
- フェンホルミン 1954〜（1977年販売中止）
- メトホルミン●グリコラン 1961〜
- メトホルミン●メルビン 1961〜（2011年販売中止）
- ブホルミン●ジベトンS 1969〜

スルホニル尿素（SU）薬 — p.42, p.130, p.286参照
- トルブタミド●ヘキストラスチノン 1957〜（2015年販売中止）
- グリクロピラミド●デアメリンS 1965〜
- アセトヘキサミド●ジメリン 1968〜
- クロルプロパミド●アベマイド 1969〜
- グリベンクラミド●オイグルコン 1971〜
- グリベンクラミド●ダオニール 1971〜

α-GI（α-グルコシダーゼ阻害薬） — p.60, p.143, p.287参照

チアゾリジン（TZD）薬 — p.78, p.158, p.289参照

速効型インスリン分泌促進（グリニド）薬 — p.48, p.137, p.290参照

DPP-4阻害薬 — p.86, p.165, p.291参照

SGLT2阻害薬 — p.98, p.172, p.293参照

凡例：一般的名称●商品名

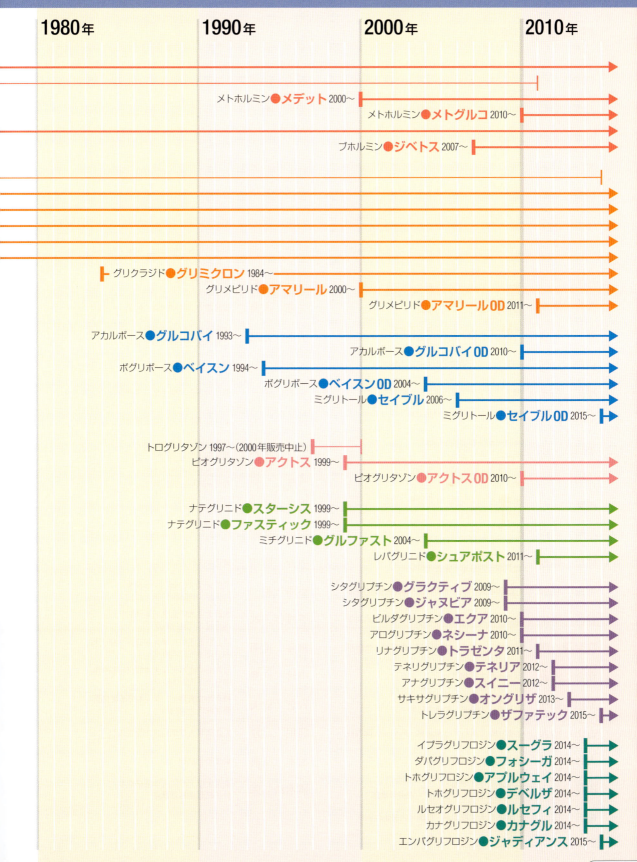

●執筆者一覧（執筆順）

安田浩一朗	大阪府済生会野江病院糖尿病・内分泌内科	加来　浩平	川崎医科大学糖尿病・代謝・内分泌内科学
岩本　安彦	朝日生命成人病研究所附属医院	佐藤　麻子	東京女子医科大学 臨床検査科，糖尿病代謝内科
岡本　元純	大津赤十字病院内科	三ヶ田敦史	秋田大学大学院医学系研究科 内分泌・代謝・老年内科学講座
西　　理宏	和歌山県立医科大学附属病院病態栄養治療部	山田祐一郎	秋田大学大学院医学系研究科 内分泌・代謝・老年内科学講座
松岡　　孝	倉敷中央病院糖尿病内科	安孫子亜津子	旭川医科大学内科学講座病態代謝内科学分野
前田　泰孝	九州大学先端融合医療レドックスナビ研究拠点／ 九州大学大学院医学研究院病態制御内科学	羽田　勝計	旭川医科大学内科学講座病態代謝内科学分野
井口登與志	九州大学先端融合医療レドックスナビ研究拠点	黒瀬　　健	関西電力病院糖尿病・代謝・内分泌センター
安藤　精貴	東京慈恵会医科大学 糖尿病・代謝・内分泌内科	清野　　裕	関西電力病院
西村　理明	東京慈恵会医科大学 糖尿病・代謝・内分泌内科	矢部　大介	関西電力病院糖尿病・代謝・内分泌センター
森　　　豊	東京慈恵会医科大学附属第三病院 糖尿病・代謝・内分泌内科	浜本　芳之	田附興風会医学研究所 北野病院糖尿病内分泌センター
荻原　　健	順天堂大学大学院代謝内分泌内科学	久木留大介	熊本大学大学院生命科学研究部代謝内科学
綿田　裕孝	順天堂大学大学院代謝内分泌内科学	荒木　栄一	熊本大学大学院生命科学研究部代謝内科学
河盛　隆造	順天堂大学大学院医学研究科・ スポートロジーセンター	佐倉　　宏	東京女子医科大学東医療センター内科
小川　　渉	神戸大学大学院医学研究科 糖尿病・内分泌内科学	中村　嘉夫	兵庫県立尼崎総合医療センター 糖尿病・内分泌内科
窪田　直人	東京大学大学院医学系研究科 糖尿病・代謝内科	辻井　　悟	天理よろづ相談所病院 内分泌内科・糖尿病センター
門脇　　孝	東京大学大学院医学系研究科 糖尿病・代謝内科	馬場園哲也	東京女子医科大学糖尿病センター内科
濱崎　暁洋	田附興風会医学研究所 北野病院糖尿病内分泌センター	松村　典昭	日本医科大学老年内科
稲垣　暢也	京都大学大学院医学研究科 糖尿病・内分泌・栄養内科学	中野　博司	前日本医科大学老年内科
竹田　孔明	山口大学大学院医学系研究科病態制御内科学	小澤　純二	大阪大学大学院医学系研究科 内分泌・代謝内科学
谷澤　幸生	山口大学大学院医学系研究科病態制御内科学	下村伊一郎	大阪大学大学院医学系研究科 内分泌・代謝内科学
宮川潤一郎	兵庫医科大学内科学糖尿病・内分泌・代謝科	福井　道明	京都府立医科大学大学院医学研究科 内分泌・代謝内科学
難波　光義	兵庫医科大学病院	中村　直登	京都府立医科大学大学院医学研究科 内分泌・代謝内科学
原田　範雄	京都大学大学院医学研究科 糖尿病・内分泌・栄養内科学	岩倉　敏夫	神戸市立医療センター中央市民病院 糖尿病内分泌内科
古田　浩人	和歌山県立医科大学糖尿病・内分泌代謝内科	関根　　理	滋賀医科大学糖尿病内分泌内科
大杉　　満	東芝病院代謝内分泌内科	柏木　厚典	草津総合病院
山岸　昌一	久留米大学医学部 糖尿病性血管合併症病態・治療学講座	植木浩二郎	東京大学大学院医学系研究科 分子糖尿病科学講座
亀井　信二	川崎医科大学糖尿病・代謝・内分泌内科学		

1章

糖尿病治療薬の基本

糖尿病治療薬の適応と投与法の基本

- 経口血糖降下薬には，スルホニル尿素（SU）薬，ビグアナイド薬，α-グルコシダーゼ阻害薬（α-GI），チアゾリジン薬（PPARγ刺激薬），速効型インスリン分泌促進薬が用いられてきた．
- 2009年末よりDPP-4阻害薬，2010年より注射薬ではあるがインスリンとはまったく異なった作用機序をもつGLP-1受容体作動薬が使用可能となった．
- DPP-4阻害薬とGLP-1受容体作動薬はともにインクレチン作用を増強する．さらに，尿糖排泄を増加させることにより血糖降下するこれまでとまったく異なった作用機序のSGLT2阻害薬が2014年3月より保険薬として収載され，糖尿病治療の選択の幅は確実に大きくなった．
- 適切な薬物の選択は糖尿病治療のアウトカムの達成には不可欠であり，患者の病態や治療コンプライアンスを考慮し決定される．

● 薬物治療が適応となる患者

- インスリン依存状態の患者では当然インスリンが第一選択であり，その他の薬物は補助的な役割しか果たさない．これは単純な記述だが非常に重要である．この判断を間違えると致命傷となるので，著明な高血糖やケトアシドーシスの患者では躊躇せずに輸液と併せて十分な量のインスリンの使用が必須となる．
- 日本人糖尿病患者の大半を占めるインスリン非依存状態の患者では，緩徐進行性1型糖尿病患者を除き，内服薬が第一選択薬となる場合が多くなる．
- 緩徐進行性1型糖尿病患者では，診断時には食事・運動療法のみで血糖コントロールが可能な場合も少なくなく，SU薬等の内服薬も効果がみられる．しかし，早期からインスリンを使用するケースが多く，これはインスリン治療が膵β細胞の温存作用があるとする報告による[1]．
- 2型糖尿病患者においてインスリン非依存状態で，十分な食事・運動療法を2〜4か月行っても血糖コントロールが良好とならない場合，具体的にはHbA1c 7.4％以上が持続する場合は，経口血糖降下薬の適応となる[2]．2013年5月に日本糖尿病学会より熊本宣言で「あなたとあなたの大切な人のためにKeep your A1c below 7％」とのスローガンが発表された（❶）．
- インスリン非依存状態であっても，進行した合併症がみられる患者，重

目標	コントロール目標値[注4]		
	血糖正常化を 目指す際の目標[注1]	合併症予防 のための目標[注2]	治療強化が 困難な際の目標[注3]
HbA1c（％）	6.0未満	7.0未満	8.0未満

治療目標は年齢，罹病期間，臓器障害，低血糖の危険性，サポート体制などを考慮して個別に設定する．

注1) 適切な食事療法や運動療法だけで達成可能な場合，または薬物療法中でも低血糖などの副作用なく達成可能な場合の目標とする．
注2) 合併症予防の観点からHbA1cの目標値を7％未満とする．対応する血糖値としては，空腹時血糖値130mg/dL未満，食後2時間血糖値180mg/dL未満をおおよその目安とする．
注3) 低血糖などの副作用，その他の理由で治療の強化が難しい場合の目標とする．
注4) いずれも成人に対しての目標値であり，また妊娠例は除くものとする．

❶ 血糖コントロールの指標と評価
(日本糖尿病学会編・著．糖尿病治療ガイド 2014-2015. p.25. 文光堂：2014[3] より)

度の肝・腎障害がある場合，妊娠合併例や近日外科手術が予定されている場合などはインスリン治療が優先される．

● 食事・運動療法

- 糖尿病治療の基本が食事・運動療法であることは周知の事実である．食事療法に関しては，日本糖尿病学会が発行する「科学的根拠に基づく糖尿病診療ガイドライン」に8項目のステートメント（❷）が記載されている[4]．
- 運動療法に関しては，食事療法と比較しエビデンスに乏しく，日常診療においても指導システムが十分稼働している医療機関はむしろ少数と思われる．しかし，肥満やインスリン抵抗性をもつ2型糖尿病患者が増加しつつある今日において，その重要性は増している[5]．
- 日本糖尿病学会が発行する「糖尿病治療ガイド 2014-2015」に指導上の注意点および禁止・制限が記載されている[3]（❸，❹）．

● 糖尿病治療薬の開始

- 食事・運動療法で十分な効果が得られなかった場合，2型糖尿病患者では経口血糖降下薬の投与が行われる（各薬剤の詳細な特徴や適応に関しては他項を参照いただきたい）．合併症抑制のエビデンス，病態に適した作用機序，禁忌でないことなどを考慮して選択し，患者への説明・同意のもとに開始する．

COLUMN: 標準体重とBMI

標準体重とは，ヒトが肥満でもやせでもなく，一定期間内の死亡率や罹患率が有意に低いなど，最も健康的に生活ができると統計的に認定された理想的な体重のことであり，年齢・身長・体脂肪率といった要素の全部，あるいは一部から求めるものである．

統計上，BMI（body mass index）法によってBMI＝22となるとき，高血圧，脂質異常症（高脂血症），肝障害，耐糖能異常等の有病率が最も低くなるとされている．このときの体重を理想体重と考える方法であり広く世界的に採用されている．体脂肪率は考慮されない．

❷ 食事療法ステートメント

1.	食事療法について	食事療法は，すべての糖尿病患者において治療の基本である．食事療法の実践により，血糖コントロール状態が改善される
2.	個別対応の食事療法	個々人の生活習慣を尊重した個別対応の食事療法がスムーズな治療開始と持続のために必要であり，そのためには食事内容をはじめ，食事の嗜好や時間などの食習慣や身体活動量などをまず十分に聴取する
3.	管理栄養士による食事指導	実際の食事指導には，管理栄養士があたることが血糖コントロールに有用である．管理栄養士が食品交換表を用いて栄養指導することが多いが，患者の理解が不十分な場合は，実際の食品やフードモデルなどを用いて指導する
4.	摂取エネルギー量の決定	血糖値，血圧，血清脂質値，身長，体重，年齢，性別，合併症の有無，エネルギー消費（身体活動）量や従来の食事摂取量などを考慮して，医師が摂取エネルギー量を決定する．肥満者や高齢者では低いほうに設定するなど，症例ごとの病態も考慮する
5.	三大栄養素の配分	炭水化物は指示エネルギー量の50％以上60％を超えない範囲とし，蛋白質は標準体重1 kgあたり1.0～1.2 g，残りを脂質で摂取する．飽和脂肪酸や多価不飽和脂肪酸は，それぞれ摂取エネルギー量の7％，10％以内におさめる
6.	食塩の摂取量	食塩の過剰摂取は，血圧上昇による血管障害を引き起こしたり，食欲を亢進させるので食塩の摂取量を制限する．高血圧を合併したものならびに顕性腎症以降の腎症の合併を伴うものでは6 g/日未満に制限する
7.	食物繊維	食物繊維は血糖コントロールの改善に有効であり，血中脂質レベル（コレステロール，トリグリセライド）も低下させる
8.	食品の種類数	食事制限によるビタミン，ミネラルの摂取不足を防ぐためにできるだけ多くの種類の食品を摂取させる

（日本糖尿病学会編．科学的根拠に基づく糖尿病診療ガイドライン2013. p.31-2. 2013[4]）より）

MEMO

摂取エネルギー量算定の目安は以下の通りである．

摂取エネルギー量＝標準体重×身体活動量

標準体重（kg）＝［身長（m）］^{2}×22（BMI法）

身体活動量（kcal/kg 標準体重）
- 25～30：軽い労作（デスクワークが主な人，主婦など）
- 30～35：普通の労作（立ち仕事が多い職業）
- 35～：重い労作（力仕事の多い職業）

肥満者や高齢者では少ないほうにとるなど，症例ごとの病態も考慮する．

- 急激な血糖コントロールに伴う生体への悪影響や薬物による副作用を最小限に抑えるために，第一選択薬を単独で少量から開始し，血糖コントロールが不十分な場合には徐々に増量する．2型糖尿病の治療の流れを❺に示す[6, 7]．
- アメリカとヨーロッパの糖尿病学会のコンセンサスとして2型糖尿病治療のアルゴリズムが提唱され，メトホルミンを第一選択とした加療が中心となっている[8]．これは欧米型の2型糖尿病患者は肥満合併例・高インスリン血症の症例が多数を占めることに加え，医療経済性が重要視さ

❸ 運動療法指導上の注意点

① 運動療法は，禁止あるいは制限したほうがよい場合があるので，指導前にメディカルチェックが必要である
② 運動療法はスポーツとは異なる．日常生活のなかの身体活動やスポーツ，レクリエーションは運動療法の一部となる
③ 運動療法の実施は，食後1時間頃が望ましいとされているが，実生活のなかで実施可能な時間のいつでもよい
④ インスリン療法やインスリン分泌促進薬で治療中の場合には，低血糖になりやすい時間帯があるので注意する．インスリンは原則として四肢を避け，腹壁へ注射する
⑤ 運動誘発性の低血糖は，特にインスリン治療中の患者に起こりやすく，運動中や直後だけでなく運動終了後十数時間後にも起こりうる．運動量の多いときは，補食を摂る，運動直後のインスリン量を減量するなどの注意が必要である
⑥ 心拍数1分間100〜120拍の運動は，$\dot{V}O_2max$ 50％程度に相当する．運動強度を増す場合は徐々に実行する
⑦ 準備運動，整理運動を励行する
⑧ 運動に適した衣服，ウォーキングシューズを勧める
⑨ 寒冷および暑熱環境下の体温調節能低下に注意する
⑩ 運動を行ったからといって食事療法を怠ってはならない．空腹感から食物の過剰摂取にならないように注意する
⑪ 腰椎，下肢関節に整形外科的な疾患があるときは，筋力トレーニングなどにより筋力の増強を図るとともに，水中歩行，椅子にかけてできる運動や腰痛体操を勧めるなどの配慮が必要である
⑫ 運動は継続することが大切である．特に，血糖コントロールが不安定なときには，運動強度と持続時間は控えめにし，血糖の推移を観察する

注) メディカルチェックによって疾患や健康状態を把握することにより，運動による事故や疾患の悪化を予防する．また，運動するうえでの問題点を把握することにより，運動指導に役立てる．メディカルチェックは「問診」「診察」「検査」から成るが，特に既往歴，家族歴，自覚症状，生活習慣，運動習慣などの問診が重要である．

（日本糖尿病学会編・著．糖尿病治療ガイド 2014-2015. p.44. 文光堂；2014[3]）より）

❹ 運動療法を禁止あるいは制限したほうがよい場合[注1]

① 糖尿病の代謝コントロールが極端に悪い場合（空腹時血糖値 250 mg/dL 以上，または尿ケトン体中等度以上陽性）
② 増殖網膜症による新鮮な眼底出血がある場合（眼科医と相談する）
③ 腎不全の状態にある場合（血清クレアチニン：男性 2.5 mg/dL 以上，女性 2.0 mg/dL 以上）
④ 虚血性心疾患[注2]や心肺機能に障害のある場合（各専門医の意見を求める）
⑤ 骨・関節疾患がある場合（専門医の意見を求める）
⑥ 急性感染症
⑦ 糖尿病壊疽
⑧ 高度の糖尿病自律神経障害

注1) このような場合でも日常生活における体動が制限されることはまれであり，**安静臥床を必要とすることはない．**
注2) 糖尿病の場合には，特に無症候性（無痛性）心筋虚血への注意が必要である．

（日本糖尿病学会編・著．糖尿病治療ガイド 2014-2015. p.45. 文光堂；2014[3]）より）

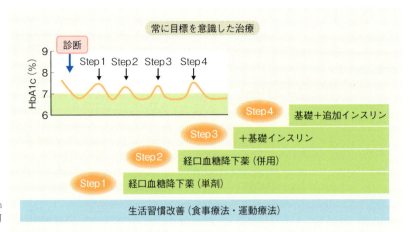

❺ 2型糖尿病治療戦略
（Riddle MC. Endocrinol Metab Clin North Am 1997[6]／Riddle MC. Am J Med 2004[7]を参考に作成）

れ第一選択薬は安価な薬剤であることが求められるためである．
- 日本糖尿病学会ではいかなる薬剤を第一選択にするかは特に推奨していない．これは，日本人の糖尿病患者では比較的肥満が軽度であることや，早期からインスリン分泌が低下傾向にあることより欧米型の肥満・インスリン抵抗性患者を念頭においたアルゴリズムをそのまま流用することは実情に合わないこと，さらに，日本では国民皆保険により患者負担が比較的少ないため医療経済的側面は重要視されない傾向があったことなどが理由として考えられる．
- Pointで述べたように，近年あいついで新しい作用機序の血糖降下薬が使用可能となり，さらに他剤との併用や用量制限の緩和により薬物治療の選択肢は大きく増加している．しかし，これらにより思わぬ相互作用や治験段階ではみられなかった副作用が報告されている．これらに関し日本糖尿病協会（http://www.nittokyo.or.jp），日本糖尿病学会（http://www.jds.or.jp）より各薬剤の適正使用に関するステートメントが公表されホームページに掲載されているのでぜひ参照いただきたい．

（安田浩一朗）

文献

1) Maruyama T, et al. Insulin intervention in slowly progressive insulin-dependent (type 1) diabetes mellitus. J Clin Endocrinol Metab 2008；93（6）：2115-21.
2) United Kingdom Prospective Diabetes Study (UKPDS). 13：Relative efficacy of randomly allocated diet, sulphonylurea, insulin, or metformin in patients with newly diagnosed non-insulin dependent diabetes followed for three years. BMJ 1995；310（6972）：83-8.
3) 日本糖尿病学会編・著. 糖尿病治療ガイド2014-2015. 文光堂；2014.
4) 日本糖尿病学会編. 食事療法. 科学的根拠に基づく糖尿病診療ガイドライン2013. 南江堂；2013. pp.31-7.
5) 日本糖尿病学会編. 運動療法. 糖尿病専門医研修ガイドブック. 改訂第4版. 診断と治療社；2009. pp.97-106.

6) Riddle MC. Tactics for type II diabetes. Endocrinol Metab Clin North Am 1997；26(3)：659-77.
7) Riddle MC. Timely initiation of basal insulin. Am J Med 2004；116(Suppl 3A)：3S-9S.
8) Nathan DM, et al. Medical management of hyperglycemia in type 2 diabetes：A consensus algorithm for the initiation and adjustment of therapy：A consensus statement of the American Diabetes Association and the European Association for the Study of Diabetes. Diabetes Care 2009；32(1)：193-203.

● Further reading

- National Institute for Health and Clinical Excellence. TYPE 2 DIABETES National clinical guideline for management in primary and secondary care (update)：NICE. CG66 Type 2 diabetes：full guideline. National Institute for Health and Clinical Excellence；2008.
  http://www.nice.org.uk/guidance/index.jsp?action=download&o=40803
  【NICEの糖尿病治療ガイドライン】イギリスの国立機関，学術面，臨床診療，一般人に対する健康促進の啓発と予防医学についてのガイドラインを提供している．
  科学的根拠に基づく，過程の透明化，患者・消費者参加，幅広い専門家の参加，国の政策という位置づけで導入のためのさまざまな工夫を行っている．このガイドラインは頻繁に更新される．上記のURLから随時入手可能である．

糖尿病治療薬の種類と特性

- 糖尿病治療薬には7種類の経口血糖降下薬, GLP-1受容体作動薬およびインスリン製剤がある.
- 経口血糖降下薬は作用機序等によりインスリン分泌促進薬, インスリン抵抗性改善薬ならびに糖吸収・排泄調節系に分けられている.
- インクレチン関連薬には経口薬のDPP-4阻害薬と注射薬のGLP-1受容体作動薬がある.
- インスリン製剤は作用時間により超速効型, 速効型, 混合型（二相性）, 中間型, 持効型溶解に分けられている.

● 日本で認可されている経口血糖降下薬

- 2015年1月現在, 日本で認可・使用されている経口血糖降下薬は, 2009年末から新たに臨床に登場したDPP-4 (dipeptidyl-peptidase-4) 阻害薬, 2014年春から新たに臨床に登場したSGLT2 (sodium-dependent glucose transpoter 2) 阻害薬を含めて7種類ある.
- 経口血糖降下薬の適応となる対象は, 食事療法・運動療法を一定期間行っても血糖コントロールが不十分な2型糖尿病患者であり, 2型糖尿病患者の病態に合わせた経口血糖降下薬の選択を❶にまとめて示す[1].
- 経口血糖降下薬の主な作用も❶に示すが, 主な作用機序に基づいてインスリン分泌促進系, インスリン抵抗性改善系および糖吸収・排泄調節系に分けられている.
- 速効型インスリン分泌促進薬（グリニド薬）は, インスリン分泌促進作用をもつ経口血糖降下薬であるが, 食後高血糖が目立つ症例の食後高血糖の改善に有効である.
- DPP-4阻害薬は2009年にシタグリプチンが認可されて以来, 日本では8種類の薬剤が次々に市販され, 経口血糖降下薬におけるシェアを急速に伸ばしている.
- 従来, 速効型インスリン分泌促進系とα-グルコシダーゼ阻害薬（α-GI）とを食後高血糖改善系に分けていたが, 「糖尿病治療ガイド2014-2015」では, α-GIと新たに登場したSGLT2阻害薬とをまとめて糖吸収・排泄調節系に位置づけた (❶).
- 最近, 経口血糖降下薬の配合薬（合剤）が次々に認可されている. 配合薬の処方は, 服用錠数の減少などのメリットはあるが, 投与量（mgな

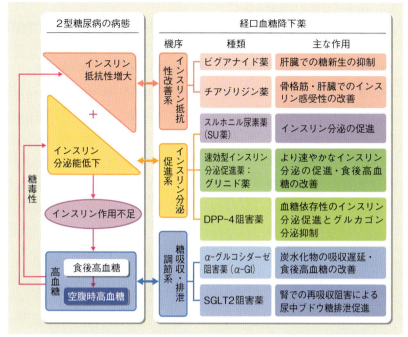

❶ 病態に合わせた経口血糖降下薬の選択

(日本糖尿病学会編・著. 糖尿病治療ガイド 2014-2015. p.29. 文光堂；2014[1] より)

ど）の微調整が困難になることや，副作用がみられた場合などで問題も少なくない．配合薬の一覧は後で述べる（p.17, ❾参照）．

● スルホニル尿素（SU）薬

- スルホニル尿素（sulfonylurea：SU）薬は，化合物の構造にSU骨格を有する経口血糖降下薬であり，日本では，最も古く（1950年代）から使用されている．
- 現在，日本で用いられているSU薬の一般名，主な商品名，1錠中の含有量（mg），1日の常用量をまとめて示す（❷a）．認可された順に第一世代，第二世代，第三世代のSU薬と呼ぶことがある．
- SU薬は膵β細胞膜上に存在するSU受容体に結合し，インスリン分泌を促進することによって血糖低下作用を示す．
- ブドウ糖摂取によるインスリン分泌とSU薬服用によるインスリン分泌の機序を❸に示す．SU薬がSU受容体（SUR）に結合すると，ATP感受性K^+チャネル（K_{ATP}チャネル）が閉鎖し，膜の脱分極，電位依存性Ca^{2+}チャネル（VDCC）の開口，細胞内Ca^{2+}濃度の増加が起こり，インスリンの開口放出が起こる．
- インスリン分泌が保たれているインスリン分泌低下型の2型糖尿病患者がよい適応となる．
- SU薬の問題点として，二次無効（投与後しばらくは効果が認められるが，投与継続中に効果がみられなくなること）と，体重増加をきたしや

❷ 血糖降下薬の種類（インスリンを除く，GLP-1受容体作動薬を除く）

	薬剤名		一般名	主な商品名	1錠中の含有量（mg）	1日の使用量（mg）
a	スルホニル尿素薬（SU薬）	第一世代	アセトヘキサミド	ジメリン®	250 500	250〜500 （1,000）
			クロルプロパミド	アベマイド®	250	100〜500
			グリクロピラミド	デアメリン®S	250	250〜500
		第二世代	グリベンクラミド	オイグルコン® ダオニール®	1.25 2.5	1.25〜7.5（10）
			グリクラジド	グリミクロン® グリミクロン®HA	40 20	40〜120（160）
		第三世代	グリメピリド	アマリール® アマリール®OD	0.5 1 3	0.5〜4（6）
b	速効型インスリン分泌促進薬（グリニド薬）		ナテグリニド	スターシス® ファスティック®	30 90	270（360）
			ミチグリニドカルシウム水和物	グルファスト®	5 10	30（60）
			レパグリニド	シュアポスト®	0.25 0.5	0.75〜1.5（3）
c	ビグアナイド薬		メトホルミン塩酸塩	グリコラン® メデット® メトグルコ®	250 250 500	500〜750 500〜1,500*
			ブホルミン塩酸塩	ジベトス® ジベトン®S	50	50（100）〜150
d	チアゾリジン薬		ピオグリタゾン塩酸塩	アクトス®	15 30	15〜30（45）
e	α-グルコシダーゼ阻害薬（α-GI）		アカルボース	グルコバイ® グルコバイ®OD	50 100	150〜300
			ボグリボース	ベイスン® ベイスン®OD	0.2 0.3	0.6〜0.9
			ミグリトール	セイブル®	25 50 75	150〜225
f	DPP-4阻害薬		シタグリプチンリン酸塩水和物	グラクティブ® ジャヌビア®	12.5 25 50 100	50〜100
			ビルダグリプチン	エクア®	50	100
			アログリプチン安息香酸塩	ネシーナ®	6.25 12.5 25	25
			リナグリプチン	トラゼンタ®	5	5
			テネリグリプチン臭化水素酸塩水和物	テネリア®	20	20〜40
			アナグリプチン	スイニー®	100	200〜400
			サキサグリプチン水和物	オングリザ®	2.5 5	5
			トレラグリプチン	ザファテック®	50 100	100（1回/週）
g	SGLT2阻害薬		イプラグリフロジン L-プロリン	スーグラ®	25 50	50（100）
			ダパグリフロジンプロピレングリコール水和物	フォシーガ®	5 10	5（10）
			ルセオグリフロジン水和物	ルセフィ®	2.5 5	2.5（5）
			トホグリフロジン水和物	アプルウェイ® デベルザ®	20	20
			カナグリフロジン水和物	カナグル®	100	100
			エンパグリフロジン	ジャディアンス®	10 25	10〜25

＊：最高投与量は 2,250 mg/日．既存のメトホルミン製剤とは異なり，高齢者，軽度腎障害，軽度・中等度肝障害は慎重投与．
（日本糖尿病学会編・著．糖尿病治療ガイド 2014-2015．2014[1]）をもとに作成）

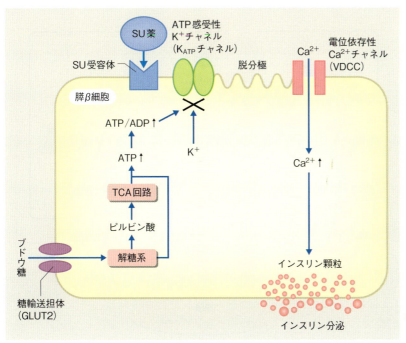

❸ ブドウ糖と SU 薬によるインスリン分泌機序

すいことが指摘されている[2]．副作用としての低血糖については，投与開始前に症状，起きやすい状況，対処法などを十分に説明する必要がある．

● 速効型インスリン分泌促進薬（グリニド薬）

- SU 薬と同様に膵 β 細胞膜上の SU 受容体に結合し，インスリン分泌を促進し，血糖低下作用を示す．SU 薬に比べ，吸収がすみやかで，血中半減期が短く，食後高血糖の改善に有用である．
- 日本では，ナテグリニド，ミチグリニドおよびレパグリニドの 3 種類が認可されており（❷b），いずれも食直前 3 回投与する．

● ビグアナイド薬

- ビグアナイド薬は，SU 薬と並び古くから使用されている経口血糖降下薬である．❷c に日本で使用されているビグアナイド薬をまとめて示す．日本では，2010 年までは，メトホルミンの 1 日の使用量が 750 mg までに制限されていたが，その増量を目指す臨床試験が行われた結果，最大 2,250 mg/日まで使用できるようになった（メトグルコ®）．ビグアナイド薬として，歴史的にはフェンホルミンが有名であるが，乳酸アシドーシスによる死亡例が多発したため，使用されなくなった．
- ビグアナイド薬は，肝臓における糖産生の抑制，骨格筋や脂肪組織におけるインスリン感受性の改善および消化管からの糖吸収の抑制など，さ

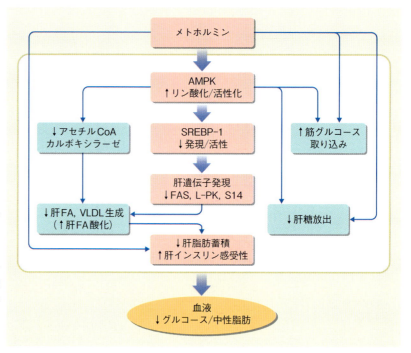

❹ メトホルミンの AMPK を介する作用

AMPK：AMP（活性化蛋白）キナーゼ，SREBP-1：sterol regulatory element-binding protein-1，FAS：fatty acid synthase，FA：脂肪酸，VLDL：超低比重リポ蛋白

（Zhou G, et al. J Clin Invest 2001[3] より）

まざまな膵外作用を有する．
- メトホルミンの作用機序として AMP キナーゼ（AMPK）の活性化（リン酸化）が報告され，メトホルミンの糖代謝改善作用や脂質代謝改善作用が明らかになった（❹）[3]．
- 1990 年代半ばより，欧米におけるメトホルミンの臨床試験の結果が次々に報告され[4-6]，血糖低下作用，イベント発症抑制効果，糖尿病発症予防効果などが明らかとなった．その結果，欧米では 2 型糖尿病の第一選択薬としての評価が示された[7]．

チアゾリジン薬

- 日本で認可されているチアゾリジン薬はピオグリタゾンだけである．ロシグリタゾンは海外では認可されているが，日本では臨床試験が行われたが認可されていない（❷d）．
- チアゾリジン薬は，核内受容体型転写因子 PPARγ（peroxisome proliferator-activated receptor γ）に結合・活性化することによって遺伝子発現を促し[8]，脂肪細胞の分化促進などを介してインスリン抵抗性を改善する．
- 大きな脂肪細胞からは，TNF-α（tumor necrosis factor-α），IL-6（interleukin-6），レジスチンなどインスリン抵抗性惹起物質の産生・分泌が亢進している．チアゾリジン薬は脂肪細胞の分化を促進し，小さな脂肪細胞を増加させる結果，インスリン抵抗性惹起物質が減り，アデ

ィポネクチンなどのインスリン抵抗性を改善する物質が増加する[9]．
- チアゾリジン薬のよい適応は，インスリン抵抗性が目立つ2型糖尿病患者であり，HOMA-IRの高い症例ほど本剤による血糖低下作用は大きいとの報告がある．
- 問題点として浮腫と体重増加があり，本剤の効果が大きいと考えられる肥満例に用いてさらに肥満を助長させるという使いにくさがある．

α-グルコシダーゼ阻害薬（α-GI）

- α-GI（α-glucosidase inhibitor）は，二糖類と競合的にα-グルコシダーゼに結合し，糖質の吸収を抑制（遅延）し，主として食後高血糖を改善する．現在，日本ではアカルボース，ボグリボースおよびミグリトールの3種類が認可されている（❷e）．
- 本剤のよい適応は，空腹時血糖は高くないが，食後高血糖が目立つような2型糖尿病の軽症・早期例であろう．他の経口血糖降下薬（SU薬，ビグアナイド薬，チアゾリジン薬，グリニド薬，DPP-4阻害薬など）やインスリン治療で食後高血糖が目立つ症例もよい適応となる．
- 副作用として，腹部膨満感や放屁の増加など特徴的な腹部症状が起こりやすいので，投与開始前にあらかじめ説明しておくとよい．開腹手術の既往のある者では，イレウスなどの重篤な副作用に注意する．
- 食後高血糖の改善によって，動脈硬化性合併症の発症リスクを抑制するとの興味深い報告が行われ[10]，注目された．

DPP-4阻害薬

- インクレチン関連経口薬として，日本では2009年12月にシタグリプチンが初めて認可され，以来DPP-4阻害薬として8種類が用いられている（❷f）．
- DPP-4阻害薬は，食事摂取後に食物の管腔内刺激によって小腸上部粘膜のK細胞から分泌されるGIP（glucose-dependent insulinotropic polypeptide/gastric inhibitory polypeptide），小腸下部粘膜のL細胞から分泌されるGLP-1（glucagon-like peptide-1）の2つの消化管ホルモンの分解・不活性化に関与するDPP-4の作用を阻害することによって，これらのインクレチンの活性型の濃度を上昇させる．
- インクレチン（GLP-1とGIP）は膵β細胞膜に局在する特異的受容体を介して，細胞内のcAMP濃度を上昇させ，インスリン分泌を促進し，血糖値を低下させる．インクレチンによるインスリン分泌促進作用は血糖値依存性であり[11]，またGLP-1はグルカゴン分泌抑制作用も示す．
- DPP-4阻害薬は単独投与では低血糖のリスクはほとんどなく，また体重増加をきたすことは少ないという利点をもっている．

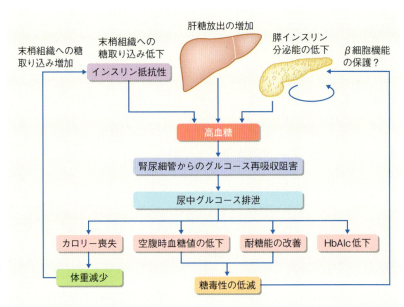

❺ SGLT2阻害薬に期待される臨床効果

（藤田義人ほか. Mebio 2015[12]より）

● SGLT2阻害薬

- SGLT2阻害薬として，日本では2014年4月にイプラグリフロジンが初めて発売され，以来6種類のSGLT2阻害薬が次々に認可・発売された（❷g）．
- SGLT2阻害薬は近位尿細管においてブドウ糖の再吸収を抑制することにより尿糖排泄を促進し，血糖低下作用を示す．
- 尿糖排泄の促進により，体重減少をもたらす．
- SGLT2阻害薬に期待される臨床効果を❺に示す[12]．血糖値の低下，耐糖能の改善により，糖毒性が是正され，β細胞機能の保護につながるものと考えられている．
- インスリンとは独立した作用を示すため，単独投与では低血糖のリスクは少ない．しかし，他の糖尿病治療薬（特にSU薬，インスリン）との併用では低血糖に注意すべきである．
- 本剤による治療により，尿糖増加，浸透圧利尿による頻尿・多尿の出現，体重減少など，糖尿病の自覚症状を増強することがあるので，処方する場合には十分な説明が必要である．
- ブドウ糖の喪失により，脂肪の異化が促進されるため，血中ケトン体の著しい上昇を示す場合がある．
- 尿路感染症・性器感染症（特に女性）に注意すべきである[1]．
- 脱水症状に注意し，十分な水分補給を行う必要がある．高齢者では脳梗塞の発症に注意すべきである．
- 臨床試験段階では報告がほとんどみられなかった有害事象として，皮疹

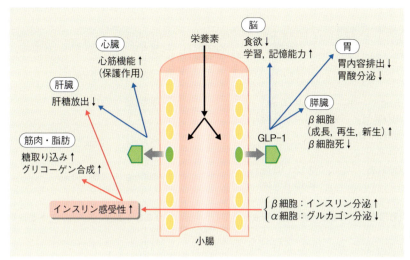

❻ GLP-1の多彩な薬理作用
（Drucker DJ. Cell Metab 2006[13]より）

の頻度が高いことが明らかとなった．十分に注意し，皮疹がみられる場合には皮膚科医にコンサルトするとよい．

● GLP-1受容体作動薬

- GLP-1は膵β細胞に結合して血糖依存性にインスリン分泌促進作用を示すほか，グルカゴン分泌抑制，食欲抑制，胃運動機能抑制など糖尿病治療薬としてさまざまな利点がある（❻）[13]．動物実験であるが，膵β細胞の増殖促進，アポトーシスの抑制効果なども認められている[14]．
- GLP-1受容体作動薬はGLP-1のアナログ製剤であり，DPP-4による分解・不活性化を受けにくい構造をもっている．現在，日本で認可されているGLP-1受容体作動薬はリラグルチドとエキセナチド，持続性エキセナチド，リキシセナチドの4種類である（❼）．
- GLP-1受容体作動薬は2型糖尿病のインスリン非依存状態の患者が適応となる．インスリン依存状態の患者にインスリンに代替しうる薬剤ではないことを十分に認識するよう説明すべきである．
- 悪心，嘔吐，下痢，便秘など胃腸症状の副作用が投与開始後に高率で認められるため，漸増法が行われている．
- インクレチン関連治療薬のうち，経口血糖降下薬のDPP-4阻害薬と注射薬のGLP-1受容体作動薬の比較を❽にまとめた．

● 新しく認可された配合薬（経口血糖降下薬）

- 従来，経口血糖降下薬の配合薬は認可されていなかったが，近年ピオグリタゾンにビグアナイド薬（メトホルミン），SU薬（グリメピリド）またはDPP-4阻害薬（アログリプチン）をそれぞれ加えた配合薬と，ミチグリニドとボグリボースの食後高血糖改善薬を配合した薬が次々に認

❼ GLP-1受容体作動薬

一般名	商品名	血中半減期（時間）	作用時間（時間）	1筒中の含有量	1日の使用量
リラグルチド（遺伝子組換え）	ビクトーザ® 皮下注 18 mg	13～15	>24	18 mg	0.9 mg
エキセナチド	バイエッタ® 皮下注 5 μg ペン 300 バイエッタ® 皮下注 10 μg ペン 300	1.4（5 μg） 1.3（10 μg）	8	300 μg	10～20 μg
エキセナチド（持続性注射剤）	ビデュリオン® 皮下注用 2 mg	—注1)	—注1)	2.6 mg	2 mg注2)を週に1回
リキシセナチド	リキスミア® 皮下注 300 μg	2.12（10 μg） 2.45（20 μg）	15	300 μg	10～20 μg

注1）徐放製剤のため，該当データなし．
注2）本剤1バイアル（2.6 mg）に添付専用懸濁用液を加え懸濁した薬液を投与する場合，投与される薬液はエキセナチドとして2 mgを含む．
（日本糖尿病学会編・著．糖尿病治療ガイド 2014-2015. p.65. 文光堂：2014[1)] より）

❽ DPP-4阻害薬とGLP-1受容体作動薬の臨床効果の比較

DPP-4阻害薬	GLP-1受容体作動薬
HbA1c低下効果　0.5～1.0 %	HbA1c低下効果　0.6～1.5 %
体重は変化なし	有意で持続的な体重減少効果が観察される
経口薬	注射薬（1日2回，1日1回）
有意な消化器系有害事象はない	消化器系有害事象が認められる（嘔気，下痢など，特に使用開始時）
低血糖発現頻度が低い	低血糖発現頻度が低い
食事摂取時のインスリン分泌を改善し，グルカゴン分泌を抑制する	多様な作用により効果を示す（インスリン分泌促進，グルカゴン分泌抑制，食欲抑制，胃内容物排泄遅延，体重減少）
腎機能障害例には用量を軽減する	―

（Kendall DM, et al. Eur J Intern Med 2009 ; 20 Suppl 2 : S329-39[15)] より）

可された（❾）．
- 配合薬の効果については，それぞれの併用投与の効果と同様であるが，たとえばピオグリタゾンの配合薬についていえば，ピオグリタゾンの含量の差（15 mgと30 mg）とともに，相手の薬剤（グリメピリド）の用量も違う配合薬もあり，十分注意する必要がある．

● インスリン製剤

- インスリン製剤は糖尿病治療薬として90年に及ぶ歴史をもつ薬剤であり，インスリン作用の不足に基づく糖尿病の治療において最も重要で強力な薬剤である．
- インスリン製剤は作用時間により，超速効型，速効型，混合型（二相性），中間型，持効型溶解に分けられている．
- インスリン製剤開発の歴史を振り返れば，ウシやブタの膵臓から抽出・

糖尿病治療薬の種類と特性

❾ 経口血糖降下薬の配合薬　　　　　　　　　　　（2015年4月現在）

薬剤組成	商品名
ピオグリタゾン 15 mg ＋ メトホルミン 500 mg →	メタクト® 配合錠 LD
ピオグリタゾン 30 mg ＋ メトホルミン 500 mg →	メタクト® 配合錠 HD
ピオグリタゾン 15 mg ＋ グリメピリド 1 mg →	ソニアス® 配合錠 LD
ピオグリタゾン 30 mg ＋ グリメピリド 3 mg →	ソニアス® 配合錠 HD*
ピオグリタゾン 15 mg ＋ アログリプチン 25 mg →	リオベル® 配合錠 LD
ピオグリタゾン 30 mg ＋ アログリプチン 25 mg →	リオベル® 配合錠 HD
ミチグリニド 10 mg ＋ ボグリボース 0.2 mg →	グルベス® 配合錠

- ピオグリタゾンの配合錠は1日1回1錠服用．
- グルベス配合錠は食後高血糖改善系の薬剤の組合せのため1回1錠，1日3回服用．

＊：ソニアス配合錠HDはピオグリタゾン，グリメピリドともに高用量である．

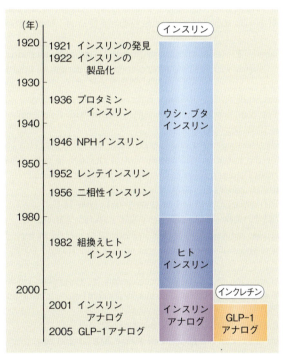

❿ 注射糖尿病治療薬の歴史

精製した動物インスリンの時代，遺伝子工学の成果によってヒト型インスリンのアミノ酸配列に基づいて合成したヒトインスリンの時代，そしてヒトインスリンのアミノ酸配列を修飾して，ヒトインスリンより優れた特性を有するインスリンを合成したインスリンアナログの時代を迎えている（❿）．

- ペプチド製剤のインスリンは注射製剤であり，皮下注射または静脈内注射によって作用が発揮される．吸入インスリンなど非注射製剤の開発も古くから試みられているが，現在のところ認可されている製剤はない．
- インスリン製剤は，剤形によりプレフィルド/キット製剤，カートリッ

ジ製剤およびバイアル製剤に分けられる．
● インスリン療法の進歩の背景にはインスリン製剤の進歩とともにインスリン注入器や注射針の改良，強化インスリン療法などインスリン投与法の進歩，さらにインスリン療法を支える血糖自己測定器の開発・改良などがあることを忘れてはならない．

〔岩本安彦〕

● 文献
1) 日本糖尿病学会編・著. 糖尿病治療ガイド2014-2015. 文光堂；2014.
2) Kahn SE, et al. ADOPT Study Group. Glycemic durability of rosiglitazone, metformin, or glyburide monotherapy. N Engl J Med 2006；355：2427-43.
3) Zhou G, et al. Role of AMP-activated protein kinase in mechanism of metformin action. J Clin Invest 2001；108：1167-74.
4) DeFronzo RA, et al. The Multicenter Metformin Study Group. Efficacy of metformin in patients with non-insulin-dependent diabetes mellitus. N Engl J Med 1995；333：541-9.
5) Knowler WC, et al. Diabetes Prevention Program Research Group. Reduction in the incidence of type 2 diabetes with lifestyle intervention or metformin. N Engl J Med 2002；346：393-403.
6) UK Prospective Diabetes Study (UKPDS) Group. Effect of intensive blood-glucose control with metformin on complications in overweight patients with type 2 diabetes (UKPDS 34). Lancet 1998；352：854-65.
7) Nathan DM, et al. Medical management of hyperglycemia in type 2 diabetes：a consensus algorithm for the initiation and adjustment of therapy：a consensus statement of the American Diabetes Association and the European Association for the Study of Diabetes. Diabetes Care 2009；32：193-203.
8) Yki-Järvinen H. Thiazolidinediones. N Engl J Med 2004；351：1106-18.
9) 門脇孝. PPARsの最近の研究の動向—基礎と臨床. 日本臨牀 2005；63：539-48.
10) Hanefeld M, et al. Acarbose reduces the risk for myocardial infarction in type 2 diabetic patients：meta-analysis of seven long-term studies. Eur Heart J 2004；25：10-6.
11) Nauck MA, et al. Normalization of fasting hyperglycaemia by exogenous glucagon-like peptide 1 (7-36 amide) in type 2 (non-insulin-dependent) diabetic patients. Diabetologia 1993；36：741-4.
12) 藤田義人, 稲垣暢也. SGLT2阻害薬の作用機序. Mebio 2015；32：4-9.
13) Drucker DJ. The biology of incretin hormones. Cell Metab 2006；3：153-65.
14) 仁木一郎. インクレチンによる細胞量の調節. 月刊糖尿病（別冊）2010；2：37-44.
15) Kendall DM, et al. Clinical application of incretin-based therapy：therapeutic potential, patient selection and clinical use. Eur J Intern Med 2009；20 Suppl 2：S329-39.

糖尿病治療薬の選択の指標

- ▶糖尿病治療には，コントロール状況の評価，病態の把握，合併症の評価などに，それぞれ多くの指標が用いられ，これらは糖尿病治療薬の選択に影響する．
- ▶2型糖尿病では，インスリン抵抗性と相対的なインスリン分泌不全がさまざまな程度で関与しているので，治療薬の選択には病態の把握が重要である．
- ▶病態の指標を参考に薬剤を選択し，コントロールの指標を参考に量を調節するが，薬剤使用の禁忌や注意事項に関する指標にも配慮が必要である．
- ▶低血糖を起こさずに，しかも良好なHbA1cが得られるよう，これらの指標の適切な活用が望まれる．

● 糖尿病治療薬の種類

- 糖尿病の治療薬は，注射と，経口血糖降下薬があり，前者にはインスリンとGLP-1受容体作動薬，後者には7系統の作用機序の異なる薬剤が臨床的に使用可能である（❶）．
- ❶のビグアナイド薬とチアゾリジン薬がインスリン抵抗性改善系，スルホニル尿素（SU）薬，グリニド薬（速効型インスリン分泌促進薬），ジペプチジルペプチダーゼ-4（DPP-4）阻害薬がインスリン分泌促進系，α-グルコシダーゼ阻害薬（α-GI），SGLT2阻害薬が糖吸収・排泄調節系に分類される．
- 患者の病態，合併症，薬剤の作用特性などを考慮して単独，あるいは組み合わせて使用する．
- インスリン療法の絶対的適応や相対的適応に関しては，本章「糖尿病治療薬の非適応」（p.29）あるいは，本シリーズの『最新インスリン療法 改訂第2版』を参考にすること．

● 糖尿病治療薬選択の判断に必要な項目

- 糖尿病治療薬を選択する前に，治療薬が必要かどうか，血糖のコントロール状況を判断する必要がある．
- 糖尿病の治療は，食事療法と運動療法が基本で，それでもコントロールが十分でなく，治療薬の開始や増量あるいは変更が必要な場合，糖尿病の病態と薬剤作用機序を考慮して，禁忌あるいは注意事項に配慮しつつ，

❶ 経口血糖降下薬の種類

種類	主な商品名	作用特性	副作用など
ビグアナイド薬	メトグルコ®　グリコラン®/メデット®　ジベトス®	・肝臓での糖新生の抑制が主体 ・単独投与では、低血糖を起こす可能性は低い ・コントロールの際、体重が増加しにくい	・乳酸アシドーシスに注意 ・肝・腎・心障害、循環障害のある患者や、大量飲酒者には不適当
チアゾリジン薬	アクトス®	・インスリン抵抗性を改善する ・単独投与では、低血糖を起こす可能性は低い	・水分貯留の傾向あり、浮腫に注意 ・体重が増加しやすい
スルホニル尿素薬（SU薬）	アマリール®　グリミクロン®　オイグルコン®/ダオニール®	・膵β細胞からのインスリン分泌を促進する ・インスリン分泌が保たれている患者が適応	・コントロールがよくなれば、低血糖に注意 ・腎・肝障害者や高齢者では、遷延性低血糖に特に注意
速効型インスリン分泌促進薬（グリニド薬）	ファスティック®/スターシス®　グルファスト®　シュアポスト®	・膵β細胞からのインスリン分泌を促進する ・SU薬より作用が早く、短いので、食後高血糖の是正によい適応	・必ず食直前に服用 ・低血糖に注意 ・腎・肝障害者や高齢者では、遷延性低血糖を起こす可能性
DPP-4阻害薬	ジャヌビア®/グラクティブ®　エクア®　ネシーナ®　トラゼンタ®　テネリア®　スイニー®　オングリザ®　ザファテック®	・血糖依存的に、インスリン分泌を促進しグルカゴン分泌を抑制する ・単独投与では、低血糖を起こす可能性は低い ・コントロールの際、体重が増加しにくい	・SU薬などとの併用では、重篤な低血糖を起こす可能性があり、日本糖尿病学会の勧告に従う
α-グルコシダーゼ阻害薬（α-GI）	グルコバイ®　ベイスン®　セイブル®	・糖の吸収を遅らせ、食後の高血糖を抑制する ・単独投与では、低血糖を起こす可能性は低い	・必ず食直前に服用 ・腹部膨満感、放屁が増加する。高齢者・開腹手術歴に注意 ・低血糖時経口投与はブドウ糖
SGLT2阻害薬	スーグラ®　フォシーガ®　カナグル®　ルセフィ®　アプルウェイ®/デベルザ®　ジャディアンス®	・作用機序がインスリン作用に依存しないので、他剤との併用でも広く効果が期待できる ・体重減少効果も期待できる ・腎機能障害では、効果が減弱される	・脱水に関する注意（特に高齢者や利尿薬使用時）が重要で、糖尿病学会の勧告に従う ・尿路・性器感染症にも注意が必要 ・尿糖、1,5-AGはコントロール指標にならない

（配合薬は省略）

望ましいと考えられる薬剤を選択する．
- これらの手順に従って判断するためには、血糖のコントロールの指標、糖尿病の病態の指標、糖尿病合併症を含め薬剤使用の禁忌あるいは注意事項に関する指標が必要となる．

● 糖尿病治療薬の選択の手順

- ❷に手順を示す．まず、インスリン療法の絶対的適応や相対的適応を除外する．
- 食後血糖値のみが高く、空腹時血糖値が正常に近い場合は、インスリン

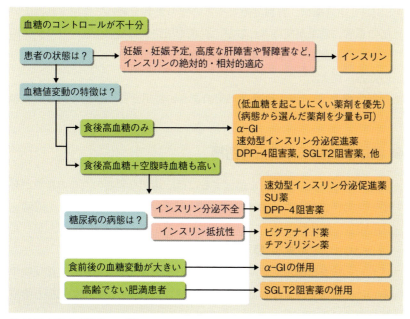

❷ 糖尿病治療薬選択の手順

の基礎分泌は比較的保たれていると考えられる．このような場合は，低血糖を起こしにくい薬剤を優先するが，病態から選んだ薬剤を少量投与してもよい．
- 食後血糖値だけでなく，空腹時血糖値も高い場合は，インスリンの追加分泌だけでなく基礎分泌の相対的な不足も推定される．このような場合は，ビグアナイド薬，チアゾリジン薬，α-GIなどの単独投与では効果が十分得られず，グリニド薬，SU薬，DPP-4阻害薬など，インスリン分泌促進薬が必要となることが少なくない．
- インスリン抵抗性が疑われる場合は，ビグアナイド薬やチアゾリジン薬の併用，食事前後の血糖値の変動が大きい場合は，α-GIの併用も考慮する．
- 最初は単剤少量から，必要に応じて作用機序の異なる多剤併用となる．
- DPP-4阻害薬は，単独で用いれば低血糖も起こしにくく，グルカゴン分泌抑制や，膵β細胞の保護効果も期待でき，軽症糖尿病患者への初期からの投与が注目されている．
- さらに，血糖値が高いときに作用も強いので，血糖値の変動も少なくなることから，空腹時血糖値にはほとんど異常がなくても，あるいは軽度の上昇でも，まずDPP-4阻害薬を少量から開始し，効果が不十分なら注意深く他剤を併用することも多い．
- ただし，高用量のSU薬に追加併用した場合に，高度の低血糖症例が報告されており，その使用は，日本糖尿病学会の勧告に従う必要がある．

- SGLT2阻害薬は，腎機能障害やるい痩の患者を避けて使用すれば広い層の患者に効果が期待されるが，脱水や尿路・性器感染症のリスクに関する説明が重要で，高齢患者への投与時の注意も含め，糖尿病学会からの勧告に従う．
- 保険診療上，SU薬とグリニド薬のように併用が認められていないものがあるので，注意する．

糖尿病治療薬の選択の指標

- 上記の手順に従って薬剤を選択するには，適切な判断のための指標が必要である．血糖コントロールの指標として，血糖値（空腹時，随時），HbA1c，グリコアルブミン（GA），1,5-アンヒドログルシトール（1,5-AG）などがある（❸）．
- これらの検査指標がインスリン抵抗性やインスリン分泌能を直接反映するわけではなく，主として治療中の血糖コントロール状況の把握と治療薬の調節に使われる．
- しかし，初診時の血糖値が非常に高いのにもかかわらずHbA1cが比較的低値な場合に，その程度により劇症1型糖尿病や，1型糖尿病を考慮するなど，病態を推定することにより，薬剤選択の指標になることもある．

血糖値

- 早朝空腹時血糖値は，糖尿病の診断基準にも使われており，比較的安定しており，糖尿病を診断する場合や基礎の状態を把握するのには重要である．
- 他方，随時（食後）血糖値は，食事の量や内容，食後の経過時間により大きく変動するので，これのみを指標に血糖のコントロールの推移を判断するには難がある．
- しかし，糖尿病の悪化により空腹時血糖値が上昇する前に，食後血糖値が上昇することが多く，空腹時血糖値が上昇する前の軽症の糖尿病患者に対して，α-GIやグリニド薬開始の判断や投与量の調節を行うには有用である．
- 指標の使い方の一例として，空腹時血糖値にはほとんど異常がなく，食後血糖値が高い症例にはα-GI，空腹時血糖値がごく軽度の上昇で，食後血糖値が高い症例には，まず，グリニド薬を開始し，効果不十分ならα-GIの併用，空腹時血糖値がかなり高値なら少量のSU薬から開始，徐々に増量して空腹時血糖値が良好になれば，食後血糖値を検査し，食後血糖値がまだ高いようなら，α-GIの併用などが考えられる．
- DPP-4阻害薬は，血糖値が高いときに血糖効果作用も強いので食後高血糖が改善することも多く，空腹時血糖値にはほとんど異常がなくても，

❸ 血糖コントロールの指標

指標	血糖正常化を目指す際の目標	合併症予防のための目標	治療強化が困難な際の目標
HbA1c（%）	6.0 未満	7.0 未満	8.0 未満
空腹時血糖値（mg/dL）	130 未満		
食後2時間血糖値（mg/dL）	180 未満		

その他：グリコアルブミン（GA）（基準値：11〜16 %）
　　　　1,5-AG（1,5-アンヒドログルシトール）（基準値：14.0 μg/mL 以上）

　HbA1c の改善から血糖変動の改善を推測することができる．
- 食前に受診することが通常の患者に，時々食後の来院を指示して随時血糖値を測定することも有用である．空腹時血糖と食後血糖の適切な使い分けが望まれる．血糖自己測定（self-monitoring of blood glucose：SMBG）が利用できればきわめて有用である．

HbA1c
- HbA1c は，採血時から過去約 1〜2 か月間の平均血糖値を反映する．
- 糖尿病の診断にも用いられており，糖尿病コントロール状態の指標として，最も頻用されている．
- 血糖値から推定される HbA1c 値よりも実際の HbA1c 値に高低があるときは，原因の検索と対処が重要である．
- 血糖値より HbA1c が高めのときは，急速に改善した糖尿病の場合以外に，受診前後だけ食事・運動を遵守する，あるいは意図的でなくても，夜間などの血糖値が十分に下がっていない場合等が考えられる．
- 逆に血糖値より HbA1c が低めのときは，赤血球寿命が短い場合や貧血の回復期，輸血，肝硬変などのほか，夜間に無症状の低血糖状態が続いていることがある．
- 異常ヘモグロビン症の場合は，見かけ上高くなる場合も低くなる場合もある．
- 血糖のコントロールは，低血糖を起こさずに，しかも良好な HbA1c を得ることが重要である．
- そのためには，HbA1c の低下のみを追い求めるのではなく，血糖値と組み合わせて判断し，血糖値と HbA1c の乖離からその原因を知り，治療薬の作用時間や強さの調節に利用する．

グリコアルブミン（GA）
- GA は，アルブミンの代謝回転速度から，過去約 2 週間の平均血糖値を反映する．
- HbA1c より短期間の血糖コントロール状況の把握に利用されるが，な

んらかの理由でHbA1cが利用できない患者の場合に，HbA1cのかわりとしても用いられる．
- 糖尿病腎症でのネフローゼ症候群などのように血漿蛋白質の半減期が短い場合は，血糖値に比べて低値になる．

1,5-アンヒドログルシトール（1,5-AG）
- 1,5-AGは，過去数日間の血糖コントロールを反映する．
- 尿糖が排泄される状況では腎から排泄されて血中濃度が低下するので，糖代謝状態が悪いと低値となるほか，結果は，腎機能にも影響される．
- SGLT2阻害薬服用中は，平均血糖値と比べ異常低値をとるので注意を要する．

糖尿病の病態

- 糖尿病は，インスリンの作用不足によって起きる．インスリン分泌不足，あるいは，インスリン抵抗性増大をインスリン分泌で代償できなかった場合に，総和としてのインスリン作用不足をきたす．
- インスリン分泌能に関しては，ほとんどの1型糖尿病のように，突然，高度のインスリン分泌不足をきたした場合は，その治療にインスリンは必須となる．
- 多くの2型糖尿病のように，種々の程度のインスリン抵抗性とインスリン分泌不全が存在し，結果として糖尿病を発症している場合は，病態に対応した薬剤の選択が必要となる．
- インスリン分泌は，空腹時の基礎分泌と，食物摂取などで誘発される追加分泌がある．
- インスリン依存状態にある1型糖尿病では，両者ともに高度に低下，あるいは消失しており，2型糖尿病では，初期は追加分泌が遅延あるいは低下，後に基礎分泌も障害される経過をとることが多い．
- その場合に血糖値は，当初は空腹時血糖値は正常に近いが，食後や糖負荷後の血糖値が上昇，後には食後だけでなく空腹時血糖値も上昇する．

インスリン分泌能の指標 ❹

血中インスリン値とCペプチド値，HOMA-β
- 血中インスリン値は，インスリン分泌能の評価のための直接的な指標である．他方，Cペプチドはプロインスリンが膵β細胞で分解され，インスリンと等モルで分泌されるペプチドである．
- Cペプチドは，インスリン治療中で外部からのインスリンと内因性のインスリンが血中インスリン濃度では区別できない場合や，抗インスリン抗体がある場合などに，インスリン分泌能を評価する目的で血中インスリン値測定のかわりに測定されることも多い．

❹ インスリン分泌能の指標

種類	方法	評価基準
HOMA-β	$\dfrac{20 \times 空腹時インスリン濃度（\mu U/mL）}{空腹時血糖値（mg/dL）- 63}$	正常：40〜80
24時間尿中Cペプチド排泄量	24時間蓄尿中のCペプチド測定	正常：60〜100 μg/日 低下：≦20 μg/日
インスリン分泌指数（insulinogenic index：II）（経口糖負荷試験時）	$\dfrac{負荷30分後のインスリン値 - 負荷前インスリン値（\mu U/mL）}{負荷30分後の血糖値 - 負荷前血糖値（mg/dL）}$	正常：≧0.8 低下：<0.4

その他，グルカゴン負荷試験やアルギニン負荷試験があるが，経口薬の選択を目的とする指標として実施されることは少ない．
基準値は，本シリーズ別巻『最新インスリン療法 改訂第2版』を参照されたい．

- 異常インスリン血症の場合は，血中インスリン値とCペプチド値が乖離することがある．
- 空腹時の血中インスリンやCペプチド値は基礎インスリン分泌の指標に，随時（食後）の値は追加分泌能の指標になる．たとえば空腹時血中Cペプチド値が0.5 ng/mL以下であれば，高度のインスリン欠乏状態と考えられる．
- これを発展させたものが，HOMA-β（homeostasis model assessment for β cell function）で，空腹時の血糖値が高いにもかかわらず空腹時インスリン濃度が低いと低値となり，インスリン基礎分泌の指標となる．
- これらの指標の使い方として，たとえば，インスリン分泌が十分にあるにもかかわらず血糖値のコントロールが悪い場合は，インスリン抵抗性が強いと考え，ビグアナイド薬やチアゾリジン薬を考慮，食後のインスリン分泌が不足しているなら，分泌を刺激するためにDPP-4阻害薬やグリニド薬，負荷を減らすためにはα-GI，中等度に障害されているならSU薬，高度に障害されているならインスリン治療考慮などの応用が考えられる．

24時間尿中Cペプチド排泄量

- Cペプチドは，インスリンとは異なり尿中に排泄され，測定することによって，1日のインスリン分泌能を評価することができる．
- 20 μg/日以下であれば，高度のインスリン分泌不全状態と考えられる．
- 食前・食後のインスリン分泌能の評価ができない以外は，指標の利用の仕方は上記と同じである．
- 蓄尿が必要で，外来では使いづらい面もある．また，腎機能によっては使えないこともある．

インスリン分泌指数

- 75 g経口ブドウ糖負荷試験（OGTT）で，負荷後30分のインスリン増加量を，血糖値の増加量で除した値を，インスリン分泌指数（insulinogenic index：II）といい，インスリン追加分泌のうち初期分泌能の指標

となる.
- 糖尿病初期のインスリン分泌能の低下を感度よく反映する指標で，糖尿病患者ではこの値が0.4未満となる.
- 日常の外来診療での頻繁な追跡指標としては簡便さに欠けるが，境界型糖尿病でも0.4未満のものは糖尿病への進展率が高く，人間ドックでも得られやすい指標で，糖尿病のハイリスク者の拾い上げにも有効である.

● インスリン抵抗性の指標（❺）

肥満
- 肥満に関する指標（身長，体重，BMI，腹囲，体脂肪率）や体重の変化，病歴，運動励行に関する指標は，血液検査も必要なく，簡便に入手でき，傾向を推定するには有用である．ただし，数値指標として最も信頼性の高いグルコースクランプ法の結果とは必ずしも並行せず，個人差が大きい.
- 過食や肥満，運動不足などがインスリン抵抗性増大を介して血糖コントロールの悪化の原因になっている場合は，まずそれらへの対応が必要で，薬剤選択以前の問題である.
- 高血圧，高トリグリセリド血症，低HDLコレステロール血症などもインスリン抵抗性を合併することが多く，間接的にインスリン抵抗性を示唆する.
- 十分に食事・運動療法を行っても残るインスリン抵抗性に関しては，ビグアナイド薬やチアゾリジン薬が考慮される.

空腹時インスリン濃度，HOMA-IR
- インスリン抵抗性とは，血中のインスリン濃度にみあったインスリン作用が得られない状態をいう．空腹時血糖値が正常でも，インスリン濃度が高ければ，インスリン抵抗性が考えられる.
- 血中インスリン濃度が高いのにもかかわらず血糖値が高い状態では，さらに強いインスリン抵抗性が考えられる．この考え方を指標としたのが，HOMA-IR（homeostasis model assessment for insulin resistance）である.
- HOMA-IRは，空腹時インスリン値（μU/mL）×空腹時血糖値（mg/dL）/405で計算される値で，1.6以下の場合は正常，2.5以上の場合はインスリン抵抗性があると考えられる.

その他のインスリン抵抗性の指標
- 75g経口ブドウ糖負荷試験時の0〜120分の血糖値とインスリン値に，先に述べた空腹時インスリン濃度やHOMA-IRの考え方を拡張して，インスリンの反応曲線下面積（ΣIRI）や血糖値とインスリン値の反応曲線下面積の比（ΣBS/ΣIRI）なども，インスリン抵抗性の評価に参考に

❺ インスリン抵抗性の指標

種類	方法・特徴	評価基準
肥満に関する指標（身長，体重，BMI，腹囲，体脂肪率）や体重の変化など	血液検査も必要なく，簡便に入手でき，傾向を推定するには有用	数値指標としては，グルコースクランプ法の結果とは必ずしも並行せず，個人差が大きい
空腹時インスリン濃度	空腹時血糖値が正常でも，インスリン濃度が高ければ，インスリン抵抗性が考えられる	抵抗性：$\geq 10\,\mu U/mL$
HOMA-IR	HOMA-IR＝空腹時インスリン値（$\mu U/mL$）×空腹時血糖値（mg/dL）/405	正常：≤ 1.6 抵抗性：≥ 2.5
75g経口ブドウ糖負荷試験時のインスリン反応	インスリンの反応曲線下面積（ΣIRI）や血糖値とインスリン値の反応曲線下面積の比（ΣBS/ΣIRI）	抵抗性：$\Sigma IRI \geq 90\,\mu U \cdot 時/mL$

その他，グルコースクランプ法，ミニマルモデル解析やSSPG（steady-state plasma glucose）法などがあるが，日常診療で，インスリン抵抗性改善薬を使うかどうか判断するための指標としては，いずれも手間がかかる．経口薬の選択を目的とする指標として実施されることは少ない．方法と基準値は，本シリーズ別巻『最新インスリン療法 改訂第2版』を参照されたい．

なる．
- インスリン負荷試験は，速効型インスリン（0.1 U/kg）を静注し，血糖値の下がり方で評価する．結果はインスリン感受性（抵抗性）だけでなく，低血糖に反応する下垂体副腎系ホルモンや成長ホルモン（GH），カテコラミンの反応性によっても影響される．
- インスリン抵抗性の指標として現在最も信頼できるのは，グルコースクランプ法によるものである．インスリンを一定速度で注入して，血中インスリン濃度を一定にしつつ，血糖値が低下せず一定になるように維持するのに必要なブドウ糖注入量を指標とする．正確だが，手間がかかる．
- そのほかにもミニマルモデル解析やSSPG（steady-state plasma glucose）法などがあるが，日常診療で，インスリン抵抗性改善薬を使うかどうかを判断するための指標としては，いずれも手間がかかる．

糖尿病合併症を含め薬剤使用の禁忌あるいは注意事項に関する指標など

- 妊娠中や授乳中，妊娠予定の患者には，経口血糖降下薬は使わず，薬剤が必要な場合はインスリンに限定される．
- 高度の腎障害や肝障害の場合も経口血糖降下薬は使わないので，経口糖尿病治療薬を開始する前の腎障害と肝障害の評価は重要である．
- 抗GAD抗体，IA2抗体，ICAなど，緩徐進行性も含めた1型糖尿病を示唆する検査が陽性の場合は，現在インスリン分泌能が残っていても，早期にインスリン治療に変更する．
- 糖尿病診療において腎症の早期発見と治療のために血中尿素窒素（BUN），クレアチニン（Cr），推算糸球体濾過値（eGFR），尿蛋白などのフォローが重要である．

- 糖尿病腎症はeGFRの低下が認められる以前に尿中に微量のアルブミンが認められることが多い（糖尿病腎症第2期）．
- その時点ではBUNもCrも正常のことが多く，これ自体がすぐに糖尿病治療薬の選択に影響はしないが，進行状況の把握は重要である．
- 肝障害の指標も糖尿病治療薬の開始前には必須である．経口血糖降下薬で肝障害が発症することもあるので，AST，ALT，γGTPなどを経過中にフォローすることも重要である．肥満した糖尿病患者によくみられる脂肪肝による肝障害のモニターにもなる．
- 薬剤の適応には絶対的なものもあれば，血糖コントロールが良好ならばある程度の幅が許されるものもある．
- 糖尿病治療薬を選択する際は，ここで示した指標以外にも，併診他科の治療薬の種類や数，服薬アドヒアランスや，本人の服薬管理能力や支援体制，薬価と本人の経済状態など，多くのことに配慮が必要である．

（岡本元純）

● 参考文献

- 日本糖尿病学会編・著. 糖尿病治療ガイド2014-2015. 文光堂；2014.
- 荒木栄一編集主幹. 綿田裕孝専門編集. シリーズ ヴィジュアル糖尿病臨床のすべて. 最新インスリン療法 改訂第2版. 中山書店；2015.
- 日本糖尿病学会編. 糖尿病専門医研修ガイドブック—日本糖尿病学会専門医取得のための研修必携ガイド. 改訂第6版. 診断と治療社；2014.

糖尿病治療薬の非適応

- 糖尿病患者の治療において重要なことは，インスリン療法の適応の有無を判断することであり，糖尿病治療薬（非インスリン薬）の非適応＝インスリンの適応である．
- 病型（1型，2型）と病態（インスリン依存状態，インスリン非依存状態）の差異をきちんと理解する必要がある．
- インスリンの絶対適応にはインスリン依存状態，高血糖性の昏睡，重症感染症，外傷，中等度以上の外科手術，糖尿病合併妊婦，静脈栄養時の血糖コントロールなどがある．
- インスリンの相対的適応には著明な高血糖，非インスリン薬でのコントロール不良，重症の肝・腎障害，やせ型で低栄養状態，ステロイド治療時の高血糖，糖毒性の積極的解除などがある．

- 初診糖尿病患者の治療において重要なことは，インスリン療法の適応の有無を判断することである．糖尿病治療薬（非インスリン薬）の非適応とは，裏を返せばインスリンの適応ということができる．本項では非インスリン薬の非適応（インスリン療法の適応）について概説する．

● インスリン療法の適応

- インスリン療法の絶対的適応および相対的適応について❶[1]および❷[2]に記す．両者で少し食い違いがみられるが，それぞれを参考に筆者の考えるインスリン療法の適応について以下に述べていく．

● インスリン療法の絶対的適応

インスリン依存状態/1型糖尿病

- インスリン依存状態とは「インスリンが絶対的に欠乏し，生命維持のためインスリン治療が不可欠な状態」と定義される．単に高血糖の是正にインスリン治療を必要とする状態とは異なる．
- 一般的には，1型糖尿病は多くの場合インスリン依存状態であり，2型糖尿病はインスリン非依存状態であることがほとんどである．ただ，1型糖尿病であっても，ハネムーン期や緩徐進行1型糖尿病の病初期などではインスリン非依存状態である．また2型糖尿病であっても，ストレス，感染症などによりインスリン依存状態となる場合も存在する．すなわち，病型（1型，2型）と病態（インスリン依存状態，非依存状態）を分けて考える必要がある．1型，2型糖尿病とインスリン依存状態，非

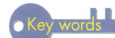

糖毒性 ▶ 持続する高血糖により，インスリン分泌のさらなる低下とインスリン抵抗性のさらなる亢進をきたす現象．高血糖状態を改善しないと，悪循環によりさらに増悪する．酸化ストレスによるβ細胞障害や，ヘキソサミン経路亢進による糖利用障害などが考えられている．

❶ インスリン療法の適応

インスリン療法の絶対的適応	1. インスリン依存状態
	2. 高血糖性の昏睡（糖尿病ケトアシドーシス，高血糖高浸透圧症候群，乳酸アシドーシス）
	3. 重症の肝障害，腎障害を合併しているとき
	4. 重症感染症，外傷，中等度以上の外科手術（全身麻酔施行例など）のとき
	5. 糖尿病合併妊婦（妊娠糖尿病で，食事療法だけでは良好な血糖コントロールが得られない場合も含む）
	6. 静脈栄養時の血糖コントロール
インスリン療法の相対的適応	1. インスリン非依存状態の例でも，著明な高血糖（たとえば，空腹時血糖値 250 mg/dL 以上，随時血糖値 350 mg/dL 以上）を認める場合
	2. 非インスリン薬療法*では良好な血糖コントロールが得られない場合（SU 薬の一次無効，二次無効など）
	3. やせ型で栄養状態が低下している場合
	4. ステロイド治療時に高血糖を認める場合
	5. 糖毒性を積極的に解除する場合

＊：原著では「経口薬療法」であるが，注射薬である GLP-1 製剤が使用可能となったため変更．
（日本糖尿病学会編・著．糖尿病治療ガイド 2014-2015. p.54-55. 文光堂：2014[1]）より改変）

❷ インスリン療法の適応

インスリン療法の絶対的適応
1. 1 型糖尿病
2. 糖尿病昏睡（糖尿病ケトアシドーシス昏睡，高浸透圧高血糖症候群）
3. 重症感染症の併発，中等度以上の外科手術（全身麻酔施行例など）の際
4. 糖尿病合併妊娠（妊娠糖尿病で，食事療法だけでは良好な血糖コントロールが得られない場合も含む）
インスリン療法の相対的適応
1. 著明な高血糖（たとえば，空腹時血糖値 250 mg/dL 以上，随時血糖値 350 mg/dL 以上）を認める場合や，ケトーシス（尿ケトン体陽性など）傾向を認める場合
2. 経口血糖降下薬療法では良好な血糖コントロールが得られない場合（スルホニル尿素薬の一次無効，二次無効など）
3. 重度の肝障害，腎障害を有する例で，食事療法でのコントロールが不十分な場合

（日本糖尿病学会編．科学的根拠に基づく糖尿病診療ガイドライン 2013. 2013[2]）より）

依存状態について❸にまとめる．

- インスリン依存状態ではインスリン療法（特に強化インスリン療法）が必須である．ただ，α-グルコシダーゼ阻害薬（α-GI）などはインスリンと併用して用いる場合がある．
- 以上のように，インスリン療法の絶対的適応としては医学的に正確な表現としてはインスリン依存状態が正しいと考えられるが，各薬剤の添付文書などでは効能効果が「2 型糖尿病」，禁忌が「1 型糖尿病」と記載されていることが多い．この点を考慮すると 1 型糖尿病も可と思われる．

高血糖性の昏睡（糖尿病ケトアシドーシス，高浸透圧高血糖症候群）

- いずれの場合も適切な輸液に加えてインスリン治療が必須であり，非インスリン薬は用いない．

❸ 1型，2型糖尿病とインスリン依存，インスリン非依存状態

糖尿病の成因	1型	2型
発症機構	膵β細胞の破壊 主に自己免疫による	インスリン分泌低下 ＋インスリン抵抗性
遺伝的素因	HLAなど，家系内発症は2型より少ない	家系内にしばしば糖尿病あり
発症年齢	25歳以下に多い	40歳以上に多い
肥満度	肥満と無関係	肥満，肥満の既往が多い
膵島自己抗体	発症早期には約60％で陽性	陰性
糖尿病の病態	インスリン依存状態	インスリン非依存状態
特徴	インスリン絶対欠乏，生命維持にインスリン治療が必要	インスリン分泌はある程度維持 インスリン治療が必要なことも
臨床指標	血糖値：高い，不安定 ケトン体：著増	血糖値：比較的安定 ケトン体：時に増加するも軽度
治療	食事・運動療法に加え，インスリン頻回注射	食事・運動療法．必要なら非インスリン薬やインスリン治療
インスリン分泌	空腹時血中 CPR ≦ 0.5 ng/mL	空腹時血中 CPR ≧ 1.0 ng/mL のことが多い

- 病態改善後はインスリン依存あるいは非依存状態かを判断し，インスリン非依存状態であれば，非インスリン薬の適応もあるが，高血糖性昏睡に陥った背景を十分に考慮し，今後も同様の危険性がある場合はインスリン治療を続行するほうが安全といえる．

重症感染症，外傷，中等度以上の外科手術（全身麻酔施行例など）

- 重症感染症，外傷，中等度以上の外科手術によるストレスにより，インスリン非依存状態であっても，一時的にインスリン依存状態となる可能性があり，インスリン治療が必要である．
- 近年強化インスリン療法により血糖値をほぼ正常に保つことによりICU患者や術後の予後改善がみられるという報告もあるが，低血糖増加などのため，かえって予後悪化という報告もあり，重症患者の目標血糖値に関してはなお議論のあるところである．

糖尿病合併妊婦（妊娠糖尿病で，食事療法だけでは良好な血糖コントロールが得られない場合も含む）

- 非インスリン薬の胎児への安全性が確立していないため，わが国ではインスリンに変更することが原則であり，また非インスリン薬は禁忌となっている．
- 妊婦においてはインスリンの安全性が確立しており，非インスリン薬を用いるべきではないことはいうまでもない．

静脈栄養時（TPNによる高カロリー輸液の場合）の血糖コントロール

- 経腸管で栄養投与が行われた場合は経静脈投与に比し，インスリン分泌が増強される．
- GLP-1やGIPによるインクレチン作用であるが，静脈栄養時はこのインクレチン作用がないため，もともとインスリン作用の不十分な糖尿病

COLUMN 糖尿病治療薬の胎児危険度

アメリカ食品医薬品局（FDA）は糖尿病治療薬の胎児に対する危険度を以下のように分類している（**1**）.

カテゴリーA：ヒトの妊娠初期3か月間の対照試験で，胎児への危険性は証明されておらず，またその後の妊娠期間でも危険であるという証拠もないもの．

カテゴリーB：動物生殖試験では胎仔への危険性は否定されているが，ヒト妊婦での対照試験は実施されていないもの．

あるいは，動物生殖試験で有害な作用（または出生数の低下）が証明されているが，ヒトでの妊娠初期3か月の対照試験では実証されていない，またその後の妊娠期間でも危険であるという証拠はないもの．

カテゴリーC：動物生殖試験では，胎仔に催奇形性，胎仔毒性，その他の有害作用があることが証明されており，ヒトでの対照試験が実施されていないもの，あるいは，ヒト，動物ともに試験は実施されていないもの．ここに分類される薬剤は，潜在的な利益が胎児への潜在的危険性よりも大きい場合にのみ使用すること．

カテゴリーD：ヒトの胎児に明らかに危険であるという証拠があるが，危険であっても，妊婦への使用による利益が容認されるもの（たとえば，生命が危険にさらされているとき，または重篤な疾病で安全な薬剤が使用できないとき，あるいは効果がないとき，その薬剤をどうしても使用する必要がある場合）．

カテゴリーX：動物またはヒトでの試験で胎児（仔）異常が証明されている場合，あるいはヒトでの使用経験上胎児への危険性の証拠がある場合，またはその両方の場合で，この薬剤を妊婦に使用することは，他のどんな利益よりも明らかに危険性のほうが大きいもの．ここに分類される薬剤は，妊婦または妊娠する可能性のある女性には禁忌である．

なお，FDAではカテゴリーA, B, C, D, Xの表記を2015年6月に廃止し，記述型の添付文書に改訂することを公表している．

1 インスリンのFDA薬剤胎児危険度分類

カテゴリー	インスリン
A	
B	ヒトインスリン，インスリンリスプロ インスリンアスパルト，インスリンデテミル
C	インスリングラルギン インスリングルリジン
D	
X	

＊インスリンデグルデクは米国未承認．

患者では容易に高血糖をきたす．
- 糖尿病患者に高カロリー輸液を行う場合や高カロリー輸液により糖代謝異常をきたした場合はインスリン治療が原則である．

● インスリン療法の相対的適応

インスリン非依存状態の例でも，著明な高血糖（たとえば，空腹時血糖値250 mg/dL以上，随時血糖値350 mg/dL以上）を認める場合
- 高血糖時には糖毒性などによりインスリン分泌低下，インスリン抵抗性増強が認められる．
- ケトン体陰性などのインスリン非依存状態であっても，この状態にさらにストレス（感染症など）が加わることにより容易にインスリン依存状

態になる可能性があり，インスリン治療を行うことがより安全といえる．

非インスリン薬療法では良好な血糖コントロールが得られない場合（SU薬の一次無効，二次無効など）

- 非インスリン薬にて十分な血糖コントロールが得られない場合はすみやかにインスリン治療に踏み切る必要がある．

重症の肝障害，腎障害を合併しているとき

- 『糖尿病治療ガイド 2014-2015』[1]では絶対的適応となっているが，近年，比較的安全に用いることのできる薬剤もあり，『科学的根拠に基づく糖尿病診療ガイドライン 2013』[2]では相対的適応となっており，相対的適応が妥当とした．

> **MEMO**
> 本項では，注射薬であるGLP-1製剤があるため，経口血糖降下薬という表現ではなく，非インスリン薬としている．

肝機能障害時の非インスリン薬

- 一般的に肝機能障害では薬物代謝が遅延することより非糖尿病薬の投与は推奨されない．
- 本来はインスリンによる治療が望ましい．
- 肝硬変時は肝臓への糖取り込み低下，グリコーゲン合成低下，末梢でのインスリン抵抗性をきたし，空腹時血糖は正常ないしむしろ低いのに対し，食後著明な高血糖を生じる．
- スルホニル尿素（SU）薬は多くは肝代謝であり，肝機能低下例では空腹時低血糖や低血糖の遷延を招きやすい．また食後高血糖の是正効果も不十分である．
- 肝硬変でみられるインスリン抵抗性是正にはチアゾリジン薬やビグアナイド薬が有用と考えられるが，いずれも肝障害時には副作用の可能性があり，使用は注意を要する．
- グリコラン®，メデット®などでは中等度肝障害より，ピオグリタゾン，メトグルコ®は重度肝障害で禁忌である．
- 食後血糖を改善する意味からはα-GIや速効型インスリン分泌促進薬も有用と考えられるが，重篤な肝障害の副作用報告もあり，慎重に使用すべきである．また，腹部膨満など消化器系の副作用により排便コントロールが乱れ，肝硬変で高アンモニア血症を誘発する可能性も考慮しなければならない．
- 速効型インスリン分泌促進薬ではインスリン分泌がある程度保存されている場合は有用かもしれない．
- DPP-4阻害薬においてビルダグリプチンでは重度の肝機能障害で禁忌であるが，他のDPP-4阻害薬では禁忌ではない．
- SGLT2阻害薬も重度の肝機能障害で禁忌ではなく，慎重投与である．
- GLP-1受容体作動薬も肝障害で禁忌ではない．ただ，いずれにせよ重症の肝機能障害ではインスリン治療が望ましい．

❹ ビグアナイド薬の適正使用に関するRecommendation（抜粋）　2012年2月1日第一版, 2014年3月28日改訂

まず，経口摂取が困難な患者や寝たきりなど，全身状態が悪い患者には投与しないことを大前提とし，以下の事項に留意する

1) **腎機能障害患者（透析患者を含む）**
   メトグルコ®を除くビグアナイド薬は，腎機能障害患者には禁忌である．メトグルコ®は，中等度以上の腎機能障害患者では禁忌である．SCr値（酵素法）が男性1.3 mg/dL，女性1.2 mg/dL以上の患者には投与を推奨しない．高齢者ではSCr値が正常範囲内であっても実際の腎機能は低下していることがあるので，eGFR等も考慮して腎機能の評価を行う．ショック，急性心筋梗塞，脱水，重症感染症の場合やヨード造影剤の併用では急性増悪することがある．なお，SCrがこの値より低い場合でも添付文書の他の禁忌に該当する症例などで，乳酸アシドーシスが報告されている

2) **脱水，シックデイ，過度のアルコール摂取などの患者への注意・指導が必要な状態**
   すべてのビグアナイド薬は，脱水，脱水状態が懸念される下痢，嘔吐等の胃腸障害のある患者，過度のアルコール摂取の患者で禁忌である．利尿作用を有する薬剤（利尿薬，SGLT2阻害薬等）との併用時には，特に脱水に対する注意が必要である．以下の内容について患者に注意・指導する．また患者の状況に応じて家族にも指導する．シックデイの際には脱水が懸念されるので，いったん服薬を中止し，主治医に相談する．脱水を予防するために日常生活において適度な水分摂取を心がける．アルコール摂取については，過度の摂取を避け適量にとどめ，肝疾患等のある症例では禁酒する

3) **心血管・肺機能障害，手術前後，肝機能障害などの患者**
   すべてのビグアナイド薬は，高度の心血管・肺機能障害（ショック，急性うっ血性心不全，急性心筋梗塞，呼吸不全，肺塞栓など低酸素血症を伴いやすい状態），外科手術（飲食物の摂取が制限されない小手術を除く）前後の患者には禁忌である．また，メトグルコ®を除くすべてのビグアナイド薬は，肝機能障害には禁忌である（メトグルコ®では軽度～中等度の肝機能障害には慎重投与である）

4) **高齢者**
   メトグルコ®を除くビグアナイド薬は高齢者には禁忌である．メトグルコ®は高齢者では慎重投与である．高齢者では腎機能，肝機能の予備能が低下していることが多いことから定期的に腎機能，肝機能や患者の状態を慎重に観察し，投与量の調節や投与の継続を検討しなければならない．特に75歳以上の高齢者ではより慎重な判断が必要であり，原則として新規の患者への投与は推奨しない

> **MEMO**
> アルコール多飲がないにもかかわらず，アルコール性肝障害に類似した組織像を呈するいわゆるNASH（nonalcoholic steatohepatitis；非アルコール性脂肪性肝障害）/NAFLD（nonalcoholic fatty liver disease；非アルコール性脂肪性肝疾患）が注目されている．NASH/NAFLDの治療は食事・運動療法など生活習慣改善が中心であるが，あわせて，酸化ストレス軽減やインスリン抵抗性の改善を行う．糖尿病治療薬ではインスリン抵抗性改善薬，ビグアナイド薬，ナテグリニドなどでNASH/NAFLD患者の肝機能や肝組織改善効果が報告されている．

腎機能障害時の非インスリン薬

- eGFR（≧60 mL/分/1.73 m^2）の保たれている時期は非インスリン薬であっても十分な血糖コントロールが得られるのであれば問題はない．
- eGFR≦60 mL/分/1.73 m^{2}の場合は腎機能の低下に伴い，代謝・排泄経路が主として腎臓である薬剤や代謝産物が血糖降下作用を有し，その排泄経路が腎臓である場合は副作用発現の危険性が高まる．
- 特にビグアナイド薬は乳酸アシドーシスの危険性が高まるため注意を要する．
- メトホルミンでは従来のグリコラン®，メデット®などでは軽度の腎機能障害や高齢者（肝腎機能低下が疑われる）で禁忌であったものが，メトグルコ®では中等度の腎機能障害で禁忌，他は慎重投与となっている．
- ビグアナイド薬の適正使用に関するRecommendation[3]（❹）では血中クレアチニン値が男性1.3 mg/dL，女性1.2 mg/dL以上では投与を推奨しないとされている．
- SU薬や速効型インスリン分泌促進薬などのインスリン分泌促進薬では低血糖が問題となる．
- SU薬も主に腎排泄（グリメピリドは胆汁および腎排泄）であり，重篤な腎機能障害患者には禁忌である．
- 速効型インスリン分泌促進薬ではSU薬に比し血中半減期が短いため，

❺ SGLT2阻害薬の適正使用に関するRecommendation（抜粋）　　策定：2014年6月13日，改訂：2014年8月29日

1. インスリンやSU薬等インスリン分泌促進薬と併用する場合には，低血糖に十分留意して，それらの用量を減じる（方法については下記参照）．インスリンとの併用は治験で安全性が検討されていないことから特に注意が必要である．患者にも低血糖に関する教育を十分行うこと
2. 高齢者への投与は，慎重に適応を考えたうえで開始する．発売から3か月間に65歳以上の患者に投与する場合には，全例登録すること
3. 脱水防止について患者への説明も含めて十分に対策を講じること．利尿薬との併用は推奨されない
4. 発熱・下痢・嘔吐などがあるときないしは食思不振で食事が十分摂れないような場合（シックデイ）には必ず休薬する
5. 本剤投与後，薬疹を疑わせる紅斑などの皮膚症状が認められた場合には速やかに投与を中止し，皮膚科にコンサルテーションすること．また，必ず副作用報告を行うこと
6. 尿路感染・性器感染については，適宜問診・検査を行って，発見に努めること．問診では質問紙の活用も推奨される．発見時には，泌尿器科，婦人科にコンサルテーションすること
7. 原則として，本剤は当面他に2剤程度までの併用が推奨される

低血糖のリスクは少ないものと考えられる．

- 重篤な腎機能障害にナテグリニドは禁忌，ミチグリニドは慎重投与となっている．これはナテグリニドでは代謝産物がナテグリニドの約1/5の活性を有しており，腎不全では代謝産物が蓄積し低血糖を引き起こす可能性があるためである．一方ミチグリニドでは代謝産物の活性はごくわずかである．
- α-GIではほとんど腸管でのみ作用するため，重篤な腎機能障害でも禁忌にはあたらない（慎重投与）．
- チアゾリジン薬はわが国では重篤な腎機能障害で禁忌である．
- DPP-4阻害薬についてはシタグリプチン，アログリプチン，ビルダグリプチン，アナグリプチン，サキサグリプチンでは腎機能により投与量減量が求められている．リナグリプチン，テネリグリプチンでは用量調節の必要はない．
- SGLT2阻害薬については禁忌ではないが，薬剤の特性上腎機能低下により効果が減弱するため，重度の腎機能低下では適応外，中等度でもあまりよい適応ではないと考えるべきである（SGLT2阻害薬については腎機能以外にも高齢者，脱水防止，シックデイ，尿路・性器感染症など多くの注意点があり，SGLT2阻害薬の適正使用に関するRecommendation[4]が出されている：❺）．
- GLP-1受容体作動薬ではエキセナチド（週1回製剤を含む）が重度腎機能障害で禁忌である．

やせ型で栄養状態が低下している場合

- インスリン分泌が低下していることが多く，栄養状態改善のためにもインスリン治療への変更が望まれる．

ステロイド治療時に高血糖を認める場合

- ステロイド（ここでは主にグルココルチコイドを指す）はインスリン拮抗ホルモンの一つであり，その過剰により耐糖能障害をきたす．
- グルココルチコイドによる耐糖能障害の機序は主としてインスリン抵抗性によるものであり，チアゾリジン薬などが有用との報告もあるが，肥満に注意が必要である．
- 経口薬のみでは十分なコントロールができず，インスリンが必要となることが多い．
- 早朝空腹時はそれほど高血糖を示さなくても，昼食後や夕食前などに高血糖を呈することが多い．

糖毒性を積極的に解除する場合

- 発症早期にインスリンによる強力な治療を行い，糖毒性を解消することにより，その後のコントロール状況やインスリン分泌能を改善させる可能性がある．
- Wengらは新たに診断された2型糖尿病患者382人をインスリン療法（インスリン皮下持続注入療法〈CSII〉もしくは頻回注射）あるいは経口薬にて加療，血糖値正常化2週間後に治療を中止し，以後食事・運動療法のみでフォローした．1年後の寛解率はインスリン療法で経口薬に比し有意に高頻度で，経静脈的ブドウ糖負荷試験（IVGTT）時のインスリン分泌も有意に高値であった[5]．
- 今後，発症早期からの積極的なインスリン治療も考慮されるべきかもしれない．

（西　理宏）

●文献

1) 日本糖尿病学会編・著. 糖尿病治療ガイド2014-2015. 文光堂；2014. pp.54-5.
2) 日本糖尿病学会編. 科学的根拠に基づく糖尿病診療ガイドライン2013. 南江堂；2013：p.73.
3) ビグアナイド薬の適正使用に関する委員会. ビグアナイド薬の適正使用に関するRecommendation. 2012. 改訂2014.
http://www.jds.or.jp/common/fckeditor/editor/filemanager/connectors/php/transfer.php?file=/uid000025_7265636F6D6D656E646174696F6E5F62696775616E6964652E706466
4) SGLT2阻害薬の適正使用に関する委員会. SGLT2阻害薬の適正使用に関するRecommendation. 2014.
http://www.jds.or.jp/common/fckeditor/editor/filemanager/connectors/php/transfer.php?file=/uid000025_7265636F6D6D656E646174696F6E5F53474C54322E706466
5) Weng J, et al. Effect of intensive insulin therapy on β-cell function and glycaemic control in patients with newly diagnosed type 2 diabetes：A multicentre randomised parallel-group trial. Lancet 2008；371：1753-60.

低血糖時の対処法

- 意識障害がなければブドウ糖服用，意識障害があればブドウ糖静注（静脈確保ができないときは，グルカゴン筋注）する．
- 高齢者，腎障害，肝障害などでは低血糖が遷延化しやすいので（特にスルホニル尿素〈SU〉薬），血糖値の回復後，安易に帰宅させるべきではなく，入院を含め，注意深い経過観察が必要である．
- 低血糖の再発予防，薬剤用量の調節，対処法の患者教育は重要である．

● 低血糖の症状と診断

- 低血糖の定義となる閾値については50～70 mg/dLの範囲内で種々の記載があるが，アメリカ糖尿病学会では，インスリン分泌がほぼ停止しグルカゴンやエピネフリンなどの拮抗ホルモン動員が始まる70 mg/dL未満と定義している[1]．
- 症状発現の血糖値には個人差があるが，60～70 mg/dL以下になると交感神経が刺激され，動悸，手指振戦，発汗（いわゆる冷汗），顔面蒼白などの低血糖症状が出現する．50 mg/dL以下になると頭痛，生あくび，集中力低下などの中枢神経系症状が出現，さらに30 mg/dL以下になると，異常行動，痙攣，意識レベル低下が出現し，昏睡へと進行する．
- 高齢者では，低血糖による異常行動が認知症と間違われることがある．
- 無自覚性低血糖例では低血糖の前兆がないまま昏睡に至ることがあり，1型糖尿病，高齢者，自律神経障害では無自覚性低血糖により発見が遅れ重症化しやすい[2]．
- 逆に，血糖コントロール不良の患者が治療により血糖が改善したときは，低血糖でなくても低血糖症状を訴えることがある．
- 夜間睡眠時に低血糖が出現すると，欧米では「悪夢をみる」と記載されているが，通常，気分が悪くなり覚醒すると報告されている．

● 低血糖の誘因

- インスリンやインスリン分泌促進薬の種類や量の投与間違い，低血糖を起こす可能性のある薬剤，食事の遅れ，食事量（特に炭水化物）の不足，長時間や強度の運動中あるいは運動後，長時間の高温での入浴，飲酒などが低血糖の誘因となる．

MEMO

低血糖の定義となる閾値としては，50～70 mg/dLの範囲内で種々の記載があるが，アメリカ糖尿病学会では70 mg/dL未満を定義としている[1]．

Key words

無自覚性低血糖[2] ▶ 自律神経障害，高齢者，罹病期間の長い患者，低血糖を繰り返している患者（特に1型糖尿病）では，低血糖を起こしても低血糖症状が自覚されないことがある．低血糖の前兆がないまま昏睡に至ることがあり，指導が重要である．同様に，β遮断薬内服中では低血糖症状がマスクされることがある．低血糖を繰り返している場合は，低血糖を1～2か月起こさなければまた低血糖を自覚するといわれている．

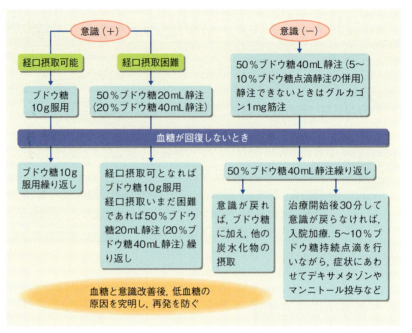

❶ 低血糖の救急処置

- 昼間の激しい運動後10〜14時間経過した夜間に低血糖を起こすことがあり，遅発性低血糖と呼ぶ．
- 高齢者，腎障害，肝障害の患者で，スルホニル尿素（SU）薬やインスリンを用いている場合には，低血糖の遷延，重症化がみられるので要注意である．

低血糖の診断

- 低血糖が疑われるときは血糖値を測定して低血糖の診断を行う．
- 低血糖の正確な診断には静脈血漿採血が望ましいが，急を要するときはとりあえず簡易血糖測定器で血糖値を迅速に測定する．入院中などでマルトース投与時はマルトースの影響を受けるGDH-PQQ法の血糖測定器を使用してはいけない．
- 低血糖で意識障害があるときは，低血糖性昏睡単独なのか，脳血管障害，心血管疾患，呼吸器疾患，ショックなどの合併の有無の確認は重要である．

低血糖時の処置（❶）

- 低血糖と診断したら，意識の有無，経口的処置が可能かどうかを判断し，血糖値，患者の状態に応じて処置を行う．
- 入院中の患者で食事の直前なら食事を，α-グルコシダーゼ阻害薬（α-GI）服薬中の患者では，α-GIを服用させないで食事を摂らせる．食事まで

Key words

薬剤性低血糖▶抗不整脈薬（ジソピラミド，シベンゾリン），抗菌薬（ニューキノロン系，サルファ薬，アゾール系抗真菌薬），MAO阻害薬，H_1およびH_2阻害薬，ARB・ACE-I，消炎鎮痛薬などにより起こる．また，SH基を有する特定の薬剤（チアマゾールなど）[3]やαリポ酸含有食品によるインスリン自己抗体症候群も低血糖の原因となる．

インスリン自己抗体症候群▶インスリン治療により通常出現するインスリン抗体は低結合性，高親和性で血糖上昇を招くが，高結合性，低親和性のインスリン抗体が産生されると，インスリンとインスリン抗体が解離して，空腹時に低血糖を起こすようになる．インスリン自己抗体によるこの病態をインスリン自己抗体症候群と呼ぶ．

MEMO

低血糖時の自己対処法
インスリン分泌促進薬かインスリン治療中の患者については，低血糖時に患者が自分で処置できるよう，ブドウ糖の錠剤「グルコサプライ®（ブドウ糖4.5g/錠）2〜4錠」か，ゼリー状の「グルコレスキュー®（ブドウ糖10g/包）1〜2包」を常時携帯させるよう指導する．

❷ 低血糖の原因疾患

① 医原性低血糖症	薬剤の過量投与, 食事摂取量不足, 食事の遅れ, 過度の運動, 他薬剤との相互作用, 腎障害・肝障害による薬剤代謝遅延, アルコール摂取など
② 反応性低血糖症	反応性機能性低血糖症（狭義）, 胃切除後低血糖症, 早期の糖尿病
③ インスリノーマ	
④ インスリン自己免疫症候群, インスリン抗体, インスリン受容体抗体など	
⑤ 膵外性腫瘍による低血糖症	上皮性腫瘍（原発性肝癌, 副腎皮質癌）, 間葉系腫瘍など
⑥ 内分泌疾患による低血糖症	下垂体前葉機能低下症, ACTHまたはGH単独欠損症, 副腎皮質機能低下症, グルカゴン欠乏症など
⑦ その他	敗血症, 重篤な臓器障害（肝, 腎, 心）, 重症の栄養障害, 飢餓など

に30分以上あるときはブドウ糖により低血糖の処置を行った後に食事を摂らせる.

- 意識がある場合は, ブドウ糖5〜10g, 砂糖なら10〜20gを水分と一緒に飲ませる. ブドウ糖入りの清涼飲料水でもよい.
- 意識がないときは, 経口投与は困難であり, また誤嚥の可能性があるので, 50％ブドウ糖40mLを静注投与し, 血糖が回復するまで反復する.
- 低血糖の処置により血糖が上昇すれば, インスリン分泌が残存している場合はインスリン分泌により再度血糖値が下降することがあるので, 5％ブドウ糖100〜200mLを30〜60分かけて点滴しながら, 50％または20％ブドウ糖を静注するとよい. 50％ブドウ糖静注を繰り返すときは静脈炎を起こす可能性があり, 生理食塩水によるフラッシュが推奨されるが, 前述のように, 5％ブドウ糖を点滴しながら側管から50％ブドウ糖を静注するとフラッシュと同様の予防効果がある.
- 意識がなく静注もできないときは, グルカゴン1mgの筋注を行う. 10分以内に効果が出現するが, 効果は一時的であり, 意識回復後はブドウ糖などの摂取をさせる. ただし, アルコール性低血糖や低栄養, 肝障害など肝グリコーゲン枯渇がある場合にはグルカゴン治療は有効でない.
- 意識回復後, 経口摂取可能なら, 血糖の持続しやすい食物を摂取させる.
- 遷延性低血糖の可能性が疑われるときは, 5〜10％ブドウ糖を持続点滴しながら, 50％ブドウ糖の静注を繰り返すが, 入院させて経過をみるべきである. 低血糖の処置開始後, 血糖値の回復にもかかわらず30分以内に意識が戻らないときは, 器質性脳障害の併発（脳血管障害など）を否定したうえで, 脳浮腫の可能性を考え, 10％ブドウ糖の持続点滴を行い（血糖値100〜200mg/dLに維持）, 入院のうえ, デキサメタゾン8〜10mg投与やマンニトール300〜500mL点滴静注などの治療も

MEMO

低血糖の原因

インスリン, SU薬による低血糖が大半であるが, アルコール性, 血糖降下薬以外の薬剤性も忘れてはいけない. 血清保存（重症低血糖時のインスリンとCペプチド）をしておくと, 低血糖の原因究明の一助となる.

MEMO

砂糖（ショ糖）

ショ糖はブドウ糖1分子と果糖1分子が結合し, α-グルコシダーゼによりブドウ糖と果糖に切り離され腸管から吸収されるので, ブドウ糖10g服用分と同等の血糖上昇を得るためには砂糖ならば20gの服用が必要である. α-グルコシダーゼ阻害薬（α-GI）使用中の患者ではブドウ糖と果糖に切り離し難い状況なので, 低血糖の処置には砂糖でなくブドウ糖を使用する. ただし, 周囲にブドウ糖はないが, 砂糖がある場合は砂糖を飲ませるべきである.

Key words

遷延性低血糖[4] ▶ 低血糖の処置を行って血糖が改善しても残存薬物の影響で血糖下降を繰り返し低血糖が持続することがある. 回復に数日間以上要することもあり, また発見が遅れ低血糖昏睡が10時間以上継続すると不可逆性脳障害に至ることがある. インスリン, SU薬の過剰投与がほとんどであるが, 特に高齢者, 腎機能障害, 肝障害患者では用量に細心の注意を払う必要がある. そのほか, 非糖尿病患者に対する誤薬投与, 食事摂取量の著減, 過大運動量, アルコール多飲, 故意の過剰投与（自殺企図, 疾病利得など）も過剰投与の原因となる.

必要になる.

● 低血糖の原因究明と再発防止

- 血糖,意識の改善後,低血糖の原因を究明し(❷),再発を防ぐようにする.
- SU薬やインスリンの量が低血糖の原因なら,投与量の調節を行う.
- 低血糖時の自己対処法を再度指導する.

(松岡　孝)

● 文献

1) Workgroup on Hypoglycemia, American Diabetes Association. Defining and reporting hypoglycemia in diabetes : a report from the American Diabetes Association Workgroup on Hypoglycemia. Diabetes Care 2005 ; 28 : 1245-9.
2) 松岡　孝. 高齢者の糖尿病. 診断と治療 2001 ; 89 : 1305-9.
3) Uchigata Y, et al. Patients with Graves' disease who developed insulin autoimmune syndrome (Hirata disease) possess HLA-Bw62/Cw4/DR4 carrying DRB1*0406. J Clin Endocrinol Metab 1993 ; 77 : 249-54.
4) 藤本新平, 池田香織. 低血糖が起こったら. 臨床研修プラクティス 2008 ; 5(3) : 58-64.

2章

糖尿病治療薬の作用機序と病態からみた選択

スルホニル尿素（SU）薬

POINT
- スルホニル尿素（SU）薬はインスリン分泌刺激薬である．
- インスリン分泌能が低下した2型糖尿病に適応となる．
- インスリン分泌能が枯渇している患者には禁忌である．
- インスリン抵抗性が強い肥満患者や食事療法が遵守できない患者では高インスリン血症を助長するおそれがあり，慎重に投与すべきである．
- SU薬の歴史は古く，副作用の面も含めて使用法が確立している．

● スルホニル尿素薬の作用機序

- 生理学的なインスリン分泌の機序は以下の通りである（❶）．
    ① 膜上のグルコーストランスポーター（GLUT2）により，血糖依存的にブドウ糖が膵β細胞内に輸送される．
    ② 取り込まれたブドウ糖はグルコキナーゼによりグルコース-6-リン酸（G-6-P）に変換され，解糖系でピルビン酸に代謝される．さらにミトコンドリア内のTCA回路と呼吸鎖に入りATPが産生される．
    ③④ 細胞内ATP濃度が上昇するとATP感受性K^+チャネル（K_{ATP}チャネル）が閉じ，膜が脱分極する．
    ⑤ 電位依存性Ca^{2+}チャネル（VDCC）が開口し，Ca^{2+}が流入する．一部は小胞体に貯蔵されているCa^{2+}の放出に関与し，細胞内の$\Delta[Ca^{2+}]_i$が増大する．
    ⑥ インスリン分泌顆粒からインスリンが細胞外へ分泌される．これをインスリン分泌の「惹起経路」と呼ぶ．
    ⑦ 分泌されたインスリンは門脈系に入り肝臓における糖取り込みと糖新生抑制にかかわり，次に体循環系に乗って骨格筋・脂肪にブドウ糖を取り込むことで血糖値を下げる．
- SU薬はK_{ATP}チャネルのSU受容体（SUR）に結合して膜を脱分極させ，インスリン惹起経路を刺激する．
- SU薬の作用点として，Epac2Aによるインスリン分泌「増幅経路」の活性化が報告されている[1]．

MEMO

①の過程においてGLUT2が膵島門脈系におけるグルコースセンサーの役割を果たし，血糖値の上昇・下降に応じたインスリン分泌制御が行われている．この機序により血糖値は正常範囲にコントロールされている．

MEMO

Epac2AはcAMPにより活性化されるグアニジンヌクレオチド交換因子（GEF）であり，低分子G蛋白Rap1を介して小胞体からのCa^{2+}の放出を増強し，Rim2αを介してインスリン分泌顆粒のエキソサイトーシスを促す．インクレチン関連薬の標的分子として注目されている．

ATP感受性K⁺チャネル（K_ATPチャネル）の構造 ❶

細胞内ATP濃度が減少するとK⁺が細胞外へ流出して再分極し，静止膜電位を形成する．SU薬のSUR1への結合部位はSU骨格結合部位とベンズアミド構造結合部位の2か所がある．グリベンクラミドはSU骨格とベンズアミド骨格を併せもつためSURに強固に結合し，作用時間も長い．グリメピリドはベンズアミド類似骨格をもち，グリベンクラミドと比して結合親和性が低く解離定数も高いため，インスリン分泌促進作用はマイルドである．一方，K_ATPチャネルは心筋や血管平滑筋にも広く分布しており，冠血管の心筋虚血プレコンディショニングへの関与が示唆されている．構成しているSURは心筋細胞がSUR2A，血管平滑筋細胞がSUR2Bで膵β細胞とは異なっており，SU薬によって親和性が異なることが報告されている．グリベンクラミドは膵β細胞への選択性が低く，実際に心血管合併症の増加が多数報告されている[2]．

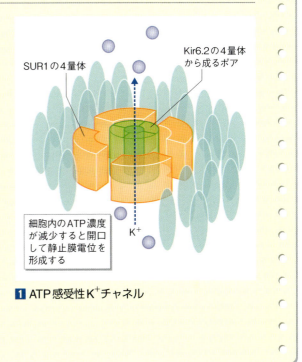

❶ ATP感受性K⁺チャネル

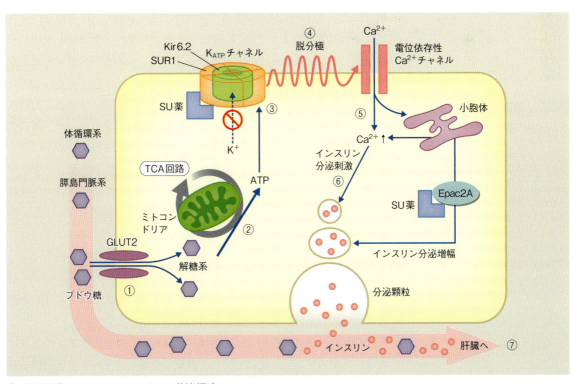

❶ 膵β細胞におけるインスリンの分泌機序

● スルホニル尿素薬の構造と機能的特徴

- インスリンの発見以降ずっと経口糖尿病治療薬の開発が待たれていたが、スルホンアミド系抗菌薬による低血糖の副作用から偶発的に SU 薬のインスリン分泌促進作用が発見され、1956 年に第一世代のトルブタミドが発売となった.
- その後、第一世代の SU 薬は広く糖尿病臨床で使用されるようになったが、腎機能低下者や高齢者での遷延性低血糖が問題となっていた.
- SU 薬の基本骨格は❷に示す通りで、R1 および R2 残基部分の違いにより後述するような各 SU 薬の機能的特徴が生まれている.
- 1970 年代には第二世代の SU 薬であるグリベンクラミドとグリクラジドが登場した.
- グリベンクラミドは SU 骨格とベンズアミド骨格の 2 か所で K_{ATP} チャネルの SUR に結合し、インスリン分泌刺激作用が従来の SU 薬と比して強力で長いが、その分、膵 β 細胞疲弊をまねきやすく二次無効が問題となった.
- 一方、グリクラジドはピロール環に由来する抗酸化作用をもち、インスリン分泌もマイルドで膵 β 細胞の疲弊をきたしにくく、血小板機能抑制作用や抗血栓効果も認められており、大血管障害を合併した 2 型糖尿病患者によい適応と考えられる.
- 第三世代のグリメピリドはグリベンクラミドと同様に SU 骨格とベンズアミド類似骨格により SUR に結合するが、グリベンクラミドと比して親和性が弱く、結合速度および解離速度が速いためインスリン分泌促進作用は穏やかである.
- しかし、グリメピリドは動物実験において肝臓や脂肪・骨格筋におけるインスリン感受性を高める効果、すなわち膵外作用をもつため、グリベンクラミドとほぼ同等の血糖降下作用を示すと考えられている.
- アメリカ糖尿病学会および欧州糖尿病学会の 2 型糖尿病治療コンセンサスでは、SU 薬を使用するにあたって、重症低血糖を防ぐ観点から長時間作用型のグリベンクラミドやクロルプロパミドは推奨しないことが明記されている[3].

MEMO
Epac2A への結合にもベンズアミド構造が必要で、グリベンクラミドやグリメピリドの強力なインスリン分泌刺激作用は一部 Epac2A を介したインスリン分泌の増幅作用によると考えられている (❶).

● 病態に応じたスルホニル尿素薬の選択

- 古くから、非肥満者でも 2 型糖尿病を発症する日本人のインスリン分泌能は、肥満の多い欧米人糖尿病患者と比して低いといわれている.
- このことは、農耕民族のアジア人は、狩猟民族のコーカシアンのように大量のインスリンを一度に分泌して摂取したエネルギーを皮下脂肪に貯蓄するという必要性に迫られなかったため、この数十年で急速に欧米化

❷ SU 薬の構造的特徴

した食生活にインスリン分泌能が追いつかないためだと説明されてきた．
- そのため，近年に至るまでインスリン分泌刺激作用をもつ SU 薬は日本人 2 型糖尿病患者の治療の中心を担ってきた．
- 一方で，不適切な生活習慣を背景とした肥満患者や高インスリン血症を伴った 2 型糖尿病患者に食事・運動療法の介入なく漫然と SU 薬を投与することは，かえって体重増加や血管合併症の発症をまねいてしまうため避けなければならない．
- 腎機能低下者あるいは高齢者などにおいては，SU 薬の代謝・排泄の遅延により血中濃度が上昇することで遷延性低血糖の危険性が高い（❸）[4]．
- しかしながら，SU 薬はその有効性とともに安全性についても歴史が深く，使用法が確立しており，肥満や低血糖に注意して適切に使用すれば，血糖コントロール目標の達成にきわめて有用な薬剤である．
- SU 薬の選択を考慮する特殊な病態として，グルコキナーゼ遺伝子異常の maturity-onset diabetes of the young（MODY）2 や永続性新生児糖尿病にみられる *Kir6.2* 遺伝子変異がある．一部の症例では SU 薬に対する感受性の残存が報告されており，特に後者では SU 薬の内服によりインスリン療法から離脱できた症例も散見される．

❸ インスリン分泌促進薬の臨床効果に影響を与える因子
- 経口投与後の生物学的利用能
- 最大血中濃度への到達時間
- 膵 β 細胞の K_{ATP} チャネルの SUR1 サブユニットに対する親和性と動的相互作用
- 血中半減期
- 代謝の機序と代謝物の活性
- 排泄経路
- 他組織の K_{ATP} チャネルに対する相互作用
- 副作用

（Kahn CR ら編，金澤康徳ら監訳．ジョスリン糖尿病学．第 2 版．2007[4]より）

スルホニル尿素薬の "二次無効"

- 「内服を開始した当初には認められた SU 薬の血糖降下作用が，内服継

❹ 広義のSU薬二次無効

内的要因			外的要因
インスリン分泌能の低下		インスリン抵抗性の増大	・食事療法 ・運動療法 ・服薬コンプライアンス
膵β細胞の疲弊 ・高血糖（糖毒性） ・SU薬（真のSU薬二次無効） ・他の薬物によるβ細胞機能障害	膵β細胞の破壊 ・膵疾患 ・緩徐進行1型糖尿病	・肥満 ・肝疾患 ・感染症 ・悪性疾患 ・内分泌疾患（インスリン拮抗ホルモン） ・他の薬物によるインスリン作用低下	

❺ SU薬の作用を増強・減弱する薬剤

1. SU薬の作用を増強する薬剤	1）SU薬をアルブミン結合から遊離させる薬剤	アスピリン，フィブラート系，トリメトプリム（ST合剤）
	2）SU薬の代謝を競合的に阻害する薬剤	アルコール，H_2遮断薬，ワルファリン
	3）SU薬の尿中排泄を阻害する薬剤	プロベネシド，アロプリノール
	4）血糖を低下させる薬剤	アルコール，アスピリン，SGLT2阻害薬*
	5）インスリン拮抗ホルモンに拮抗する薬剤	β遮断薬，交感神経抑制薬
	6）β細胞のATP産生を回復する薬剤*	DPP-4阻害薬，GLP-1受容体作動薬
2. SU薬の作用を減弱する薬剤	1）SU薬の代謝を増強する薬剤	バルビツール酸系，リファンピシン
	2）インスリン分泌を抑制する薬剤	サイアザイド系利尿薬，β遮断薬，フェニトイン
	3）インスリン作用を阻害する薬剤	副腎皮質ステロイド，成長ホルモン，エストロゲン，カテコラミン

＊：稲垣らの報告[7]により推定されている機序．
（Lebovitz HE. Joslin's Diabetes Mellitus. 13th ed. 1994[6]より引用．＊の部分は筆者による加筆）

続数か月から数年後に無効になること」と定義されている[5]．
- 広義にはSU薬使用下であれば投与量に依存しない臨床上の血糖コントロール増悪を指し，糖毒性による膵β細胞機能低下や緩徐進行1型糖尿病，膵疾患の合併など別の病態に伴うSU薬の無効例も含まれる（❹）．
- いわゆる"真の二次無効"とはSU薬投与による特異的な膵β細胞障害を指し，過剰な細胞内の$\Delta[Ca^{2+}]_i$増加が続くことが原因で，K_{ATP}チャネルのSU薬に対する感受性低下やアポトーシス誘導によって起こると考えられている．

● その他の血糖降下薬とスルホニル尿素薬の併用効果（❺）[6]

- ビグアナイド薬は高インスリン血症を改善し，SU薬による膵β細胞への負担を最小限に抑えることから相性がよく，併用の有効性については

患者▶「2型糖尿病と診断されてから厳格な食事・運動療法を行って体重はずいぶん減りましたが，血糖値が目標まであと一歩下がりません……お薬を始めると副作用が心配です」

アドバイス▶ インスリンの出かたが悪くなっている可能性が考えられます．低血糖に注意しながら少量から開始すれば，SU薬はインスリン分泌能が低下した日本人の2型糖尿病患者に適した治療法です．生活習慣の改善が十分にできていれば体重も増えることはありません．

多数報告されている．
- チアゾリジン薬（ピオグリタゾン）もビグアナイド薬と同様にSU薬と併用される機会が多く，脂質代謝を改善する意味でも重要だが，食事療法が守れない患者では肥満を助長する可能性もあり注意が必要である．
- インスリン分泌初期相の低下が特徴的で炭水化物摂取量の比較的多い日本人におけるα-グルコシダーゼ阻害薬とSU薬の併用は理にかなっており，食後血糖上昇に伴う反応性低血糖を予防する意味でも有効である．
- インスリン分泌能の残存している2型糖尿病患者でも早期にインスリンを導入することで膵β細胞負荷を軽減するという観点から，SU薬に基礎インスリンを追加投与して平均血糖値を押し下げるBOT（basal-supported oral therapy）が普及している．
- BOTにおいては，食事療法が守れない患者やインスリン抵抗性が著しい症例に対してやみくもにインスリンの投与単位数を増やしてしまうと肥満を助長し，低血糖の危険性が増す．
- インクレチン関連薬とSU薬の併用についてはまだエビデンスの積み重ねが必要だが，作用機序から考えるとSU薬による惹起経路の刺激に加えて増幅経路からインスリン分泌促進の相加効果が望める．
- SGLT2阻害薬との併用については，まだ明らかな相互作用の機序は報告されていないが，SU薬との併用による重症を含む低血糖が報告されており，日本糖尿病学会から適正使用の勧告がされた．

（前田泰孝，井口登與志）

Key words

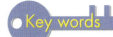

インクレチン ▶ インスリン分泌刺激作用をもつ消化管ペプチドでグルコース依存性インスリン分泌刺激ポリペプチド（GIP）とグルカゴン様ペプチド-1（GLP-1）の2種類が同定されている．血中でジペプチジルペプチダーゼ-4（DPP-4）により数分で不活性型に変換される．

MEMO

実際にはSU薬にDPP-4阻害薬を追加投与された症例で重症低血糖が頻発したため，日本糖尿病協会からインクレチン関連薬と併用する場合はSU薬をあらかじめ減量すべきであるとの勧告がなされた．なんらかの相乗効果をもたらす経路が推定されていたが，GLP-1受容体刺激により糖尿病ラットにおけるSrc活性化と酸化ストレス亢進が抑制されることが報告され，ATP産生低下の改善によって膵β細胞機能が回復する可能性が示唆されている[8]（❺）．

文献

1) Zhang CL, et al. The cAMP sensor Epac2 is a direct target of antidiabetic sulfonylurea drugs. Science 2009；325（5940）：607-10.
2) Zeller M, et al. Impact of type of preadmission sulfonylureas on mortality and cardiovascular outcomes in diabetic patients with acute myocardial infarction. J Clin Endocrinol Metab 2010；95（11）：4993-5002.
3) Nathan DM, et al. Medical management of hyperglycemia in type 2 diabetes: A consensus algorithm for the initiation and adjustment of therapy. Diabetes Care 2009；32（1）：193-203.
4) Lebovitz HE. Management of hyperglycemia with oral antihyperglycemic agents in type2 diabetes. In: Kahn CR, et al. eds. Joslin's Diabetes Mellitus. 14th ed. Lippincott Williams & Wilkins；2007. pp.687-710.／Kahn CRほか編，金澤康徳ほか監訳．ジョスリン糖尿病学．第2版．メディカル・サイエンス・インターナショナル；2007. pp.769-94.
5) 日本糖尿病学会編．糖尿病学用語集．第3版．文光堂；2011.
6) Lebovitz HE. Oral antidiabetic agents. In: Kahn CR, et al. eds. Joslin's Diabetes Mellitus. 13th ed. Lea & Febiger；1994. pp.508-29.
7) Mukai E, et al. Exendin-4 suppresses SRC activation and reactive oxygen species production in diabetic Goto-Kakizaki rat islets in an Epac-dependent manner. Diabetes 2011；60（1）：218-26.
8) Kominato R, et al. Src activation generates reactive oxygen species and impairs metabolism-secretion coupling in diabetic Goto-Kakizaki and ouabain-treated rat pancreatic islets. Diabetologia 2008；51（7）：1226-35.

グリニド薬
(速効型インスリン分泌促進薬)

POINT
- グリニド薬（速効型インスリン分泌促進薬）は弱いスルホニル尿素（SU）薬ではない．
- グリニド薬は2型糖尿病患者におけるインスリン初期分泌低下を改善する．
- 血糖変動幅の縮小を考慮した血糖コントロールの重要性が注目をあびている．

MEMO
グリニド薬ではこれまで，フェニルアラニン誘導体のナテグリニドとベンジルコハク酸誘導体のミチグリニドのみ処方可能であったが，安息香酸誘導体のレパグリニドが2011年よりわが国でも処方可能となった．

● グリニド薬の作用機序

● グリニド薬はスルホニル尿素（SU）薬のもつSU骨格をもたないが，類似の立体構造を有するため膵β細胞のATP感受性K^+チャネル（K_{ATP}チャネル）を構成するSU受容体（SUR）と選択的に短時間結合する（❶）．この結合により膵β細胞ではK_{ATP}チャネル閉鎖，細胞膜脱分極，電位依存性Ca^{2+}チャネル開口，細胞内Ca^{2+}流入が順次生じていく．細胞内へのCa^{2+}流入刺激により，インスリン分泌顆粒が細胞膜へ融合し

❶ **SU薬，グリニド薬の構造**
グリニド薬はSU薬がもつスルホニル尿素（SU）骨格をもたないが，類似の立体構造を有する．

顆粒中のインスリンが放出されることで，結果としてインスリン分泌が惹起される（❷）．

- グリニド薬の吸収，排泄はすみやかで，またSURとの結合は弱いことから，そのインスリン分泌刺激作用はSU薬と比べて迅速，短時間，マイルドである．インスリンの分泌促進と血糖上昇の抑制作用は服薬後15～60分で得られ，約3～4時間で消失する（❸）．

> **MEMO**
> 日常的に肉類や乳製品などを摂取してきた白人は，脂肪を多く含む食事に適応するために膵β細胞が多量のインスリンを分泌するようになり，一方で穀類中心の食生活を送ってきた日本人の場合には少量のインスリンしか必要とせず，膵β細胞もそれに順応してきたとする報告もある．

食後高血糖はどうして起こるのか？

- 日本人と白人の糖尿病患者，耐糖能障害者（impaired glucose tolerance：IGT），耐糖能正常者（normal glucose tolerance：NGT）それぞれについて，糖負荷時のインスリン分泌を比較したところ，白人では

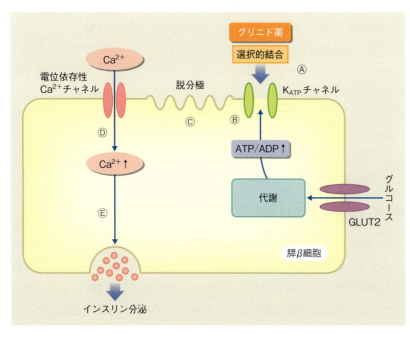

❷ グリニド薬によるインスリン分泌のメカニズム
Ⓐ グリニド薬は，膵β細胞のATP感受性Kチャネル（K_{ATP}チャネル）を構成するスルホニル尿素受容体（SUR）に選択的に結合する．
Ⓑ グリニド薬とSURの結合によりK_{ATP}チャネルが閉鎖される．
Ⓒ K_{ATP}チャネルの閉鎖により細胞膜が脱分極を起こす．
Ⓓ 細胞膜の脱分極が生じて電位依存性Ca^{2+}チャネルが開口し，細胞内にCa^{2+}が流入する．
Ⓔ 細胞内へのCa^{2+}流入刺激により，インスリン分泌顆粒が細胞膜へ融合し，顆粒中のインスリンが分泌される．

❸ 薬物動態

一般名	商品名	血中半減期（時間）	作用時間（時間）	1錠中の含有量（mg）	1日の使用量（mg）	T_{max}（分）
ナテグリニド	スターシス®ファスティック®	0.8	3	30 90	90～270	30
ミチグリニド	グルファスト®	1.2	3	5 10	15～30	17
レパグリニド	シュアポスト®	0.8	4	0.25 0.5	0.75～1.5	30

グリニド薬のインスリン分泌促進と血糖上昇の抑制作用は服薬後15～60分で得られ，約3～4時間で消失する．
T_{max}：最大血中濃度到達時間
（日本糖尿病学会編・著．糖尿病治療ガイド 2014-2015．文光堂；2014 を参考に作成）

❹ 経口ブドウ糖負荷後のインスリン分泌（白人と日本人の比較）

日本人と白人の糖尿病患者，耐糖能障害者（IGT），耐糖能正常者（NGT）それぞれについて，糖負荷時のインスリン分泌を比較．日本人のNGTと比べ，白人ではIGTのインスリン分泌はほぼNGTと同様に保たれている．ところが，日本人ではNGTでもインスリン分泌が白人より低下しており，糖尿病になるとさらに低下する．

（Fukushima M, et al. Diabetes Res Clin Pract 2004[1]より）

MEMO

IGTの患者では，膵β細胞が機能障害を起こすことでインスリンの初期分泌反応が低下したり，インスリンの感受性が低下することなどによって，ブドウ糖負荷後の血糖値がNGTよりも高値になる．IGTは空腹時血糖値126 mg/dL未満かつ75g経口ブドウ糖負荷試験（oral glucose tolerance test：OGTT）2時間後の血糖値が140 mg/dL以上200 mg/dL未満を満たしたときに診断される．IGTは，2型糖尿病へ移行するリスクが非常に高く，10年以内に約50％が2型糖尿病を発症するという報告がある[2]．

- IGTのインスリン分泌はほぼNGTと同様に保たれており，糖尿病になってさえもなお多量のインスリンが分泌されていた（❹）．ところが，日本人ではNGTは白人のNGTよりもインスリン分泌が少なく，IGTになると分泌が低下し，糖尿病になるとさらに低下することが報告されている[1]．
- 食後のインスリン分泌が低下すると，血糖降下作用は弱まり，糖負荷後60分や120分の血糖値が上昇，すなわち食後高血糖をまねくことになる．このように食直後のすばやいインスリン分泌が，食後の血糖上昇の制御に重要な役割を果たしている．

グリニド薬とSU薬の血糖降下作用の違い

- SU薬のグリベンクラミドと，グリニド薬のナテグリニドを投与した際のブドウ糖負荷後のインスリン分泌と血糖値の変化を，2型糖尿病モデル動物であるOLETFラットを用いて比較した報告を❺[3]に示す．ナテグリニド群は，非投与群に比べて食後のインスリン分泌増加が認められ，かつグリベンクラミド投与群と比べて，高インスリン状態が遷延せず，生理的なインスリン分泌に近いインスリン動態がみられることが示されている．
- 早期インスリン分泌の低下したIGTに対して，グリニド薬はインスリンの分泌を増加させたというよりむしろ，そのタイミングを早め，その結果として負荷後1～2時間の血糖値を正常域に改善する．このようにしてグリニド薬は食後高血糖を抑制し，血糖日内変動の少ない血糖コントロールを可能とする．

グリニド薬による血糖変動の少ない糖尿病治療

- HbA1cに対する食後血糖値と空腹時血糖値の影響を検討した報告をみ

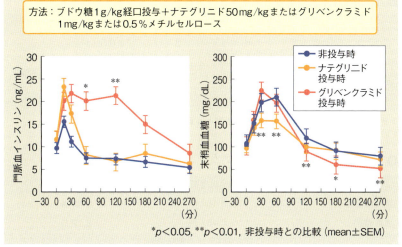

❺ ナテグリニドあるいはグリベンクラミドを単回投与した際のブドウ糖負荷後のインスリン分泌―自然発症2型糖尿病OLETFラットを用いた検討

SU薬のグリベンクラミドと，グリニド薬のナテグリニドを投与した際のブドウ糖負荷後のインスリン分泌と血糖値の変化を，OLETFラットを用いて比較．ナテグリニド群では，非投与群に比べてより早期のインスリン分泌の亢進を認め，かつグリベンクラミド投与群と比べて，高インスリン状態が遷延しない．
(Mori Y, et al. Diabetes Obes Metab 2004[3]より)

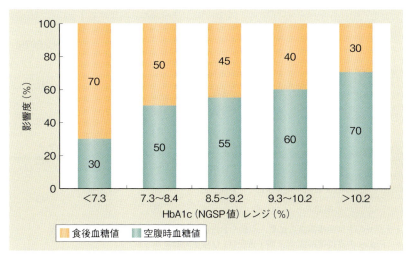

❻ 食後血糖値とHbA1cの関係

HbA1cに対する食後血糖値と空腹時血糖値の影響を検討．HbA1cが8.4％以下のケースでは食後高血糖がHbA1cに大きく影響している．
(Monnier L, et al. Diabetes Care 2003[4]より)

てみると，HbA1cが8.4％以下のケースでは食後高血糖がHbA1cに大きく影響していることがわかる（❻）[4]．よって，発症早期でHbA1cが8.4％以下の患者では食後高血糖のコントロールを目標とした治療が重要と考えられる．

- 経口血糖降下薬，特にSU薬の投与時には低血糖が問題となるが，グリニド薬は服用後短時間で作用を発揮し，作用時間も短いため低血糖のリスクが少ない．実際に臨床試験では，ミチグリニドの低血糖発現率はプラセボ群と比較し有意差を認めていない（❼）．また，ミチグリニドの市販後調査で年齢や合併症の有無で低血糖の発現率が変わらないことが報告されている（❽）．
- 薬物治療を受けていない2型糖尿病患者における血糖値の推移を持続血糖モニター（continuous glucose monitoring：CGM）でみてみると，ま

MEMO

CGMは皮下間質液中のグルコース濃度を連続して測定し，血糖自己測定の値を用いることで補正されて，血糖値に近似した値が得られる．1日288回の測定値が記録され，詳細な血糖日内変動を掌握することを可能とする．

❼ ミチグリニド用量別の低血糖症状の発現率

群	例数	発現例数	発現率（％）	χ^2 検定
プラセボ	46	3	6.5	
ミチグリニド　5 mg	45	3	6.7	$p=0.7390$
ミチグリニド　10 mg	46	1	2.2	
ミチグリニド　20 mg	48	3	6.3	

ミチグリニドの低血糖発現率はプラセボ群と有意な差を認めない．

❽ ミチグリニド副作用発現率

	副作用発現症例数	副作用発現率
副作用全体	300/5,467 例	5.49 ％
低血糖症	116/5,467 例	2.12 ％

項目		症例数	低血糖発現 なし（例）	低血糖発現 あり（例）	発現率（％）	検定*
性別	男	3,039	2,989	50	1.6	$p=0.0079$
	女	2,428	2,362	66	2.7	
年齢（歳）	<65	2,810	2,760	50	1.8	NS
	65≦	2,657	2,591	66	2.5	
合併症	腎疾患無	5,092	4,987	105	2.1	NS
	腎疾患有	374	363	11	2.9	
	肝疾患無	4,486	4,393	93	2.1	NS
	肝疾患有	980	957	23	2.3	
	心疾患無	4,852	4,756	96	2.0	NS
	心疾患有	614	594	20	3.3	

ミチグリニド市販後調査の結果．年齢や合併症の有無で低血糖の発現率は変わらない．
＊：Fisher の直接確率法（「不明・未記載」は検定の対象から除く）
（阿部一典ほか．2 型糖尿病患者に対する速効型インスリン分泌促進薬ミチグリニドの安全性および有効性の検討—グルファスト®錠使用成績調査．新薬と臨牀 2010：59：1140-53 より）

ず HbA1c 値 7 ％未満では平均血糖値は 116 mg/dL，血糖変動の指標である標準偏差（SD：standard deviation）29 mg/dL で，食後の血糖値上昇を認め 150 mg/dL 前後まで上昇する．HbA1c 値 7 ％以上になると平均血糖値 134 mg/dL，SD 36 mg/dL となり，食後の血糖上昇がより目立つようになる．そして，HbA1c 値 8 ％以上になると，食後のみならず空腹時の血糖値も上昇し，平均血糖値 166 mg/dL，SD 32 mg/dL となり，さらに HbA1c 値が 9 ％以上になると，平均血糖値 234 mg/dL，SD 50 mg/dL と空腹時ならびに食後の血糖値ともに大きく上昇して血糖値の変動が顕著となる（❾）[5]．

- このように血糖変動の悪化は食後の血糖上昇から起こっており，変動の少ない安定した血糖コントロールを目標として治療するためには，糖尿

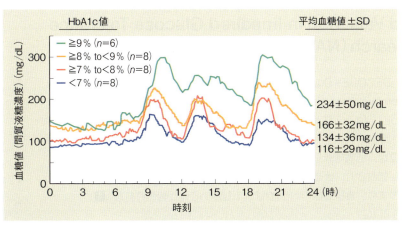

❾血糖日内変動

薬物治療を受けていない2型糖尿病患者の血糖変動を持続血糖モニター（CGM）でみると，HbA1c値（NGSP値）が7％未満では，150 mg/dL程度の食後高血糖を認める．
HbA1c値7％以上になると，食後の血糖上昇がより目立つようになる．
HbA1c値8％以上になると，食後のみならず空腹時の血糖値も上昇する．
HbA1c値9％以上になると，空腹時ならびに食後の血糖値ともに大きく上昇して血糖値の変動が顕著となる．
（Ando K, et al. PLoS One 2013[5]より）

病発症早期における食後高血糖の改善が重要となる．
- 大規模臨床試験でも，食後の血糖上昇に介入すれば，糖尿病の発症予防につながることが示されており，血糖変動パターンをNGTにできるかぎり近づけ，低血糖を起こさずに食後高血糖を是正する質の高い糖尿病治療が必要である．

● 膵外作用

- グリニド薬にはPPARαやPPARγ活性化，リポ蛋白リパーゼ（LPL）活性の促進などを介した抗酸化作用，食後脂質異常症（高脂血症），脂肪肝，非アルコール性脂肪肝炎（nonalcoholic steatohepatitis：NASH）の改善[6]，動脈硬化に対する効果（血管内皮機能改善作用，内膜中膜複

患者▶「食前に内服し忘れたときには，食事中に内服してもいいですか？」

アドバイス▶グリニド薬は食直前（ミチグリニドは5分以内，ナテグリニド，レパグリニドは10分以内）に服用してください．間隔が空くと低血糖の原因となります．食前に内服し食事までの時間が空くと，食事開始時に低血糖を起こしうることが報告されています．ただし，うっかり忘れてしまったときには，食事開始直後10分程度以内であれば吸収率に影響はないとされているので気がついたときに服用してください．ただし20分以上経過すると食後に不要な高インスリン血症を起こすことで低血糖が起きる可能性もあるため，服用を避けてください．また食後服用では吸収が著しく低下してしまいます．お箸を持ったら飲む，あるいは「いただきます」と同時に飲む，など日常生活に合わせて服用するようにしてください．

Nateglinide and Valsartan in Impaired Glucose Tolerance Outcomes Research（NAVIGATOR）試験

　これまで舟形町研究[7]，DECODE（Diabetes Epidemiology：Collaborative Analysis of Diagnostic Criteria in Europe）[8] Studyなど多くの結果から，OGTTの2時間血糖値の上昇あるいは食後高血糖が，糖尿病発症，心血管疾患による死亡と関係していることが報告され，大きな注目を集めるようになった．つまり，食後の血糖値だけが高くなると考えられるIGTは，すでに心血管疾患の高リスク群と考えられ，食後高血糖の管理が糖尿病発症リスクの抑制，心血管疾患の発症ならびにこれによる死亡を抑制するために重要と考えられるようになった．

　一方，グリニド薬は食後高血糖治療薬であり，抗動脈硬化作用や，抗酸化作用など多彩な報告もあることから，糖尿病発症リスクや心血管疾患のリスク軽減が期待される．それゆえ糖尿病のハイリスク群であるIGTを対象とした大規模臨床試験NAVIGATOR Studyが行われたのである．

　本試験はIGTを有する9,306人を対象にナテグリニドとバルサルタンによる2型糖尿病への進展抑制，心血管イベント減少の有無を検討した試験である．しかしながら，ナテグリニド投与により2型糖尿病の新規発症と心血管イベント発症のリスクは低下しないことが報告された（**1**）[9]．

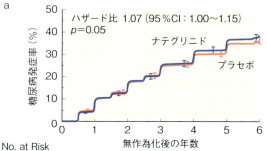

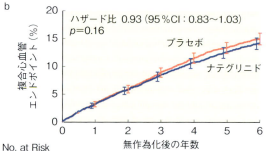

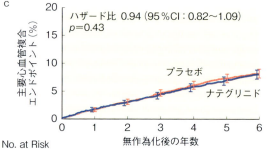

1 ナテグリニド投与後の新規糖尿病(a)と複合(b)・主要(c)心血管イベントの発症率

a：糖尿病発症については，ナテグリニド群に割り付けられた4,645人のうち，糖尿病を発症した人が1,674人（36.0％）であったのに対して，プラセボ群では4,661人のうち1,580人（33.9％）であり（ハザード比1.07，95％信頼区間〈CI〉：1.00～1.15，p=0.05），両群間で有意差を認めなかった．
b：複合心血管イベントを発症した人数は，ナテグリニド群で658人（14.2％），プラセボ群で707人（15.2％）であり（ハザード比0.93，95％CI：0.83～1.03，p=0.16），両群間で有意差を認めなかった．
c：心血管イベント発症について，ナテグリニド群とプラセボ群で比較すると，主要心血管イベントを発症した人数は，ナテグリニド群で365人（7.9％），プラセボ群で387人（8.3％）であり（ハザード比0.94，95％CI：0.82～1.09，p=0.43），両群間で有意差を認めなかった．
（NAVIGATOR Study Group. N Engl J Med 2010[9]より）

この結果に関してはさまざまの考察がなされており，いくつかの問題点について列挙する．
　まず，インスリン抵抗性が強いと予測しうる欧米人の IGT に対して 1 日 180 mg というナテグリニドの投与量は，日本における最大投与量 270 mg と比較して少なく，食後高血糖を改善するために十分な投与量でなかった可能性が考えられる．
　また，本試験では OGTT を施行した日の朝は OGTT が終了するまでナテグリニドの内服を遅らせるプロトコールになっており，ナテグリニドを内服したうえで OGTT を施行した場合，OGTT 2 時間値に関する結果が本試験と異なった可能性がある．
　また，糖尿病と診断された時点での HbA1c 値に関して，ナテグリニド群のほうがプラセボ群よりも有意に低かったが，その後の HbA1c の値は報告されていない．糖尿病の診断基準に HbA1c 値を加えて解析を行った場合，糖尿病を発症したと診断された人数が本試験の結果と異なった可能性も考えられる．

合体肥厚〈intima-media complex thickness：IMT〉退縮作用）[10]，収縮期血圧低下など，多彩な作用があるとの報告がある．このように本薬は食後高血糖以外の心血管疾患のリスクについてもその改善作用をもつ可能性が期待されている．

● グリニド薬の適応と治療法選択

- グリニド薬の単独投与適応例を考えると，食事・運動療法のみで HbA1c 8.0 ％以下の 2 型糖尿病例はよい適応と考えられる（HbA1c が極端に高い例での効果は期待できない）．
- NASH に対する有効性や，体重増加を認めにくいことを考慮すれば，肥満を伴う例での使用も可能である．
- グリニド薬は，糖毒性の解除により空腹時高血糖が改善することも報告されており，食後高血糖に空腹時高血糖を伴う患者に対しても使用可能である．
- SU 薬で低血糖が起こる場合には，グリニド薬への変更で食後に遷延する高インスリン血症が回避され，低血糖が改善されるケースがあるため，本薬への変更を検討する．
- 食後血糖値を改善する薬剤は複数あるが，グリニド薬は他の薬剤と比較しても食後血糖改善作用に優れている[11]．食後高血糖が顕著な例ではグリニド薬が第一選択として考慮される．
- 現在，2 型糖尿病の効能・効果を有するすべての血糖降下薬との併用が認められているが，これらの薬剤との併用により，食後高血糖のコントロールに難渋する症例に対しても，急激な食後の血糖上昇を避け，血糖日内変動幅の縮小を目指した質の高い血糖コントロールが期待できる．

〔安藤精貴，西村理明〕

文献

1) Fukushima M, et al. Insulin secretion capacity in the development from normal glucose tolerance to type 2 diabetes. Diabetes Res Clin Pract 2004;66S:S37-43.
2) Simpson RW, et al. The prevention of type 2 diabetes-lifestyle change or pharmacotherapy?: A challenge for the 21st century. Diabetes Res Clin Pract 2003;59(3):165-80.
3) Mori Y, et al. Role of early insulin secretion in postglucose-loading hyperglycaemia and postfat-loading hyperlipidaemia: Comparing nateglinide and glibenclamide for acute effects on insulin secretion in OLETF rats. Diabetes Obes Metab 2004;6(6):422-31.
4) Monnier L, et al. Contributions of fasting and postprandial plasma glucose increments to the overall diurnal hyperglycemia of type 2 diabetic patients. Diabetes Care 2003;26(3):881-5.
5) Ando K, et al. 24-hour glycemic variations in drug-naïve patients with type 2 diabetes: a continuous glucose monitoring (CGM)-based study. PLoS One 2013;8(7):e71102.
6) Morita Y, et al. Nateglinide is useful for nonalcoholic steatohepatitis (NASH) patients with type 2 diabetes. Hepatogastroenterology 2005;52(65):1338-43.
7) Tominaga M, et al. Impaired glucose tolerance is a risk factor for cardiovascular disease, but not impaired fasting glucose: The Funagata Diabetes Study. Diabetes Care 1999;22(6):920-4.
8) DECODE Study Group; The European Diabetes Epidemiology Group. Glucose tolerance and cardiovascular mortality: Comparison of fasting and 2-hour diagnostic criteria. Arch Intern Med 2001;161(3):397-405.
9) NAVIGATOR Study Group. Effect of nateglinide on the incidence of diabetes and cardiovascular events. N Engl J Med 2010;362(16):1463-76.
10) Mita T, et al. Nateglinide reduces carotid intima-media thickening in type 2 diabetic patients under good glycemic control. Arterioscler Thromb Vasc Biol 2007;27(11):2456-62.
11) Ando K, et al. Comparing postprandial efficacy in type 2 diabetic patients receiving mitiglinide and sitagliptin by using continuous glucose monitoring: a pilot study. Expert Opin Pharmacother 2014;15(17):2479-85.

Further reading

- Katsuno T, et al. Comparison of efficacy of concomitant administration of mitiglinide with voglibose and double dose of mitiglinide in patients with type 2 diabetes mellitus. J Diabetes Investig 2011;2(3):204-9.
グリニド薬とα-グルコシダーゼ阻害薬の併用と，両薬の合剤との位置づけに参考となる臨床結果が報告されている．

グリニド薬（速効型インスリン分泌促進薬）と大血管障害に関するエビデンス

2型糖尿病が，心血管疾患の主要なリスク要因になっていることが指摘されている．しかしながら，耐糖能異常（impaired glucose tolerance：IGT）を有した心血管疾患患者，あるいは心血管疾患の高リスク患者において，2型糖尿病発症や心血管疾患発症を抑制するための予防的介入療法はいまだ確立されていない．速効・短時間型インスリン分泌促進薬であるグリニド薬（速効型インスリン分泌促進薬）は，スルホニル尿素（SU）薬と同じように，膵β細胞のK_{ATP}チャネルのSU受容体に結合し，K_{ATP}チャネルの活性を抑制することで，細胞外Ca^{2+}を細胞内に流入させインスリン分泌を促進させる．グリニドのインスリン分泌促進作用はSU薬と比較して，速効・短時間型であり，血糖降下作用はよりすみやかに発現し作用時間も短いため，食後高血糖の改善には適した薬剤と考えられている．

NAVIGATOR試験の概略

Nateglinide and Valsartan in Impaired Glucose Tolerance Outcomes Research（NAVIGATOR）試験[1,2]は，心血管疾患または，心血管疾患リスクを有するIGT症例を対象に，速効型インスリン分泌促進薬であるナテグリニドまたは血圧降下薬であるバルサルタン（アンジオテンシンⅡ受容体拮抗薬〈ARB〉）投与による，糖尿病の新規発症または心血管イベント発症のリスク抑制効果を検討した二重盲検ランダム化比較試験である（❶）．2剤の有効性を同時に検討する2×2要因デザインで，40か国806施設で実施された．平均追跡期間は5年であり，主要評価項目は①新規糖尿病発症（空腹時血糖値≧126 mg/dL〈≧7.0 mmol/L〉および/または食後2時間血糖値≧200 mg/dL〈≧11.1 mmol/L〉を12週以内の経口ブドウ糖負荷試験にて確認），②拡大心血管複合エンドポイント（心血管死，非致死性心筋梗塞，非致死性脳卒中，心不全入院，血行再建術，または不安定狭心症），③コア心血管複合エンドポイント（心血管死，非致死性心筋梗塞，非致死性脳卒中，心不全入院）である．

IGTを対象とした検討では，これまでに，α-グルコシダーゼ阻害薬（α-GI），チアゾリジン薬，メトホルミンを用いて，2型糖尿病発症抑制への有効性が示されていた．一方，速効型インスリン分泌促進薬を用いた検討は行われておらず，NAVIGATOR試験は，近年の大規模臨床試験のなかでも，とりわけ多くの関心が寄せられた試験といえる．

しかしながら，糖尿病発症予防効果はバルサルタン投与による血圧管理試験のみで認められ，心血管イベント抑制効果についてはナテグリニド投与による血糖管理試験，バルサルタン投与

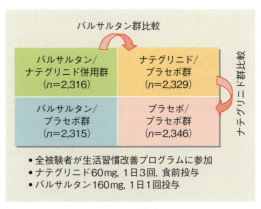

❶ NAVIGATOR 2×2要因デザイン

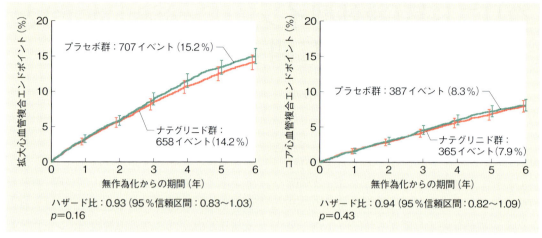

❷ 拡大およびコア心血管複合エンドポイント

による血圧管理試験とも認められなかった（❷）．

心血管疾患発症のリスク抑制に関する結果の解釈

① NAVIGATOR 試験では，全被験者に対して生活習慣の改善指導が行われた．これまでの大規模試験では，食事・運動の介入によって，糖尿病の進展抑制や，心血管イベントの発症抑制が証明されている．今回のように徹底した生活習慣の改善が行われイベント発症率が抑えられた状況下では，薬剤の効果に有意な差は当然出にくくなるものと考えられる．

② NAVIGATOR 血糖管理試験では，ナテグリニド群は対照群に対し，心血管イベントだけでなく糖尿病の発症でも抑制効果を示すことができなかった．その理由として，まず投与量の問題があげられる．NAVIGATOR 血糖管理試験で使用されたナテグリニドの投与量（1回量）は 60 mg と日本で一般に使われている 90〜120 mg と比べても少ない用量設定であり，平均 BMI 30 の集団に対して 60 mg では効果が限定的だったのかもしれない．日本より少ない投与量が設定された理由としては，低血糖を危惧したことや，欧米人の IGT は高インスリン血症を呈することが多いため高用量を投与することがためらわれた可能性が考えられる．

③ 欧米人の IGT の病態の特徴も関与しているものと考えられる．欧米人の IGT は肥満でインスリン感受性が低下し，代償性にインスリン分泌は亢進していることが多く，高インスリン血症を呈するのが一般的である．食直後のインスリン分泌の立ち上がりも日本人ほど障害されていない．そのような初期インスリン分泌が比較的保たれていてインスリンの過剰分泌を示すような IGT 症例に，さらに初期インスリン分泌を促すような薬剤を投与して，どの程度効果があるかは疑問といわざるをえない．一方，日本人の IGT 症例はインスリン抵抗性よりもインスリン分泌の低下が特徴的であり，特に食直後の初期インスリン分泌が障害されている場合が多いため，速効性にインスリン分泌を促進する作用があるグリニド薬で食直後のインスリン分泌の立ち上がりを良くすることにより，それに続くインスリンの遅延過剰分泌が改善し，インスリン分泌パターンが正常化する可能性も考えられる．すなわち，欧米人の IGT と日本人の

IGTでは，ナテグリニド投与によるインスリン分泌動態の変化が大きく異なるのではないだろうか．インスリン分泌障害が主体の日本人のIGTでは，インスリン抵抗性が主体の欧米人のIGTよりもグリニド薬の効果がより現れやすい可能性が考えられる．

④ 本試験で期待した結果が得られなかったもう一つの理由として，ナテグリニド群では対照群に比べ体重が有意に増加していたことがあげられる．グリニド薬は，SU薬と比較してインスリン分泌促進作用が弱いとはいえ，インスリン分泌刺激が加わると，食欲が増進し，体重増加を惹起することは否めず，体重増加が心血管リスクに対して不利に働く要因となった可能性がある．これに対し，同じ食後高血糖改善薬であるα-GI（アカルボース）を用いたSTOP-NIDDM試験では，体重減少が認められており，同試験では血圧も抑制されていた[3]．インスリンの過剰分泌を呈するような欧米人のIGTでは，α-GI（アカルボース）を投与することにより食後の高血糖が改善された結果，食後のインスリン過剰分泌も抑制された可能性が考えられる．これが長期的に体重減少やインスリン抵抗性の改善に結びつき，α-GIの血糖改善効果は，食後高血糖にとどまらなかったことが示唆される．同試験では心血管疾患の抑制効果[3]も認められたが，複数の危険因子が十分に管理されていたことが大きく貢献したと推察される．一方，日本人のインスリン分泌能を考えると，ナテグリニドによる低血糖や体重増加の懸念は少なく，十分量の投与が可能と推察される．したがって，欧米人と日本人のIGT像の違いを考慮すると，本試験の結果は必ずしも日本人にはあてはまらず，日本人ではグリニド薬による介入が有効な可能性は十分にある．

⑤ 本試験は，2×2の試験であるため，対照群・ナテグリニド群ともに，その約半数例でバルサルタンが投与されており，バルサルタンが投与されている状況下での比較という点も，結果に影響を与えたことも否定できない．

近年，多くの糖尿病治療薬が登場してきており，病態の違いをふまえた最適な治療を選択して長期的な血糖コントロールを行い，糖尿病の進展や合併症の発症を抑制することが今までにも増して重要視される．この点からも，日本人の病態像を考慮した優れたデザインの大規模臨床試験が行われることが期待される．

（森　豊）

● 文献

1) NAVIGATOR Study Group, et al. Effect of nateglinide on the incidence of diabetes and cardiovascular events. N Engl J Med 2010；362：1463-76.
2) NAVIGATOR Study Group, et al. Effect of valsartan on the incidence of diabetes and cardiovascular events. N Engl J Med 2010；362：1477-90.
3) Chiasson JL, et al. Acarbose treatment and the risk of cardiovascular disease and hypertension in patients with impaired glucose tolerance：the STOP-NIDDM trial. JAMA 2003；290：486-94.

α-グルコシダーゼ阻害薬（α-GI）

- 小腸における糖質分解酵素α-グルコシダーゼの阻害を通じて，糖質の吸収を遅延させ，食後高血糖の是正を標的とした糖尿病治療薬である．
- 単独投与による低血糖のリスクがほとんどなく，安全性が高い薬剤である．
- インスリン製剤を含むほぼすべての糖尿病治療薬との併用が可能である．
- 2型糖尿病の発症予防を目的として，境界型耐糖能異常に対する投与が認可された唯一の薬剤である（ボグリボースのみ）．

Key words

糖質 ▶ グルコース，フルクトース，ガラクトースなどの単糖類を構成単位とする．単糖類が2個以上結合したものを少糖類（オリゴ糖），多数結合したものを多糖類と称する．食物繊維を構成するセルロースなども多糖類の一種であるが，ヒトは消化酵素をもたないために吸収できない．

α-グルコシダーゼ ▶ 二糖類を単糖類へ分解する酵素の総称であり，基質となる二糖類の種類に応じてスクラーゼ，マルターゼ，イソマルターゼ，ラクターゼなどが存在する．

● α-グルコシダーゼ阻害薬（α-GI）の作用機序

- 食事から摂取した糖質は，糖質の基本構成単位である単糖類に分解にされた後に初めて腸管で吸収される．アミラーゼの作用により多糖類（デンプン，グリコーゲン）は二糖類へ分解され，二糖類は小腸粘膜上皮の刷子縁に存在するα-グルコシダーゼにより単糖類へ分解される（❶）．
- α-GIは，α-グルコシダーゼの活性部位に結合し，二糖類のα-グルコシダーゼへの結合を競合的に阻害する糖尿病治療薬である．
- グルコースは主に小腸上部で吸収され，門脈に流入した後に大循環に入

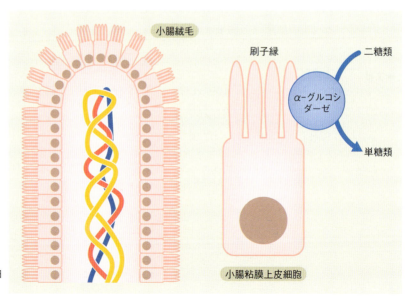

❶ α-GIの作用部位
α-グルコシダーゼは小腸粘膜上皮細胞の刷子縁に存在する．

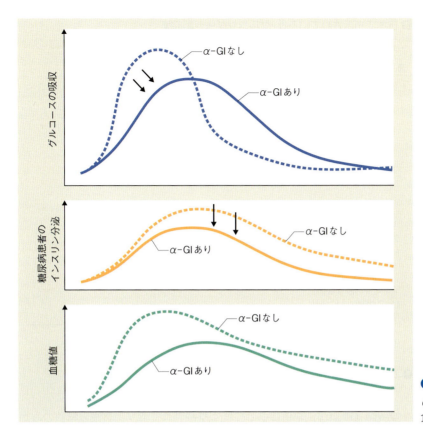

❷ α-GIによる血糖降下
α-GIは，糖質の流入遅延を通じて，食後高血糖を是正する．

る．健常者では，グルコースの吸収に応じて膵β細胞からインスリンがすみやかに分泌されることにより，血糖値は一定の範囲内に調節される．
- 糖尿病患者ではグルコース応答性のインスリン分泌が遅延するという特徴があり，なおかつ分泌量が相対的に不十分であることから，食後に血糖値が著明に上昇する．
- α-GIは二糖類の分解を阻害することによって，特に小腸上部におけるグルコースの吸収を抑制する．糖質は小腸全体を通じて，最終的にはほぼ全量吸収されるものの，糖質吸収のピークが遅延する（❷）．
- 結果としてグルコースの吸収曲線が，糖尿病患者のインスリン分泌曲線に近づくために，食後血糖値の上昇が抑えられる．さらに，食後の血糖値低下に伴いインスリンの遅延過分泌も是正され，膵β細胞に対する負荷を軽減することが期待される．

α-GI投与に適した病態とは？

- 日本では，アカルボース・ボグリボース・ミグリトールが保険適用となっており，いずれの薬剤も通常は1日3回食事直前に服用する（❸）．
- α-GIの作用はグルコースの吸収遅延であることから，単独投与による低血糖のリスクは皆無に等しく，安全性の高い薬剤である．

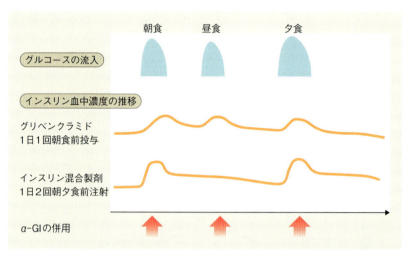

❸ 日本で市販されているα-グルコシダーゼ阻害薬

❹ α-GIの併用例

- 空腹時血糖値が正常値に準じて低く維持されており，食後血糖値のみが高い軽症糖尿病患者に対する第一選択薬の一つである．
- 中国で施行された2型糖尿病患者を対象とする非盲検無作為前向き研究において，α-GIを第一選択薬として投与した際の治療効果に関して，メトホルミンに対する非劣性が示された[1]．
- α-GIはインスリン分泌促進作用がないため，インスリン分泌能が極度に低下していて，空腹時血糖値が高い糖尿病患者では，α-GIの単独治療による血糖降下作用は限定的である．ただし，その作用機序から理論上はインスリン製剤を含むあらゆる糖尿病治療薬との併用が可能である．
- たとえば，長時間作用型のSU薬投与によりHbA1cは改善傾向を示しながらも，食後のインスリン血中濃度の立ち上がりが健常者と比較して緩徐であるため，食後血糖値が高いケースがある．また，インスリン混合製剤2回注射において，短時間作用型インスリン（速効型，超速効型）の投与量が不足しているため食後高血糖があるものの，各食前血糖値は十分に低下していることからインスリンを増量できないケースがある．上記のような例では，α-GIを併用することによって，食後血糖値の低下が期待できる（❹）．

境界型耐糖能異常に対する糖尿病発症予防効果

- 1995～2001年にかけて，アカルボースによる2型糖尿病の発症予防を

MEMO
近年発売されたDPP-4阻害薬およびSGLT2阻害薬は，2型糖尿病が適応症となっており，α-GIとの併用に関する保険診療上の問題は，ほぼ解消された．ただし，一部のGLP-1製剤にはα-GIとの併用制限がある．

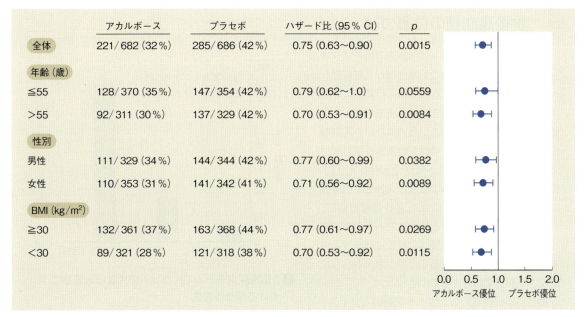

❺ α-グルコシダーゼ阻害薬の2型糖尿病発症抑制効果—STOP-NIDDMより
（Chiasson JL, et al. Lancet 2002[2]より）

目的とした大規模無作為前向き調査であるSTOP-NIDDM（Study to Prevent Non-Insulin-Dependent Diabetes Mellitus）試験がカナダとヨーロッパにおいて施行された[2].

- 75g経口糖負荷試験（75gOGTT）を全例に施行し，空腹時血糖値が100 mg/dL以上140 mg/dL未満，負荷後2時間値が140 mg/dL以上200 mg/dL未満を境界型耐糖能異常と区分してエントリーし，アカルボース投与群とプラセボ投与群に分類した．2型糖尿病発症を一次エンドポイントとして，薬物投与開始3年後に75 g OGTTを再度施行し判定した．
- 最終的に，アカルボース群682人，プラセボ群686人を対象として解析を行い，ハザード比0.75で，アカルボース群はプラセボ群と比較して2型糖尿病の発症が25％抑制されていた（❺）[2].
- さらに2009年，ボグリボースによる2型糖尿病の発症予防を目的とする大規模無作為前向き調査VICTORY（Voglibose Intervention Clinical Trial of Reduction）試験が医学雑誌Lancetに掲載された[3]．特筆すべきは，日本人の境界型耐糖能異常を対象としていることである．
- 平均観察期間は48.1週であり，最後まで追跡できたボグリボース投与群897人，プラセボ投与群881人を解析した．ハザード比0.595で，ボグリボース群はプラセボ群と比較して2型糖尿病の発症が40.5％抑制されていた．
- 日本人を対象としたVICTORY試験の結果をふまえ，境界型耐糖能異常に対するボグリボース投与が保険適用となった．

COLUMN 食後高血糖の位置づけ

大血管障害は糖尿病患者の予後を規定する因子の一つであり，高血糖から動脈硬化へ至るメカニズムの研究が精力的に行われている．また，一時的な上昇にすぎない食後高血糖が，動脈硬化の進展に関与するという点がたいへん興味深い．2型糖尿病患者，境界型耐糖能異常における死亡率や心血管イベント発症の上昇リスクと，食後高血糖との関連性はエビデンスとしてほぼ確立されている[4-6]．動脈硬化へ至る過程として，一過性高血糖が，血液中の酸化的ストレスを誘発し，あるいは単球の動脈壁への付着に関与する接着因子の発現を亢進させることが，臨床ならびに基礎的な研究で報告されている[7]．

筆者らの研究室でも，ラットを用いて，1日2回食による一過性食後高血糖モデルを作製し検討した結果，一過性食後高血糖が，動脈硬化の初期変化と考えられる単球の大血管壁への接着を亢進させることを明らかにした．さらにアカルボースを投与することにより，単球の接着が有意に抑制された（**1**）．今後の研究の進展に伴い，糖尿病

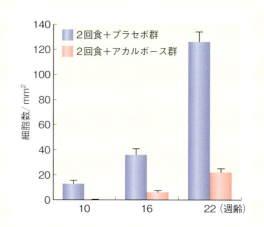

1 2型糖尿病モデルGKラットの大動脈分岐部における単球接着数

（Azuma K, et al. Acarbose, an α-glucosidase inhibitor, improves endothelial dysfunction in Goto-Kakizaki rats exhibiting repetitive blood glucose fluctuation. Biochem Biophys Res Commun 2006 ; 345 : 688-93 より）

患者における動脈硬化進展メカニズムのさらなる解明が待たれる．

- STOP-NIDDM試験およびVICTORY試験のサブ解析において，α-GIは大血管障害の進展抑制や高血圧の発症を抑制することが示されたが，詳細は「エビデンスの扉／α-グルコシダーゼ阻害薬（α-GI）と大血管障害に関するエビデンス」（p.66）を参照されたい[3,8]．

α-GIとDPP-4阻害薬との併用の可能性

- GLP（glucagon-like peptide）-1製剤，DPP-4阻害薬は新たな作用機序の糖尿病治療薬であり，膵β細胞の細胞膜表面のGLP-1受容体を標的とし，血糖値依存的にインスリン分泌を促す薬剤である．
- 近年，α-GIであるミグリトールが，GLP-1の血中濃度を上昇させることが明らかとなった（**6**）．メカニズムとして，α-GIの作用により

患者▶「薬を増やすんですか？本当にこの薬（α-GI）が必要なのかな…」
アドバイス▶一度，食後血糖値を測ってみてはいかがでしょうか？食事をされて，1〜2時間後にご来院ください．そのときに血糖値を測れば，食後の血糖値がどの程度まで上がっているのかがわかりますよ．

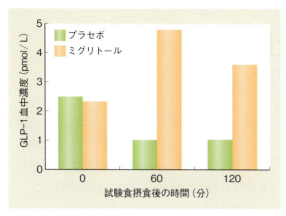

❻ 内臓肥満者における食事負荷後のGLP-1血中濃度の推移

（Arakawa M, et al. Miglitol suppresses the postprandial increase in interleukin 6 and enhances active glucagon-like peptide 1 secretion in viscerally obese subjects. Metabolism 2008；57：1299-306 より）

上部小腸で吸収されなかった糖質が，下部小腸に存在するL細胞を刺激し，GLP-1分泌を促すことが想定されている．

- α-GIとDPP-4阻害薬とを併用することにより，GLP-1の血中濃度を高め，より効果的に食後高血糖を低下させる可能性が示唆された．
- α-GIは発売後10年以上が経過し，エビデンスが蓄積され，その安全性および有用性が明らかとなっている．動脈硬化進展予防あるいは糖尿病発症予防を目的として積極的に投与したい薬剤である．

（荻原　健，綿田裕孝）

● 文献

1) Yang W, et al. Acarbose compared with metoformin as initial therapy in patients with newly diagnosed type 2 diabetes：An open-label, non-inferiority randomized trial. Lancet Diabetes Endocrinol 2014；2：46-55.
2) Chiasson JL, et al. Acarbose for prevention of type 2 diabetes mellitus：The STOP-NIDDM randomised trial. Lancet 2002；359：2072-7.
3) Kawamori R, et al. Voglibose for prevention of type 2 diabetes mellitus：A randomised, double-blind trial in Japanese individuals with impaired glucose tolerance. Lancet 2009；373：1607-14.
4) Hanefeld M, et al. Risk factors for myocardial infarction and death in newly detected NIDDM：The Diabetes Intervention Study, 11-year follow-up. Diabetologia 1996；39：1577-83.
5) Shaw JE, et al. Isolated post-challenge hyperglycaemia confirmed as a risk factor for mortality. Diabetologia 1999；42：1050-4.
6) DECODE Study Group, the European Diabetes Epidemiology Group. Glucose tolerance and cardiovascular mortality：Comparison of fasting and 2-hour diagnostic criteria. Arch Intern Med 2001；161：397-405.
7) Bavenholm PN, Efendic S. Postprandial hyperglycaemia and vascular damage：The benefits of acarbose. Diab Vasc Dis Res 2006；3：72-9.
8) Chiasson JL, et al. Acarbose treatment and the risk of cardiovascular disease and hypertension in patients with impaired glucose tolerance：The STOP-NIDDM trial. JAMA 2003；290：486-94.

● Further reading

- Hadi HA, Suwaidi JA. Endothelial dysfunction in diabetes mellitus. Vasc Health Risk Manag 2007；3：853-76.

エビデンスの扉
α-グルコシダーゼ阻害薬（α-GI）と大血管障害に関するエビデンス

2型糖尿病治療の所期の目標は，脳卒中，心筋梗塞の発症阻止にあり，そのためには診断直後から，あるいは発症前，経口ブドウ糖負荷試験（OGTT）境界型（耐糖能異常〈impaired glucose tolerance：IGT〉）の時期から，もう一度完全に正常であった状況に戻すことすら求められるに至った，といっても過言ではなかろう．

順天堂大学附属病院に脳梗塞で救急入院する患者数が1年間に約500人であった．そのうちすでに2型糖尿病として治療を受けている，と申告する例が過半数であった．一方，糖尿病と診断されたことがない，かつ嚥下試験で可能と考えられた患者に対して，75gOGTTを退院直前または退院後初回外来時に実施した．脳梗塞病型別に調査したところ（❶）[1]，正常血糖応答（normal glucose tolerance：NGT）を示した例は全患者数の10％未満にすぎなかった．

同様の検討を心筋梗塞疑いにて入院し，冠動脈造影を行った患者群で実施したところ，退院時OGTT結果がNGTであった例は入院患者の15％程度であった．さらにNGT例を詳細に分析したところ，冠動脈狭窄枝を有した群ではなかった群に比し，2時間値インスリンレベルが有意に高かった[2]．

これらの事実は，軽度の食後高血糖が持続した時期から，あるいはインスリン分泌を亢進せしめて，かろうじて正常血糖応答域に維持しているという状況下ですら，動脈硬化症が進行していることを示しているととらえられよう．

臨床の場において，毎食後の一過性高血糖すら抑制することが，遅延過剰インスリン分泌を抑制し，内因性インスリン分泌を長期にわたり保持し，結果として高血糖と大血管障害発症の両者を防止することが可能であるとのエビデンスが積み重ねられている．

早期動脈硬化症の定量的指標としてのBモードエコー法による頸動脈内膜中膜複合体肥厚度（IMT）

軽度耐糖能障害例でも動脈硬化症の発症・進展をどのように把握できるであろうか？筆者らは早期動脈硬化症の定量的指標として，Bモードエコー法で求めた頸動脈内膜中膜複合体肥厚度（intimal plus medial complex thickness：IMT）が有用であることを示してきた．健常者では年齢とともにIMTは増加したが，

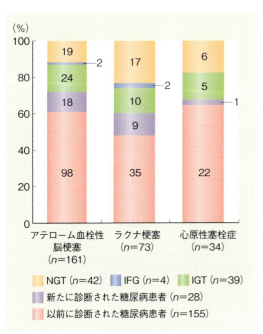

❶ 脳卒中で入院した患者における耐糖能異常，糖尿病患者の占める割合

NGT：正常血糖応答，IFG：空腹時血糖値異常，IGT：耐糖能異常

（Urabe T, et al. Stroke 2009[1]より）

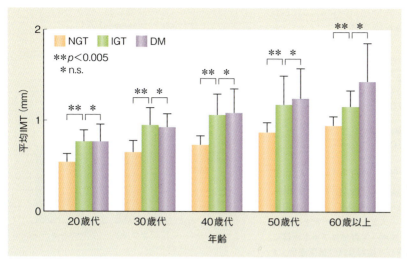

❷ 頸動脈内膜中膜複合体肥厚度（IMT）の年齢別，耐糖能別の変化
NGT：正常血糖応答，IGT：耐糖能異常，DM：2型糖尿病

IMTが1.1 mm以上になることはなかった．糖尿病患者約1,000人では20歳代から70歳代まで，各年代別の健常者に比べ有意にIMTが増加した．ことに，20～40歳代の糖尿病患者のIMTは，健常者50～70歳代と同等であり，糖尿病患者において20～30年早く動脈硬化が進展している可能性を認めた（❷）[3]．さらに，IMTがMRIで調べたラクナ梗塞巣の有無と相関すること，冠動脈造影で見た狭窄枝数と相関すること[4]など発表してきた．

IMTは今や心血管障害の予後予知因子として脚光を浴び，多くのメガスタディの心血管イベントのサロゲートエンドポイントとして用いられるに至った．

α-GIによる2型糖尿病発症予防，心血管イベント発症予防

STOP-NIDDM

2002年，カナダおよびヨーロッパで実施されたStudy to Prevent Non-Insulin-Dependent Diabetes Mellitus（STOP-NIDDM）の最終結果速報が発表された[5]．対象はIGT 1,368例，平均BMI 31であった．OGTT時，負荷前平均血糖値118 mg/dL，2時間血糖値は166 mg/dL，血中インスリンレベルは負荷前値 14 μU/mL，2時間値 84 μU/mLと，遅延過剰インスリン分泌動態を示していた．対象症例をα-GIであるアカルボースを300 mg/日毎食前服用する群とプラセボ群に分けた．体重はアカルボース群では87.6 kgから86.4 kgに有意に減少したが，プラセボ群では87.1 kgから87.2 kgと不変であった．3.2年間の糖尿病の累積発症率は，アカルボース群では32.8 %，プラセボ群で41.8 %であり，介入による糖尿病発症抑制率は33 %であった．IGTはOGTT結果がDM型に移行したり，正常型（NGT）に復帰したりする状況といえる．STOP-NIDDMではアカルボース群では35.3 %，プラセボ群で30.9 %がNGTとなった．

本研究がインパクトを与えたのは，アカルボース群で，毎食後の血糖値をプラセボ群に比し，わずかに低く維持していたところ，3年間における新たな心筋梗塞の発症，脳卒中といった動脈硬化性病変の発症の相対リスクの軽減率が，それぞれ91 %（アカルボース群1例/682例中；プラセボ群 12例/686例中），43 %（アカルボース群15例/682例中；プラセボ群 32例/686例中），に及んだことであった（❸）[5,6]．この

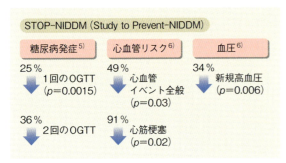

❸ アカルボースによるリスク低下（IGTを対象）

多施設共同，無作為化による糖尿病予防試験（STOP-NIDDM）では耐糖能異常者（2hPG：140〜199 mg/dL，FPG 100〜139 mg/dL）1,429人にアカルボースまたはプラセボを3年間投与している[5]．その結果，アカルボース群ではプラセボ群に比べて糖尿病発症率が有意に低下し，相対リスク低下度は，1回の経口ブドウ糖負荷試験（OGTT）による診断では25％（p＝0.0015），より厳しい2回のOGTTでは36％であった．心血管イベントの発症に関する複数の副次的評価項目についても解析を実施している．それによるとアカルボース群では心血管イベント全般のリスクが49％（p＝0.03），心筋梗塞のリスクに限っていえば実に91％（p＝0.02）低下し，高血圧の新規発症は34％（p＝0.006）の低下を示した[6]．

（Chiasson JL, et al. Lancet 2002[5]／Chiasson JL, et al. JAMA 2003[6]より）

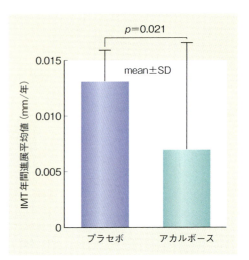

❹ アカルボースのIMT進展抑制作用（IGTを対象）

IGT（耐糖能異常）は，冠動脈疾患の重要なリスクファクターである．IMT（内膜中膜複合体肥厚度）は，心血管イベントの重要な予測因子として知られている．IGT 132例を対象とした，プラセボとアカルボースの無作為化二重盲検比較試験で，平均3.9年間におけるIMTの平均進展率を検討したところ，プラセボ投与群では0.013 mmの進展に対し，アカルボース投与群では0.007 mmであった（p＝0.021，Mann-Whitney U test）．

これより，アカルボースは，IGTにおけるIMTの進展率を緩徐にさせる効果があることが示唆される．

（Hanefeld M, et al. Stroke 2004[7]より）

結果は，食後の一時的な異常な血糖上昇が，種々の過程を経て動脈硬化症を進展させること，食後高血糖の是正が動脈硬化症進行を防止すること，を直接的に証明したこととなろう．

STOP-NIDDM研究では，前述のIMTが計測された．4年間で，プラセボ投与群におけるIMT進展度は2型糖尿病患者に比べ小であったが，α-GI投与群に比べより大であった（❹）[7]．この研究においても，IMTと心筋梗塞，脳梗塞発症，の関係が示唆されたことになる．

今やIMTはサロゲートエンドポイントとして多用され，2型糖尿病患者において食後高血糖の是正が動脈硬化症の進展阻止，退縮をもたらし，心血管イベントを遅らせることが示されてきている．

わが国におけるα-GI，ボグリボースを用いたrandomised clinical trial

筆者らは高血圧，脂質異常症がある，肥満がある，あるいは2型糖尿病の家族歴がある，しかしOGTT成績はIGTである日本人を対象に，α-GI，ボグリボースによる2型糖尿病の発症抑制について検討した[8]．多施設共同二重盲検並行群間比較試験にて，耐糖能異常があり標準食摂取および定期的に運動実施中例を無作為にボグリボース0.2 mg，1日3回群，またはプラセボ群に割り付けた．被験者は，2型糖尿病発症まで（一次エンドポイント），または正常血糖移行まで（二次エンドポイント），もしくは最低3年間は，投与を継続するものとし，その間，中間解析を行った．最終解析では，1,780例中，897例をボグリボース群に，883例をプラセボ群に無作為に割り付けた．中間解析にて

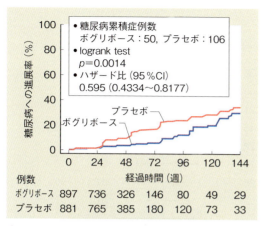

❺ IGTから2型糖尿病への進展の累積率

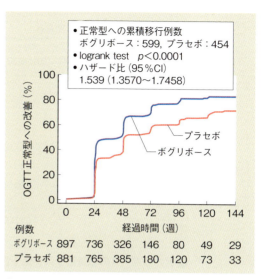

❻ 正常血糖型への累積移行率

有意差があり，中止が勧告されたことから，平均投与期間は48.1週となった．服薬遵守率は両群ともに同様に高かった．

試験終了時点での糖尿病累積症例数は，ボグリボース群897例中50例に対して，プラセボ群881例中106例であった．HR（ハザード比）は0.595と，ボグリボース投与例では，プラセボ投与例に比べ2型糖尿病発症リスクが40.5％抑制されることが認められた（$p=0.0014$；❺）．

二次エンドポイントである正常型への累積移行例数は，ボグリボース群599例，プラセボ群454例（HR＝1.539，$p<0.0001$；❻）であった．48週後の正常型への累積移行率は，プラセボ群45.7％，ボグリボース群59.0％であった．

以上のように本試験では，食事療法および運動療法を強化していたにもかかわらず，糖尿病発症リスクは引き続き存在した．ボグリボースの投与により，耐糖能異常例の2型糖尿病発症リスクはプラセボに比べ有意に低く，正常血糖移行率は有意に高かった．

本試験では，大血管症発症率はボグリボース群がプラセボ群を下回っていた（ボグリボース群12/897例〈1.3％〉，プラセボ群18/881例〈2.0％〉）．IGTが心血管イベントの発症リスクであることをふまえると，より長期にわたる介入試験の必要性が重視されよう．

心筋梗塞，脳梗塞の発症のハイリスク群ととらえられるIGTが発見された際に，糖尿病が発症するのを待つのではなく，未病状況を的確にとらえ，糖尿病と動脈硬化症，両者の発症を予防することこそが最も効率の良い予防医療となるであろう．さらに，食後のみの高血糖で発見された例では，糖尿病の進行阻止，動脈硬化症の発症・進展阻止のため，治療を開始すべきであることはいうまでもない．

2型糖尿病に対するα-GIによる心血管イベント発症抑制効果

進行した2型糖尿病を対象にしたプラセボ対照二重盲検無作為化試験で少なくとも12か月以上の治療期間があった7つの研究のメタアナライシスであるMeta-Analysis on Risk Improvement under Acarbose 7（MeRIA7）では，アカルボースの投与群は対照群に比しHbA1c，食後血糖値ともに有意に低値であり，血管系疾患の発症は35％，心筋梗塞の発症は

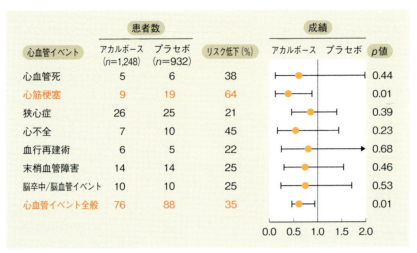

❼ アカルボースの心血管リスク低下作用（2型糖尿病を対象）

アカルボースが心血管リスクに関与する多くの経路に影響を及ぼすことを示す確たる証拠が存在する．2型糖尿病患者計2,180例に52週間以上にわたりアカルボースまたはプラセボを投与した7件の無作為化プラセボ対照比較試験（MeRIA7）をもとにしたメタ解析では，アカルボースによる心血管イベントの低下作用が評価されている[9]．重要なのは，解析の対象となった患者の多くが循環器系薬剤を投与されていたことである（アカルボース群56.5％，プラセボ群60.2％）．解析の結果，心血管イベントの全検討項目について一貫してアカルボース群でリスク低減の傾向が認められた．その結果，心血管イベント全般のリスクが35％低減していた．

（Hanefeld M, et al. Eur Heart J 2004[9] ／ Hanefeld M. Meta-analysis of long-term studies to assess the effect of acarbose on cardiovascular risk reduction-scientifically credible［letter］. Eur Heart J 2004；25：1179-80 より）

64％抑制された（❼）[9]．

軽度の食後高血糖が動脈硬化の引き金になるか？

動脈硬化発症の初期段階は血管内皮への単球接着であると考えられている．筆者らはラットやマウスをモデルとして，*in vivo*の血管内皮細胞面を観察する系を確立しNew Enface Method for Optimal observation of Endothelial Surface（NEMOes）と名づけた[10]．

正常ラットにおいて，静脈内ブドウ糖注射により，たった一度の高血糖が単球接着数を増加した．その際ソマトスタチン注入によりインスリン分泌を抑制しても，単球接着数が増加したことから，高インスリン血症を介さず高血糖が直接的に動脈硬化を惹起することを示した[11]．さらに糖尿病ラットにおいて，1日2回のみの摂餌による高血糖の繰り返しが，自由摂食時の持続性高血糖よりむしろマクロファージの内皮細胞への接着を亢進させることが判明した[12]．一方，糖尿病ラットにおいて，インスリン注射やナテグリニド[13]，α-GI[14]による食後高血糖の抑制が，単球・マクロファージの内皮細胞への接着を抑制した．

では，単球・マクロファージの内皮細胞への接着抑制が実際に動脈硬化の進展抑制と結びつくであろうか？ 筆者らは，動脈硬化発症モデルマウスであるApoEノックアウトマウスにマルトース水溶液または，マルトースとともにα-GI，ミグリトール水溶液を1日2回投与したところ，マルトースのみ1日2回投与群（マルトース群）では水のみ投与群（コントロール群）に対して投与後の血糖値，血清インスリン濃度の上昇がみられたが，マルトース，ミグリ

トール1日2回投与群（ミグリトール群）では血糖値，血清インスリン濃度ともに上昇はみられなかった．投与開始1週間後の単球の内皮接着はマルトース投与群ではコントロール群に対して亢進していたが，ミグリトール群では単球の内皮接着亢進はみられなかった．さらに投与後5週間における動脈硬化巣サイズはマルトース投与群でコントロール群に対して明らかに広かったが，ミグリトール投与群では動脈硬化巣の広がりはみられなかった[15]．以上の結果から，動脈硬化の発症・進展の最初の引き金が，軽度の食後高血糖の繰り返しである可能性が強く示唆された．

まとめにかえて

耐糖能異常から2型糖尿病への発症抑制により期待される効果の一つに，心血管イベントリスクの低下がある．しかし，Da Qing Diabetes Prevention Studyを20年間追跡したデータでは，生活習慣の改善により，確かに2型糖尿病発症率は長期間にわたって抑制できたものの，心血管イベントに対する効果は，さほど大きくないことが示された[16]．

最近，インクレチン関連薬が関心を集めている．食後の血中グルカゴン様ペプチド-1（GLP-1）の増加が内因性インスリン分泌を刺激するのみならず，膵β細胞機能の維持，あるいは回復すら期待されるからである．α-GIが血中活性型GLP-1レベルを高めることを筆者らは証明してきた[17]．さらに，最近筆者らはマクロファージにGLP-1受容体があり，外来投与GLP-1がマクロファージの単球走化性蛋白-1（MCP-1）や腫瘍壊死因子α（TNF-α）放出抑制を介して，動脈硬化症の進展を防止することをApoEノックアウトマウスで証明した[18]．α-GIの投与により分泌が高まったGLP-1の血中レベルを，DPP-4阻害薬により長時間維持させることが，動脈硬化の進展阻止や膵β細胞再生に有効であろう，と期待している．

2型糖尿病患者では，血糖値，血清脂質，血圧，の総合的な管理があってはじめて血管障害の発症・進展阻止が図られる．血糖コントロールにおいても，多彩な薬剤の作用機序を考慮した使用，単独や併用療法により，低血糖を惹起しない，食後高血糖をきたさない，優れたコントロールも可能となってきている．

（河盛隆造）

● 文献

1) Urabe T, et al. Prevalence of abnormal glucose metabolism and insulin resistance among subtypes of ischemic stroke in Japanese patients. Stroke 2009；40：1289-95.
2) Miyazaki T, et al. Insulin response to oral glucose load is associated with coronary artery disease in subjects with normal glucose tolerance. J Athero Thrombosis 2008；15：6-12.
3) Kawamori R, et al. Prevalence of carotid atherosclerosis in diabetic patients. Ultrasound high-resolution B-mode imaging on carotid arteries. Diabetes Care 1992；15：1290-4.
4) Kawamori R. Asymptomatic hyperglycaemia and early atherosclerotic changes. Diabetes Res Clin Pract 1998；40（Suppl）：S35-42.
5) Chiasson JL, et al. Acarbose for prevention of type 2 diabetes mellitus：The STOP-NIDDM randomised trial. Lancet 2002；359：2072-7.
6) Chiasson JL, et al. Acarbose treatment and the risk of cardiovascular disease and hypertension in patients with impaired glucose tolerance：The STOP-NIDDM trial. JAMA 2003；290：486-94.
7) Hanefeld M, et al. Acarbose slows progression of intima-media thickness of the carotid arteries in subjects with impaired glucose tolerance. Stroke 2004；35：1073-8.
8) Kawamori R, et al. Voglibose for prevention of type 2 diabetes mellitus：A randomised, double-blind

trial in Japanese individuals with impaired glucose tolerance. Lancet 2009 ; 373 : 1607-14.
9) Hanefeld M, et al. Acarbose reduces the risk for myocardial infarction in type 2 diabetic patients : Meta-analysis of seven long-term studies. Eur Heart J 2004 ; 25 : 10-6.
10) Azuma K, et al. A new En face method is useful to quantitate endothelial damage *in vivo*. Biochem Biophys Res Commun 2003 ; 309 : 384-90.
11) Otsuka A, et al. Temporary hyperglycaemia provokes monocyte adhesion to endothelial cells in rat thoracic aorta. Diabetologia 2005 ; 48 : 2667-74.
12) Azuma K, et al. Repetitive fluctuations in blood glucose enhance monocyte adhesion to the endothelium of rat thoracic aorta. Arterioscler Thromb Vasc Biol 2006 ; 10 : 2275-80.
13) Tanaka A, et al. Insulin and nateglinide reduce monocyte adhesion to endothelial cells in Goto-Kakizaki rats exhibiting repetitive blood glucose fluctuation. Biochem Biophys Res Commun 2006 ; 350 : 195-201.
14) Azuma K, et al. Acarbose, an alpha-glucosidase inhibitor, improves endothelial dysfunction in Goto-Kakizaki rats exhibiting repetitive blood glucose fluctuation. Biochem Biophys Res Commun 2006 ; 345 : 688-93.
15) Mita T, et al. Swings in blood glucose levels accelerate atherogenesis in apolipoprotein E-deficient mice. Biochem Biophys Res Commun 2007 ; 358, 679-85.
16) Li G, et al. The long-term effect of lifestyle interventions to prevent diabetes in the China Da Qing Diabetes Prevention Study : A 20-year follow-up study. Lancet 2008 ; 371 : 1783-9.
17) Arakawa M, et al. Miglitol suppresses the postprandial increase in interleukin 6 and enhances active glucagon-like peptide 1 secretion in viscerally obese subjects. Metabolism 2008 ; 57 : 1299-306.
18) Arakawa M, et al. Inhibition of monocyte adhesion to endothelial cells and attenuation of atherosclerotic lesion by a glucagon-like peptide-1 receptor agonist, exendin-4. Diabetes 2010 ; 59 : 1030-7.

ビグアナイド薬

- ▶ ビグアナイド薬は肝臓や骨格筋に作用して，インスリン様作用を発揮する薬剤である．
- ▶ 肝臓では糖産生を抑制し，骨格筋では糖取り込みや糖利用を促進する．
- ▶ ビグアナイド薬の抗糖尿病作用の発現には AMP キナーゼが関与する．
- ▶ 循環中のインスリン濃度を増加させずに血糖を降下させるため，体重増加や低血糖が起こりにくい．
- ▶ 肥満やインスリン抵抗性のある例はよい適応であるが，非肥満やインスリン抵抗性のない例でも効果を発揮する．

● ビグアナイド薬の臨床薬理効果

- ビグアナイド薬を糖尿病患者に投与すると，肝臓からの糖産生の抑制や骨格筋での糖取り込み亢進が認められる[1]．
- 培養細胞をビグアナイド薬で処理した際にも糖産生抑制や糖取り込み亢進を認めることから，ビグアナイド薬は肝細胞や骨格筋細胞への直接作用によりこれらの効果を発揮すると考えられる[2]（❶）．
- ビグアナイド薬は肝臓や骨格筋にインスリン様作用を及ぼすことにより血糖降下作用を発揮する薬剤といえる．
- ビグアナイド薬の血糖降下作用においては，糖取り込み促進に比べ，肝糖産生抑制がより大きな役割を担うと考えられている[1,2]．

● ビグアナイド薬と肝糖産生

- 肝臓はグリコーゲンの分解と糖新生により糖を産生し，循環中に放出する．
- ビグアナイド薬は糖新生を抑制することにより，肝糖産生を低下させる[3]（❷）．
- 糖新生は糖新生反応を触媒する酵素や糖新生基質の産生にかかわるアミノ酸異化酵素の遺伝子発現により調節され，ビグアナイド薬はこれらの遺伝子の発現を抑制する[3]．
- ビグアナイド薬は転写因子 KLF15（krüppel-like factor 15），転写コアクチベーター CRTC2（cAMP-regulated transcriptional co-activator 2）や CBP（CREB binding protein）の発現や活性を抑制すること

> **MEMO**
>
> ビグアナイド薬はわが国ではメトホルミンとブホルミンの 2 種類が発売されているが，欧米をはじめ海外ではメトホルミンのみが発売されている国が多い．臨床薬理作用の検討や培養細胞や実験動物を用いた基礎的検討は，そのほとんどがメトホルミンを用いて行われている．

> **MEMO**
>
> 糖尿病治療により血糖が低下すると糖毒性の改善によって糖産生亢進や糖取り込み能の低下が改善するため，糖尿病治療薬のどの作用が第一義的に血糖降下に重要かを明らかにするのは困難なことも多い．ビグアナイド薬の場合，種々の実験動物や培養細胞での検討結果から，肝糖新生の抑制が第一義的な抗糖尿病作用と考えられる．

> **COLUMN　肝糖新生制御と糖尿病**
>
> 　肝臓はグルコースの形でエネルギーを循環中に放出する臓器の主要なものであり，絶食時の全身のグルコース需要のほとんどが肝臓からの放出によって供給され，ごく一部が腎臓によって賄われる．肝臓はグリコーゲン分解と糖新生によってグルコースを産生するが，糖尿病患者では糖新生の亢進による肝糖産生が増加している．ホスホエノールピルビン酸カルボキシキナーゼ（phosphoenolpyruvate carboxykinase：PEPCK）やグルコース-6-ホスファターゼが糖新生反応を触媒する代表的な酵素であり，これらの酵素の遺伝子発現はグルカゴンによって増加しインスリンによって抑制される．糖新生の基質としては乳酸やアミノ酸が重要であり，ピルビン酸やグリセロールも糖新生反応の基質となる．

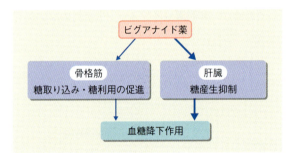

❶ ビグアナイド薬の作用機構

ビグアナイド薬は骨格筋で糖取り込みや糖利用を促進し，肝臓では糖産生を抑制する．ビグアナイド薬の抗糖尿病作用には肝臓での糖産生抑制がより重要と考えられている．

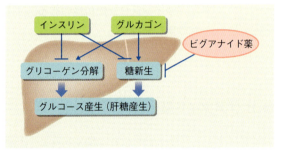

❷ 肝糖産生の制御

肝臓はグリコーゲン分解と糖新生によりグルコースを産生するが，グルカゴンはこれを促進し，インスリンは抑制する．ビグアナイド薬は糖新生を抑制する．

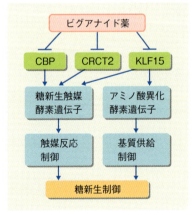

❸ ビグアナイド薬の糖新生抑制機構

ビグアナイド薬は転写因子 KLF15 や転写コアクチベーター CRTC2，CBP（CREB binding protein）の発現や活性を抑制することにより，糖新生触媒酵素やアミノ酸異化酵素の遺伝子の発現を低下させ，糖新生を抑制する．

により，糖新生触媒酵素やアミノ酸異化酵素の遺伝子の発現を低下させる[4-6]（❸）．

- ビグアナイド薬はグルカゴンのセカンドメッセンジャーであるcAMPの産生抑制やミトコンドリア酵素であるグリセロリン酸脱水素酵素の活性抑制を介しても，肝糖産生を抑制する可能性がある[7,8]．

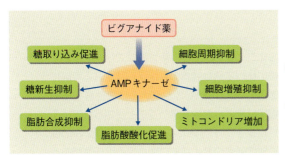

❹ AMPキナーゼの多彩な作用

AMPキナーゼは多彩な代謝制御作用に加え，細胞増殖や細胞周期を調節する作用をもつ．

● ビグアナイド薬と糖取り込み

- インスリンは骨格筋や脂肪細胞では4型グルコーストランスポーター（glucose transporter 4：GLUT4）を細胞内から細胞表面に移動させることにより糖取り込みを活性化する．
- ビグアナイド薬もGLUT4の細胞表面への移動を促進する作用をもつ[2]．
- GLUT4の細胞表面への移動には低分子量G蛋白Rabが重要な機能を担うが，ビグアナイド薬はRabを活性化する分子であるTBC1D 1（Tre-2/Bub2/Cdc16 domain family member 1）を活性化する[2]．

● ビグアナイド薬の作用とAMPキナーゼ

- AMP（adenosine monophosphate）キナーゼは細胞内のAMP/ATP（adenosine triphosphate）比の増加によって活性化される蛋白リン酸化酵素であり，ビグアナイド薬はAMPキナーゼを活性化する作用をもつ[2]（❹）．
- ビグアナイド薬によるAMPキナーゼ活性化のメカニズムは十分に明らかではない．
- ビグアナイド薬はミトコンドリア呼吸鎖を抑制する作用をもつが，この作用により細胞内AMP/ATP比の増加が生じる可能性がある．
- AMPキナーゼは糖新生触媒酵素遺伝子の発現を抑制する作用やGLUT4の細胞表面への移動を促進する作用をもち，ビグアナイド薬の血糖降下作用にはAMPキナーゼが関与すると考えられる[2]（❹）．
- mTOR（mammalian target of rapamycin）は増殖因子刺激や種々の栄養シグナルによって活性化される蛋白キナーゼであり，mTORシグナルの過剰な活性化はインスリンシグナルを抑制する．
- AMPキナーゼはmTORシグナルを抑制する作用をもつため，AMPキナーゼの活性化は2次的にインスリンシグナルの活性化につながる．
- ビグアナイド薬の抗糖尿病作用の一部は「AMPキナーゼ活性化」→「mTORシグナル抑制」→「インスリンシグナル活性化」という機構によってもたらされている可能性がある[2,9]（❺）．

MEMO

AMPキナーゼはビグアナイド薬の血糖低下作用に重要な機能を担うと考えられるが，ビグアナイド薬の作用のすべてがAMPキナーゼによって伝達されるわけではない．AMPキナーゼを介さない血糖降下作用には，cAMPの産生抑制やグリセロリン酸脱水素酵素の活性抑制が関与する可能性がある．

Key words

mTOR ▶ 免疫抑制薬や冠動脈ステント溶出薬として用いられるラパマイシンの細胞内標的分子であり，免疫抑制作用や細胞増殖抑制作用以外にもさまざまな生物学的作用をもつ．mTORシグナルの過剰な活性化はインスリンシグナルを抑制することが知られており，mTORはインスリン抵抗性の発症にかかわる分子の一つかもしれない．

COLUMN 糖尿病と悪性腫瘍

糖尿病患者では非糖尿病者に比べ悪性腫瘍の発生が多い．その理由は十分に明らかではないが，インスリンは細胞増殖を刺激する作用をもつため，肥満やインスリン抵抗性に伴う高インスリン血症が悪性腫瘍細胞の増殖を助長する可能性がある．実際，高インスリン血症の程度と悪性腫瘍の発生率が正の相関を示すという報告もある．ビグアナイド薬は循環中のインスリン濃度を増加させずに抗糖尿病作用を発揮するために，スルホニル尿素（SU）薬やインスリンを用いた治療に比べて悪性腫瘍の発生が抑制される可能性もある．また，mTOR シグナルは悪性腫瘍細胞の増殖に重要な機能を果たすことが知られているが，ビグアナイド薬による mTOR シグナルの抑制も悪性腫瘍の発生抑制に関与する可能性がある．ビグアナイド薬が悪性腫瘍の発生や進展を抑制するかどうかについては，今後の前向き調査の結果によって明らかになると思われる．

MEMO
インスリン受容体基質（insulin receptor substrate：IRS）はインスリン作用の伝達に必須の機能を果たす分子であるが，mTOR シグナルは IRS の発現や機能を抑制することによりインスリンシグナルを抑制する．

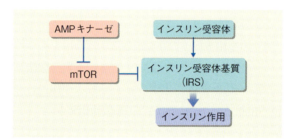

❺ mTOR とインスリンシグナル
mTOR はインスリン受容体基質の発現や機能を抑制することにより，インスリン作用を減弱させる．AMP キナーゼは mTOR シグナルを抑制する作用をもつ．

- ビグアナイド薬による cAMP の産生抑制やグリセロリン酸脱水素酵素の活性抑制は，AMP キナーゼを介さない機序によって起こる．

● ビグアナイド薬の多面的作用

- ビグアナイド薬による糖尿病治療では体重は不変あるいは軽度低下するという報告が多い．
- 用量と体重減少の程度は相関するため，ビグアナイド薬のもつ薬理作用により体重減少が生じる可能性があるが，そのメカニズムは明らかではない．
- 血清トリグリセリド値や LDL 値も軽度低下するという報告も多く，培養細胞や実験動物では AMP キナーゼの活性化を通じ肝臓の脂肪合成の低下作用や脂肪酸酸化の促進作用が認められる．
- 肥満 2 型糖尿病患者においては大血管症進展抑制についての一定のエビデンスがある．
- 体重増加抑制作用や血清脂質改善作用に加え，AMP キナーゼを介した血管内皮機能改善作用が大血管症進展抑制に関与する可能性がある．
- 後ろ向き調査ではビグアナイド薬の服用によって悪性腫瘍発生の減少を示す報告を多く認める[2,9]．
- AMP キナーゼは mTOR シグナルの抑制を通じて悪性腫瘍細胞の増殖

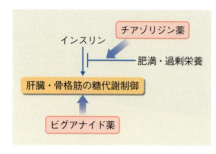

❻ ビグアナイド薬とチアゾリジン薬
チアゾリジン薬がインスリン抵抗性（障害されたインスリン作用）を改善するのに対し，ビグアナイド薬は，インスリン抵抗性が存在しても，インスリン作用とは無関係に肝臓や骨格筋で「インスリン様」の作用を発揮する．

を抑制する作用をもつ[2, 9]（❹）．
- 悪性腫瘍の発生や進展抑制に対する多くの前向き臨床研究が進行している[9]．

ビグアナイド薬の適応症例

- インスリン抵抗性のある例はよい適応である．
- 体重に対する効果からも肥満症例はよい適応である．
- チアゾリジン薬が「障害されたインスリン作用を改善する」のに対し，ビグアナイド薬は「インスリン作用障害とは無関係にインスリン様作用を発揮する」ことにより血糖を低下させる（❻）．
- インスリン抵抗性改善薬ではないため，インスリン抵抗性のない例や非肥満例でも良好な血糖低下作用が得られる．
- 単独使用では低血糖を起こしにくいことも臨床的に有用な特徴である．
- インスリン使用患者にビグアナイド薬を併用するとインスリンの使用量を低減することができる．

（小川　渉）

文献

1) Stumvoll M, et al. Metabolic effects of metformin in non-insulin-dependent diabetes mellitus. N Engl J Med 1995；333：550-4.
2) Fogarty S, Hardie DG. Development of protein kinase activators：AMPK as a target in metabolic disorders and cancer. Biochim Biophys Acta 2010；1804：581-91.
3) Hundal RS, et al. Mechanism by which metformin reduced glucose production in type 2 diabetes. Diabetes 2000；49：2063-9.
4) Shaw RJ, et al. The kinase LKB1 mediates glucose homeostasis in liver and therapeutic effects of metformin. Science 2005；310：1642-6.
5) He L, et al. Metformin and insulin suppress hepatic gluconeogenesis through phosphorylation of CREB binding protein. Cell 2009；137：635-46.
6) Takashima M, et al. Role of KLF15 in regulation of hepatic gluconeogenesis and metformin action. Diabetes 2010；59：1608-15.
7) Miller RA, et al. Biguanides suppress hepatic glucagon signalling by decreasing production of cyclic AMP. Nature 2013；494：256-60.
8) Madiraju AK, et al. Metformin suppresses gluconeogenesis by inhibiting mitochondrial glycerophosphate dehydrogenase. Nature 2014；510：542-6.
9) Kourelis TV, Siegel RD. Metformin and cancer：New applications for an old drug. Med Oncol 2012；29：1314-27.

チアゾリジン薬

- チアゾリジン薬は，その作用機序からインスリン抵抗性改善薬に分類され，特に肥満を伴う2型糖尿病に有効である．
- チアゾリジン薬は，白色脂肪組織への脂肪蓄積を強力に促進し，異所性脂肪蓄積を改善するとともに，アディポカイン異常を是正することでインスリン抵抗性を改善すると考えられている．
- 血糖降下作用に加え，動脈硬化症抑制効果，糖尿病発症予防効果が報告されている．

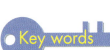

チアゾリジン薬 ▶ チアゾリジン骨格を有する2型糖尿病治療薬．インスリンに対する感受性を高め，肝臓における糖産生を抑制し，骨格筋における糖利用を増加させる作用を有する．

- チアゾリジン薬は1997年，トログリタゾンが世界で初めて抗糖尿病薬として臨床応用された．トログリタゾンはその後，一部の症例において重篤な肝障害が報告され，市場から撤退となったが，わが国においてはピオグリタゾン（アクトス®）が臨床において広く使用されている．
- チアゾリジン薬はインスリン抵抗性改善作用というユニークな作用機序を有し，血糖降下作用に加えて，動脈硬化症抑制効果，糖尿病発症予防効果が期待されている．
- 一方で体重増加や，骨折の増加，体液貯留に伴う浮腫や心不全の増悪に加え，最近一部の悪性腫瘍においてその発症増加が報告され，長期投与における安全性において未解決な問題点が残されている．
- 本項ではチアゾリジン薬の作用機序と病態からみた使い方について概説したい．

● インスリン抵抗性とは

インスリン抵抗性 ▶ インスリン作用が低下した状態．内臓脂肪蓄積に伴うメタボリックシンドロームの中核をなす病態であり，糖尿病のみならず，高血圧や脂質異常症の原因となる．

- わが国において2型糖尿病が急増している背景には，インスリン分泌低下の遺伝素因に，環境要因として加わった肥満・インスリン抵抗性が相まって，相対的なインスリン作用不足に陥ったためと考えられる（❶）．したがって肥満を治療すること，あるいは肥満によって引き起こされるインスリン抵抗性を治療することがその本質的な治療の一つであることは疑う余地がない．
- またインスリン抵抗性は，2型糖尿病だけではなく，脂質異常症や高血圧症も引き起こし，いわゆるメタボリックシンドロームの基盤病態にもなっており，動脈硬化症の発症・進展抑制という観点からも，肥満に伴うインスリン抵抗性の改善はきわめて重要である．
- インスリン抵抗性とは，インスリンによる血糖降下作用が減弱し，生理

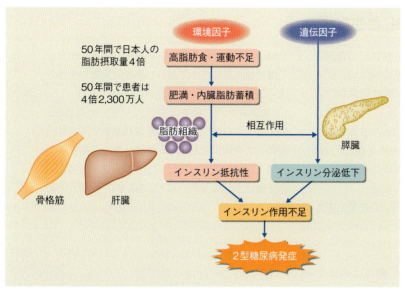

❶ わが国の2型糖尿病急増の背景

的なインスリン量でインスリン作用が十分に発揮されていない状態であり，主には主要なインスリン作用臓器である肝臓・骨格筋における糖取り込みおよび肝臓における糖産生抑制が障害された病態である[1]．

- ヒトを含め間欠的捕食生物にとって，獲得したエネルギーをいかに能率よく蓄積し，次の食物が得られるまでいかに効率よく利用するかは，進化の過程できわめて重要であったと考えられる．
- 直ちに必要なエネルギーを消費した後，余剰となったエネルギーの一部はグリコーゲンの形で主に肝臓や骨格筋に蓄えられ，しかしその大部分はその後数日から数週間続く空腹期間を維持するために脂肪として脂肪組織に蓄えられる．
- そして脂肪組織から分泌される遊離脂肪酸（free fatty acid：FFA）を利用することで，たとえば血糖維持のために必要な肝臓のエネルギーや獲物を獲得するための骨格筋のエネルギーを得ている．
- ヒトは進化の過程においておおよそBMI 20前後であったと推定されており[2]，空腹時，インスリンが低下した状態では脂肪分解が亢進しFFAが供給され，また脂肪酸燃焼に働くアディポネクチンなども脂肪細胞から分泌され，これによって骨格筋や肝臓では必要なエネルギーを確保していたと考えられる．
- 一方現在では，ヒトは十分なエネルギーを獲得できるようになったばかりでなく，冷凍食・保存食に代表されるように食料をきわめて長期間にわたりその質を落とすことなく維持・管理することが可能となった．そのため，ヒトは獲物を獲得するための必要エネルギーも減少し，常時過

> **COLUMN：糖尿病患者のQOLと生命予後**
>
> 2012年の国民健康・栄養調査の発表によると、「糖尿病が強く疑われる人（HbA1cが6.5％以上，または現在糖尿病の治療を受けている人）」が約950万人，「糖尿病の可能性が否定できない人（HbA1cが6.0％以上6.5％未満）」は1,100万人で，合計すると2,050万人と，糖尿病予備群こそ低下傾向に転じたものの，なお糖尿病患者は増加傾向にある．
>
> それに伴い，糖尿病に関連の深い心血管合併症や細小血管合併症も患者の高齢化などとも相まって増加傾向をたどっており，寿命の短縮や生活の質（QOL）の低下につながっている．
>
> 「糖尿病死因に関する委員会」（堀田饒委員長）の報告によれば，今なお，糖尿病患者の寿命は一般の平均寿命に比して10年ほど短く，糖尿病の管理・治療が進歩したにもかかわらず，患者の生命予後は十分に改善されていないのが現状である．

剰なエネルギーにさらされることとなった．
- 脂肪組織に蓄積しきれなくなった脂肪は肝臓や骨格筋などに異所性脂肪蓄積を引き起こし，これは肝臓や骨格筋のインスリン抵抗性を惹起する．インスリン抵抗性はこれを代償すべく膵β細胞からのインスリン分泌を引き起こし，その結果，高インスリン血症がもたらされる．
- 高インスリン血症は，生物が本来もつ過剰なインスリン作用（低血糖）への防御機構の一つとしてインスリン受容体基質（insulin receptor substrate：IRS）の発現や機能を低下させ，結果的にインスリン抵抗性はさらに増悪する．
- また，過剰にエネルギー（脂肪）を蓄え肥大化した脂肪細胞は，その性質を変化させ，必要がなくなったためとも考えられるが，肝臓や骨格筋において脂肪酸燃焼などを引き起こすアディポネクチンの分泌を低下させ，さらなる脂肪細胞における脂肪蓄積を抑制するようにインスリン作用を低下させるTNF-αやFFA，レジスチンを過剰に産生する[3]．これらが相まって肥満により肝臓や骨格筋のインスリン抵抗性は発症・増悪していると考えられる．

● チアゾリジン薬の作用機序

- チアゾリジン薬は脂肪細胞分化のマスターレギュレーターである核内受容体型転写因子 PPAR（peroxisome proliferator-activated receptor）γに結合し，その作用を発揮する．
- Tontonozらは，脂肪細胞への分化能をもたない線維芽細胞にPPARγを強制発現させ，同時にPPARγの活性化剤を添加することにより線維芽細胞が脂肪細胞へ分化することを示し，PPARγが脂肪細胞分化と，脂肪細胞分化の一連の遺伝子カスケードにおいて重要な役割を果たしていることを報告している[4]．

- また PPARγ ホモ欠損マウスの胎児線維芽細胞では脂肪細胞への分化はまったく認められず，チアゾリジン誘導体を添加しても変化は認められないが，PPARγ ヘテロ欠損マウスの胎児線維芽細胞では，野生型の半分程度に低下していた脂肪細胞への分化が，チアゾリジン薬の投与により野生型の約 80 % 程度にまで回復する[5]．こうした結果から，チアゾリジン薬の脂肪細胞への分化誘導作用は主に PPARγ を介していると思われる．
- チアゾリジン薬によるインスリン抵抗性改善機構は主に下記の 2 点が考えられる．
  ① チアゾリジン薬による PPARγ の著明な活性化は脂肪細胞分化を誘導し[6]，白色脂肪組織における脂肪蓄積を強力に促進し，そのことによって骨格筋や肝臓における異所性脂肪蓄積を改善する．
  ② チアゾリジン薬による PPARγ の著明な活性化は脂肪細胞分化によって新たに生じた小型脂肪細胞の増加とアポトーシスによる大型脂肪細胞の減少を引き起こし，脂肪組織としてその性質を回復させる．具体的には，肥満によって上昇していたインスリン抵抗性惹起分子（TNF-α，FFA，レジスチンなど）の発現・分泌を低下させ，肝臓や骨格筋において脂肪酸燃焼促進作用などを有するインスリン感受性ホルモン，アディポネクチンの発現・分泌を促進する[3]．
- チアゾリジン薬は，その投与により血糖値とともに血中のインスリン値も低下することから，インスリン分泌促進作用はなく，主にインスリン抵抗性改善により血糖降下作用を発揮していると考えられている．実際，単独投与では低血糖は少なく，グルコースクランプを用いた検討では肝臓および骨格筋におけるインスリン作用の増強が報告されている[7]．

● チアゾリジン薬のエビデンス

- PROactive 試験（Prospective Pioglitazone Clinical Trial in Macrovascular Events）は，大血管障害の既往を有するハイリスク 2 型糖尿病患者を対象にした心血管イベントの発症予防効果を検討した大規模臨床試験である．本試験では（調査期間：平均 3 年），心血管イベント発症抑制効果が実証されているスタチン，抗血小板薬，レニン-アンジオテンシン（RA）系抑制薬など，両群ともに国際糖尿病連合（IDF）の治療ガイドラインに従って使用した状態で，チアゾリジン薬であるピオグリタゾンを加えることによってイベント発症リスクの減少効果を検討している．
- ピオグリタゾンは血糖値だけなく，脂質代謝異常も改善し，3 年間で総死亡＋非致死性心筋梗塞＋脳卒中の発症リスクを 16 % 減少させた（❷）[8]．さらに心筋梗塞既往患者の心筋梗塞再発を 28 %[9]，脳卒中既往

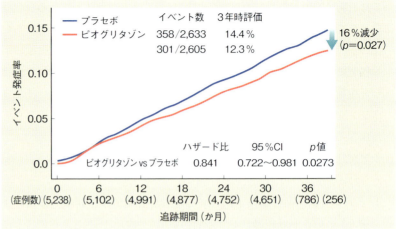

❷ 無作為化から総死亡，非致死性心筋梗塞，脳卒中のいずれかのイベントが最初に起こるまでの期間

（Dormandy JA, et al. Lancet 2005[8] より）

患者の脳卒中再発を47％減少させ[10]，抗糖尿病薬で心血管イベントの進展や再発を予防できることが初めて証明された．また，動脈硬化症進展を視覚的に検討した試験としてCHICAGO（Carotid Intima-Media Thickness in Atherosclerosis Using Pioglitazone）試験とPERISCOPE（Pioglitazone Effect on Regression of Intravascular Sonographic Coronary Obstruction Prospective Evaluation）試験が報告されている．

- CHICAGO試験は，一次予防効果について検討したアメリカで実施された第III相二重盲検比較試験であり，ピオグリタゾンがグリメピリドに比べて，動脈硬化の指標である頸動脈内膜中膜複合体肥厚（IMT）の進展を有意に抑制することが明らかになった[11]．また，HbA1cの推移においても，ピオグリタゾンにより長期にわたり良好なコントロールが得られることが報告された．
- PERISCOPE試験は，血管内超音波（intravascular ultrasound：IVUS）を用いて冠動脈疾患合併2型糖尿病患者を対象に，冠動脈プラークの進展に対する効果をピオグリタゾンとグリメピリド投与群で比較検討した試験である．HbA1cには両群間において差は認められなかったが，グリメピリド群で冠動脈プラークの進展が認められたのに対し，ピオグリタゾン群ではその進展が有意に抑制されていた[12]．これらの結果から，ピオグリタゾンは長期の良好な血糖低下作用や，動脈硬化症に対しbeyond blood glucose lowering effectsを有することが示唆された．
- 最近報告されたACT NOW試験（Actos Now for the Prevention of Diabetes Study）[13]は，アメリカで実施された無作為化二重盲検プラセボ対照試験であり，ピオグリタゾンの糖尿病予防効果が検討された．
- ACT NOW試験には，BMI 25以上の糖尿病に至らない耐糖能異常を

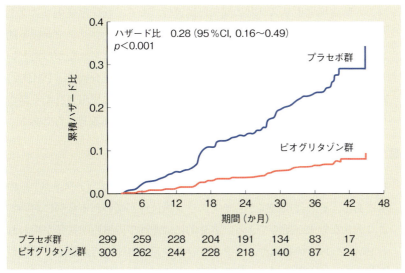

❸ 糖尿病発症ハザード比
（DeFronzo RA, et al. N Engl J Med 2011[13]より）

有する成人602例が登録され，平均2.4年間の追跡期間においてピオグリタゾン群では，プラセボ群に比し有意に2型糖尿病の発症が抑制されていた（❸）．また，ピオグリタゾン群はプラセボ群に比べて，有意な空腹時血糖値の低下，食後2時間血糖値の低下，HbA1cの低下がみられ，ピオグリタゾン群では48％で耐糖能が正常化したのに対し，プラセボ群では28％にとどまっていた（$p<0.001$）．

- 以上の結果から，ピオグリタゾンは耐糖能異常の成人に対して，優れた糖尿病発症予防効果を有することが示され，その一部はインスリン抵抗性改善作用に加え，膵β細胞機能が改善したためと考えられた．

チアゾリジン薬の安全性─膀胱癌との関連について

- ピオグリタゾンは承認前の癌原性試験において，雄ラットで膀胱癌の上昇が報告されており，またPROactive試験においても，有意ではないもののピオグリタゾン群で膀胱癌が多くみられたことなどから，アメリカ食品医薬品局（FDA）の要請により，医療保険加入者データーベースを用いた前向き観察研究（KPNC〈Kaiser Permanente Northern California〉研究）が開始された．
- 2011年，5年間の中間解析において全体では有意差は認められなかったものの投与期間2年以上で有意な増加が報告され[14]，またフランスの保険データベースを用いた後ろ向きコホート研究であるCaisse nationale de l'assurance maladie des travailleurs salariés（CNAMTS）研究においてもピオグリタゾン内服と膀胱癌の関連性が報告され[15]，ピオグリタゾンにおける膀胱癌のリスクが注目された．
- 2014年8月，10年間のKPNC研究の最終解析において，ピオグリタ

ゾンと膀胱癌発生リスクとの間には関連性はなく，膀胱癌発生リスクとピオグリタゾンの投与期間，累積投与量あるいはピオグリタゾン投与開始からの期間との間のいずれにおいても関連性は認められなかったという結果が報道された．この結果は，医薬品医療機器総合機構（PMDA），FDA，欧州医薬品庁（EMA）など各国の規制当局に提出されたと発表されているが，一日も早い文献としての公表が待たれるところである．

● チアゾリジン薬の使い方

- わが国で使用可能なチアゾリジン薬はピオグリタゾン（アクトス®）のみである．その作用機序からインスリン抵抗性が疑われる症例においてより大きな効果が期待できる．具体的には肥満や内臓脂肪蓄積が疑われるBMI 25以上の症例や，メタボリックシンドロームの診断基準で定められたウエスト周囲径を上回る症例，HOMA-IR高値の症例などである．
- 一方で，インスリン分泌が枯渇した2型糖尿病患者では効果が認められにくく，2型糖尿病の自然歴を考慮すると，動脈硬化症のリスクが高い症例に対して早期から積極的に使用することを考慮すべきである．
- 一般的にチアゾリジン薬を投与すると体重増加を経験することが多く，その傾向は血糖コントロール改善症例でより顕著である．食事・運動療法が不十分な症例であることが多いが，その機序から脂肪組織，特に皮下脂肪組織にエネルギーが蓄積される可能性が高く，分化誘導された脂肪細胞が肥大化し肥満を助長させてしまうとHbA1cの改善効果が減弱・消失してしまう可能性もあり注意が必要である．なお具体的な投与法と注意すべき副作用については，「3章 糖尿病治療薬の具体的投与法と注意点／チアゾリジン薬」（p.158）を参照していただきたい．

（窪田直人，門脇 孝）

● 文献

1) Modan M, et al. Hyperinsulinemia：A link between hypertension obesity and glucose intolerance. J Clin Invest 1985；75：809-17.
2) Speakman JR. A nonadaptive scenario explaining the genetic predisposition to obesity：the "predation release" hypothesis. Cell Metab 2007；6（1）：5-12.
3) Kadowaki T, et al. Adiponectin and adiponectin receptors. Endocr Rev 2005；26：439-51.
4) Tontonoz P, et al. Stimulation of adipogenesis in fibroblasts by PPAR gamma 2, a lipid-activated transcription factor. Cell 1994；79：1147-56.
5) Kubota N, et al. PPAR gamma mediates high-fat diet-induced adipocyte hypertrophy and insulin resistance. Mol Cell 1999；4：597-609.
6) Okuno A, et al. Troglitazone increases the number of small adipocytes without the change of white adipose tissue mass in obese Zucker rats. J Clin Invest 1998；101：1354-61.
7) Kawamori R, et al. Pioglitazone enhances splanchnic glucose uptake as well as peripheral glucose uptake in non-insulin-dependent diabetes mellitus. AD-4833

Clamp-OGL Study Group. Diabetes Res Clin Pract 1998 ; 41 : 35-43.
8) Dormandy JA, et al. Secondary prevention of macrovascular events in patients with type 2 diabetes in the PROactive Study (PROspective pioglitAzone Clinical Trial In macroVascular Events) : A randomised controlled trial. Lancet 2005 ; 366 : 1279-89.
9) Erdmann E, et al ; PROactive Investigators. The effect of pioglitazone on recurrent myocardial infarction in 2,445 patients with type 2 diabetes and previous myocardial infarction : Results from the PROactive (PROactive 05) Study. J Am Coll Cardiol 2007 ; 49 : 1772-80.
10) Wilcox R, et al. Effects of pioglitazone in patients with type 2 diabetes with or without previous stroke : Results from PROactive (PROspective pioglitAzone Clinical Trial In macroVascular Events 04). Stroke 2007 ; 38 : 865-73.
11) Mazzone T, et al. Effect of pioglitazone compared with glimepiride on carotid intima-media thickness in type 2 diabetes : A randomized trial. JAMA 2006 ; 296 : 2752-81.
12) Nissen SE, et al. Comparison of pioglitazone vs glimepiride on progression of coronary atherosclerosis in patients with type 2 diabetes : The PERISCOPE randomized controlled trial. JAMA 2009 ; 299 : 1561-73.
13) DeFronzo RA, et al. Pioglitazone for diabetes prevention in impaired glucose tolerance. N Engl J Med 2011 ; 364 : 1104-15.
14) Lewis JD, et al. Risk of bladder cancer among diabetic patients treated with pioglitazone : Interim report of a longitudinal cohort study. Diabetes Care 2011 ; 34 (4) : 916-22.
15) Neumann A, et al. Pioglitazone and risk of bladder cancer among diabetic patients in France : A population-based cohort study. Diabetologia 2012 ; 55 (7) : 1953-62.

DPP-4阻害薬

POINT

- DPP-4阻害薬は内因性の活性型GIP，活性型GLP-1濃度を生理的範囲で上昇させる．
- DPP-4阻害薬は「インスリン分泌促進系」薬剤として分類されるが，そのインスリン分泌促進作用が血糖値依存性であるところに大きな特徴がある．
- 作用機序から，単剤使用では低血糖をきたしにくい薬剤である．
- 血糖降下作用のほか，インクレチンの膵外作用を介した多面的な効果が期待され，知見が集積されつつある．
- DPP-4には数多くの基質が存在しており，DPP-4阻害薬による修飾作用の長期的影響について引き続き検証していくことが必要で，これらを念頭においた臨床使用における姿勢が重要である．

Key words

インクレチン効果 ▶ 膵β細胞は経口摂取により血中に取り込まれた栄養素の刺激によってインスリンを分泌するが，その際，消化管から分泌される液性因子を介した，栄養素の取り込みに合わせたインスリン分泌の増強を示す．この液性因子をインクレチンと称し，インクレチンによるインスリン分泌の増強効果をインクレチン効果という．食後のインスリン分泌の約半分がインクレチン効果によるものとされる．

インクレチンとインクレチン効果
▶ インクレチン効果には，膵β細胞に到達した活性型インクレチン（GIPおよびGLP-1）がおのおのの受容体に結合してブドウ糖応答性のインスリン分泌を増強する液性効果のほか，主にGLP-1が神経ペプチドとして迷走神経を介してインスリン分泌を増強する神経性効果が含まれていることを示唆する知見が報告されている．

● インクレチンとインクレチン関連薬

- 栄養素が消化管を通過する際に腸管内分泌細胞から分泌され，栄養素の取り込みに合わせて，膵β細胞からのインスリン分泌を増強する物質を「インクレチン」と呼び，現在，GIP（gastric inhibitory polypeptide/glucose-dependent insulinotropic polypeptide）とGLP-1（glucagon-like peptide-1）の2つの消化管ホルモンが主なインクレチンとして知られている（❶a）．
- 活性型のGIPとGLP-1はそれぞれ，膵β細胞に存在するGIP受容体，GLP-1受容体に結合し，細胞内のcAMP濃度を上昇させてインスリン顆粒の開口放出を促進することでインスリン分泌を増幅する（❶a）．
- GLP-1シグナルは同時に膵β細胞のミトコンドリア代謝を改善してインスリン分泌を増強する機序も考えられている（❶a）．
- GLP-1投与が糖尿病状態でもインスリン分泌促進能を示すことが明らかにされ，GLP-1シグナルを増強する薬剤開発が進められてきた（❶b）．
- GLP-1にはインスリン分泌促進，グルカゴン分泌抑制といった膵島への作用のほか，膵外に対するさまざまな作用が報告されている（❶c）[1-3]．
- なかでもGLP-1の膵β細胞の保護，増殖，再生作用について，当初より大きな期待を集めてきており，インクレチン関連薬の臨床使用のなかで，他の治療法に比べて膵β細胞の保護的な経過を示す経過が検証されつつあるが，増殖，再生作用については臨床効果として示されていない．

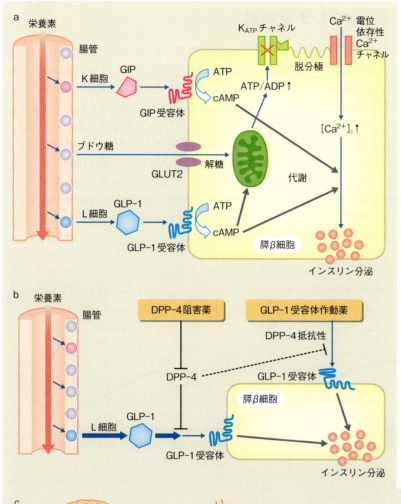

❶ インクレチンとインクレチン関連薬の作用機序

a：膵β細胞への GIP, GLP-1 の作用
b：インクレチン関連薬による治療戦略
c：GLP-1 分泌と諸臓器でのさまざまな生理作用

（c：Holst JJ, et al. Trends Mol Med 2008[2]）をもとに作成）

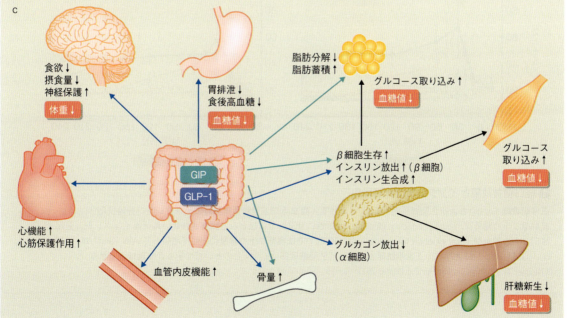

COLUMN 2型糖尿病におけるインクレチン効果

インクレチンは，健常者においては消化管内に流入した栄養素量に応じて分泌されて，血糖応答性のインスリン分泌増幅効果（インクレチン効果）をより高めていることが以前より知られていた[4]．この流入栄養素量に応じたインクレチン効果の増強について，健常者および2型糖尿病患者それぞれに負荷糖量を違えた複数回の負荷試験を行った検討が行われている．2型糖尿病では，経口負荷したブドウ糖量に応じたインクレチン分泌は健常者と同様にみられた（**1**）[5]が，その際のインクレチン効果は，おのおのの糖負荷時に正常耐糖能者に比して有意な減弱がみられたほか，負荷糖量の増加に応じたインクレチン効果の増強も正常耐糖能者に比べて明らかに少なかった（**2**）[5]．このことは，血糖応答性のインスリン分泌増幅作用のみでなく，食事摂取量に応じてインスリン分泌を調節するといったインクレチン効果の柔軟性が2型糖尿病では損なわれていることを意味する．本項でDPP-4阻害薬による治療時の効果持続のための体重管理の重要性を述べているが，安定した食事療法の意義を考えるうえで重要な知見である．

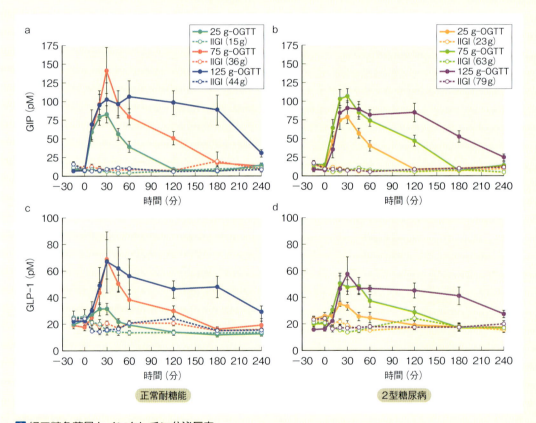

1 経口糖負荷量とインクレチン分泌反応

正常耐糖能（a, c）および2型糖尿病（b, d）における，異なるブドウ糖量負荷時のインクレチン分泌反応．
経静脈ブドウ糖負荷（isoglycemic iv glucose infusion：IIGI）ではほとんど観察されない負荷後インクレチン分泌が，経口ブドウ糖負荷（oral glucose tolerance test：OGTT）では負荷ブドウ糖量に応じて増強している（a-d）が，GIP（a, b），GLP-1（c, d）ともに，正常耐糖能（a, c）と2型糖尿病（b, d）とのあいだで明らかな差はみられない．
（Bagger JI, et al. J Clin Endocrinol Metab 2011[5]より）

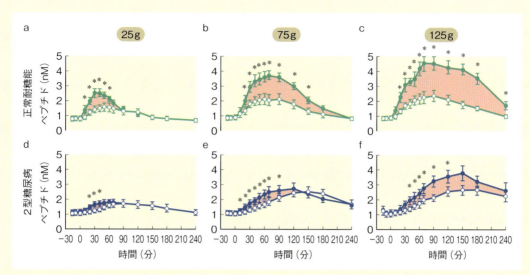

2 経口糖負荷量とインクレチン効果

正常耐糖能（a, b, c）および2型糖尿病（d, e, f）における，25g（a, d），75g（b, e），125g（c, f）の経口ブドウ糖負荷と，それぞれの同等血糖値が得られるよう調整して経静脈ブドウ糖負荷を行った際のインクレチン効果．OGTT（●，●）とIIGT（○，○）時の血清Cペプチド分泌反応をもとに評価したインクレチン効果は，正常耐糖能20％（25g負荷時），37％（75g負荷時），49％（125g負荷時），2型糖尿病4％（25g負荷時），6％（75g負荷時），24％（125g負荷時）と，正常耐糖能に比して2型糖尿病では有意な減弱があるとともに，負荷糖量増加に応じたインクレチン効果の増強が大きく減じていることも明らかとなった．

（Bagger JI, et al. J Clin Endocrinol Metab 2011[5]より）

● インクレチン関連薬とDPP-4阻害薬

- インクレチンは腸管から分泌された後，分解酵素 dipeptidyl-peptidase4（DPP-4）によってすみやかに分解され不活化される．
- DPP-4阻害薬は内因性の活性型インクレチン濃度を上昇させることによってインスリン分泌増強を図る．他方，GLP-1受容体作動薬はDPP-4に抵抗性をもたせることによってGLP-1受容体への安定的なアゴニスト作用を発揮してインスリン分泌を増強する（❶b）．
- DPP-4阻害薬は内服薬，GLP-1受容体作動薬は注射薬である．
- DPP-4阻害薬は活性型インクレチンのうち，活性型GIP濃度も上昇させるが，GIPの生理作用から，その効果も臨床的に注目されている[2,3]．

● DPP-4阻害薬の作用と効果

膵島への作用

- DPP-4阻害薬の内服によって，経口ブドウ糖，食事負荷後の血中活性型GLP-1，活性型GIP濃度が上昇し，負荷後（食後）の血中インスリン分泌が増強するとともにグルカゴン分泌が抑制される（❷a）[6]．

> **MEMO**
> **インクレチン効果の算出**
> 経口ブドウ糖負荷時に得られた血糖値の推移と同じ血糖値経過をたどるように，注入速度を調整しながら経静脈ブドウ糖負荷を行う．その際のインスリン分泌反応はインクレチンの作用によって，経静脈ブドウ糖負荷時よりも経口ブドウ糖負荷時に大きい．この差を経口ブドウ糖負荷時のインスリン分泌反応で除したものが，経口ブドウ糖負荷時のインスリン分泌反応全体に占める，インクレチン作用を介した分泌反応の割合として算出されるインクレチン効果である．

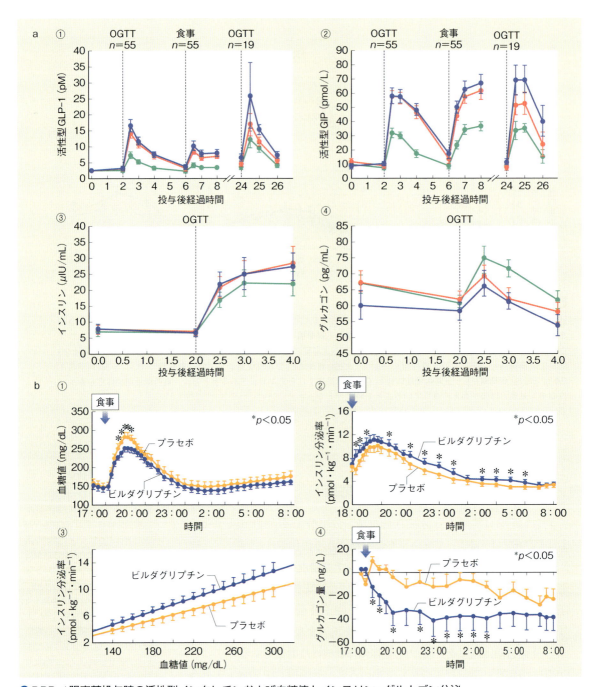

❷ DPP-4阻害薬投与時の活性型インクレチンおよび血糖値とインスリン・グルカゴン分泌

a：シタグリプチン単回投与時のプロファイル．①，②シタグリプチン25 mg（●），200 mg（●），あるいはプラセボ（●）を内服して2時間後および24時間後に75g OGTTを，6時間後に食事負荷試験（578 kcal；炭水化物70 g，脂質21 g，蛋白質27 g）を施行した際の，血漿活性型GLP-1濃度（①），活性型GIP濃度（②）．③，④シタグリプチンあるいはプラセボ（図中記号は①，②に同じ）内服2時間後に行われたOGTT時の血中インスリン（③），グルカゴン（④）濃度．
b：ビルダグリプチン単回投与時の各種プロファイル．①，④ビルダグリプチン100 mg（●）あるいはプラセボ（●）を夕方内服して30分後に食事負荷試験（535 kcal；炭水化物75 g，脂質22 g，蛋白質19 g）を施行し，翌朝まで測定した血糖値（①）およびグルカゴン濃度（④）．②，③負荷試験時のCペプチド濃度の推移から数学的モデルを用いて算出したインスリン分泌率（insulin secretory rate：ISR）（②）と，血糖値-インスリン分泌率関係直線の傾きで表したβ細胞のグルコース感受性（③）．
（a：Herman GA, et al. J Clin Endocrinol Metab 2006[6]より/b：Balas B, et al. J Clin Endocrinol Metab 2008[7]より）

DPP-4阻害薬とインクレチン効果

2型糖尿病患者ではインクレチン効果（および摂取栄養素量に応じたその増強作用〈p.88 COLUMN 参照〉）が健常者に比べて減弱していることが示されており，インクレチン関連薬はこの減弱したインクレチン効果を改善させて2型糖尿病患者の経口摂取時のインスリン分泌を増強させると考えられてきた．しかし，DPP-4阻害薬を実際に投与した詳細な検討からは，DPP-4阻害薬は必ずしもそうした効き方のみでインスリン分泌を増強しているとは限らない可能性が示唆されている（3）[8]．

同報告によると，DPP-4阻害薬投与時に活性型GIPおよび活性型GLP-1の血中濃度が上昇し，結果，経口ブドウ糖負荷時のインスリン分泌反応が大きく増強した．しかし同時に，経静脈ブドウ糖負荷後のインスリン分泌もDPP-4阻害薬投与時に上昇を示していたため，これらから算出されるインクレチン効果は，DPP-4阻害薬投与時とプラセボ投与時とで変わらなかった．本来のインクレチン効果は経静脈ブドウ糖負荷時にはインクレチンの作用が働かないことを前提としているが，この検討ではDPP-4阻害薬の内服が経静脈ブドウ糖負荷時のインスリン分泌反応に明らかな影響を与えたことが示されている．その理由として，経静脈ブドウ糖負荷時の活性型GLP-1の血中濃度上昇がみられたこと，DPP-4阻害薬投与前の状態にインクレチン効果減弱も含め，膵β細胞の糖毒性が反映されており[9]，インクレチンシグナルが糖尿病状態における膵β細胞のATP産生障害を改善するとの報告[10]から，経静脈負荷時のブドウ糖応答性のインスリン分泌を改善させた可能性が考えられる．

この膵β細胞におけるATP産生障害の改善については，DPP-4阻害薬の発売後当初，SU薬にDPP-4阻害薬を追加併用した際にみられた重症低血糖発現（p.169 COLUMN 参照）の機序を説明するうえでも示唆に富む．

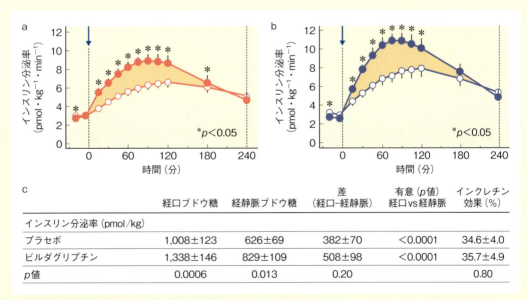

3 DPP-4阻害薬の内服とインクレチン効果

21人の2型糖尿病患者（59±9歳，BMI 28.6±2.6，HbA1c 7.3±0.5％に13日間ビルダグリプチン（b）とプラセボ（a）を投与した後のインクレチン効果．それぞれ●，●は75g経口ブドウ糖負荷時，○，○は経静脈ブドウ糖負荷時のインスリン分泌率を示す．両者の曲線下面積の差（　　部分）の経口ブドウ糖負荷時の曲線下面積に対する割合でインクレチン効果を算出している．それぞれの曲線下面積（とその差）の値をcに示している．

（Vardarli I, et al. J Clin Endocrinol Metab 2011[8]より）

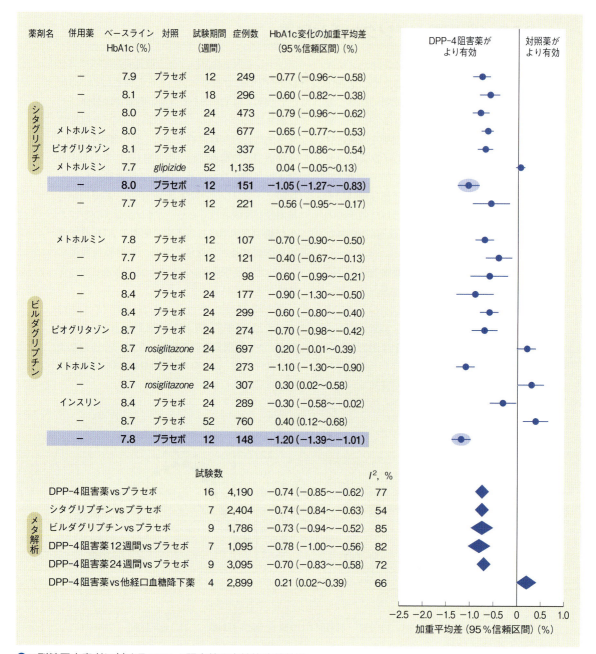

❸ 2型糖尿病患者に対するDPP-4阻害薬の血糖値改善効果
(Amori RE, et al. JAMA 2007[11])より．太字，網かけを施した部分は日本人を対象とした結果であり，筆者によってハイライトされた)

- DPP-4阻害薬の内服による負荷後（食後）の血糖値改善とともに，詳細な検討から，同じ血糖値に対する膵β細胞からのインスリン分泌反応が高まることが示されている（❷b)[7]．
- 夜間から翌朝空腹時にわたるグルカゴン分泌の抑制も示されている（❷b)[7]．

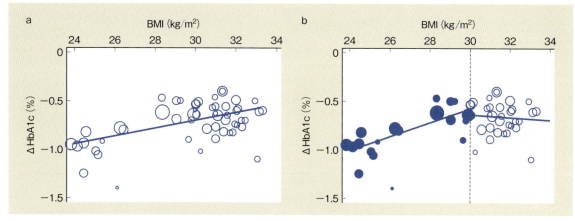

❹ DPP-4阻害薬のHbA1c改善効果とBMIとの関係
2型糖尿病患者に対してDPP-4阻害薬投与が行われた55試験のメタアナリシスが行われ，DPP-4阻害薬投与によるHbA1c改善効果と投与開始時BMIとのあいだに有意な相関関係（$p<0.001$）が認められた（a）．2型糖尿病患者のBMIが30未満のグループと，30以上のグループの臨床試験に分けた場合，BMI 30未満のグループでHbA1c改善効果とBMIとのあいだに有意な相関がみられた（$p<0.001$）がBMI 30以上のグループでは相関がみられなかった（$p=0.623$）（b）．このメタアナリシスでは，対象患者でアジア人の割合の多い試験でBMIが小さく，HbA1c改善効果も高かった解析結果も示されている．
（Kim YG, et al. Diabetologia 2013[13]より）

血糖値改善効果

- 12～24週間の投与でおおむねHbA1c 0.8～1.0％程度の改善効果が示されている（❸）[11, 12]．
- 単剤使用では低血糖をきたしにくく，体重増加もきたしにくい[12]．
- 欧米の報告に比べて，日本人での血糖値改善効果が高いことが当初より期待されていた（❸）[12]が，肥満度の高くない東アジア型の2型糖尿病患者でより優れたHbA1c改善作用がみられるとのメタアナリシス結果も示された（❹）[13]．
- 海外では，症例に応じた選択によって，長期（4年）にわたって血糖値改善効果が持続し，有意な肥満度増加をきたさない経過が示されている（❺）[14]．
- SU薬治療へのDPP-4阻害薬追加投与後の経過を追ったわが国の報告では，一度改善したHbA1cが再上昇をきたす原因の一つとして，治療後の体重増加が示唆されている（❻）[15]．

膵外作用の観点から

- インクレチンの生理的な膵外作用（❶c）から，DPP-4阻害薬の血糖降下作用以外の多面的な作用が期待されており，各種臨床的検討の途上にある．
- 後ろ向き検討ではあるが，DPP-4阻害薬による治療を行った症例では，多薬剤による治療症例に比して有意に骨折が少なかったとの報告があり[16]，インクレチンの骨への効果が背景の機序として示唆されている．

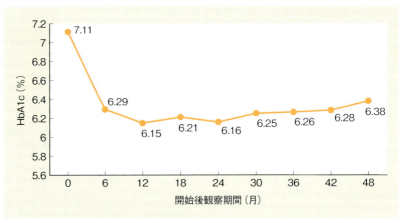

❺ DPP-4阻害薬単独療法の長期経過

新規糖尿病診断を受けた76人（F/M 40/36，年齢 71.3±11.7歳，BMI 26.5±4.5，HbA1c 7.1±0.8％）に対するシタグリプチン単剤療法［平均投与量（開始時）69.4±24.3 mg/日，（観察終了時）67.3±23.6 mg/日］の4年間の経過．
（Hsieh CJ, et al. Clin Interv Aging 2014[14] より）

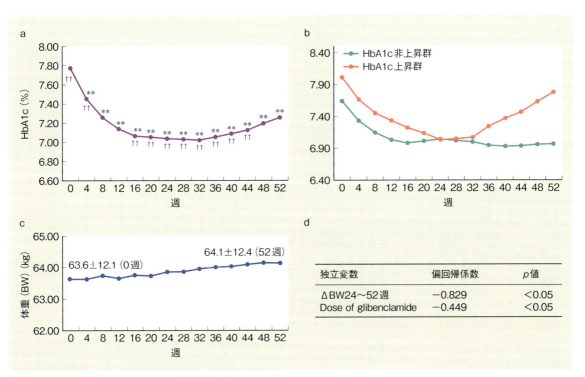

❻ SU薬治療へのDPP-4阻害薬の追加後経過

SU薬による治療を行っている2型糖尿病患者162人（F/M 64/98，年齢65.6±10.0，BMI 24.4±4.0，HbA1c 7.77±0.73％）にシタグリプチンを追加した後の52週にわたる経過．HbA1c（a）は52週目にかけて有意な低下を認めている（7.25±0.75％）が，16～44週後に比べると高くなっている．体重の経過（b）は全体では0週（63.6±12.1 kg）と52週目（64.1±12.4％）とで有意な差は認められなかったが，HbA1cが改善後安定していた群と再度52週目にかけて上昇した群とを分ける（c）と，24週目から52週目にかけての体重増加が有意な因子として抽出された（d）．
（Kubota A, et al. J Diabetes Investig 2014[15] より）

- インクレチンの心血管系への保護効果から，DPP-4阻害薬が2型糖尿病治療における心血管イベント抑制効果を有するかの検討が行われている．現時点では，心血管疾患ハイリスクグループに対する治療のなかで，心血管イベントリスクを上げないことが検証の行われたDPP-4阻害薬で示されている[17-20]．

病態からみた選択

- インスリン非依存状態にある2型糖尿病が適応となる．
- わが国で臨床使用されるようになってから短期の間に，多くの患者の単剤療法，併用療法で用いられるようになっている[21]．
- 基本的に幅広い症例に対して選択が可能である．なかでも，体重増加を避けたい場合，特に低血糖を避けたい場合（インスリンあるいは他のインスリン分泌促進系薬剤との併用を除く）に有用な選択肢となる．
- ほぼすべてのDPP-4阻害薬が，どの2型糖尿病治療薬剤とも併用が可能である．
- DPP-4薬剤のなかで代謝・排泄経路が異なっており，選択にあたっては対象患者の腎機能をよく勘案する（腎機能に応じた用量調整を要する薬剤がある）．
- わが国の検討では，治療開始時において糖尿病歴が短い，年齢が若い，BMIが低い，HbA1cが高い患者ほどDPP-4阻害薬のHbA1c改善効果が高い傾向があるとの知見が得られている[22, 23]．BMIとHbA1c改善との関連について，海外を含めたメタアナリシスでも平均BMI 30未満を対象としたスタディで，より関係がはっきりすることが示されている（❹）[13]．

使用にあたっての留意点

- 安定した血糖改善効果を維持するには，体重増加をきたさないよう（❻）[15]，食事療法などの生活習慣改善への取り組みがおろそかにならないように注意する．
- 特にSU薬との併用時の注意点などについて，使用に際しては必ず一度「インクレチン（GLP-1受容体作動薬とDPP4阻害薬）の適正使用に関する委員会」から[24]のお知らせを参照する．
- 症例の集積から，発売後5年を経ても添付文書の重大な副作用記載追加が行われており，引き続き注意を払う必要がある．
- 経口血糖降下薬としては，DPP-4を阻害することによって活性型GLP-1と活性型GIPの濃度を高める作用を実現している（❷a）が，DPP-4にはこれらインクレチンのほかにも非常に数多くの基質が存在することが知られている[25]．DPP-4阻害薬によるそれら基質の修飾が

MEMO

インクレチンの測定

インクレチン関連薬が臨床使用されるようになって以降，インクレチンの血中濃度の測定が多くの施設で行われている．インクレチン作用をもつ活性型GIP，活性型GLP-1は分泌後ただちにDPP-4による分解を受け，多くが不活性型となるため末梢血で測定されるこれら活性型インクレチン濃度はかなり低い．他方で血中総GIP，総GLP-1濃度は，活性型にあわせて不活性型インクレチンも含めて測定され，経口負荷後の上昇経過もわかりやすい．インクレチン分泌を評価する際には総インクレチン濃度を，種々のインクレチン作用を検討する際には活性型インクレチン濃度を検討するといった，それぞれの特徴を考慮した測定項目の選択や測定結果の解釈が求められる．

長期にわたった場合の影響は未知であり，糖尿病治療はきわめて長くにわたることからも，常に慎重な観察を伴った臨床使用が必要である．

(濱崎暁洋，稲垣暢也)

● 文献

1) Drucker DJ, Nauck MA. The incretin system : glucagons-like peptide-1 receptor agonists and dipeptidyl peptidase-4 inhibitors in type 2 diabetes. Lancet 2006 ; 368 : 1696-705.
2) Holst JJ, et al. Glucagon-like peptide-1, glucose homeostasis and diabetes. Trends Mol Med 2008 ; 14 (4) : 161-8.
3) Seino Y, Yabe D. Glucose-dependent insulinotropic polypeptide and glucagon-like peptide-1 : Incretin actions beyond the pancreas. J Diabetes Investig 2013 ; 4 : 108-30.
4) Nauck MA, et al. Incretin effects of increasing glucose loads in man calculated from venous insulin and C-peptide responses. J Clin Endoclinol Metab 1986 ; 63 : 492-8.
5) Bagger JI, et al. Impaired regulation of the incretin effect in patients with type 2 diabetes. J Clin Endocrinol Metab 2011 ; 96 : 737-45.
6) Herman GA, et al. Effects of single oral doses of sitagliptin, a dipeptidyl peptidase-4 inhibitor, on incretin, and plasma glucose levels after an oral glucose tolerance test in patients with type 2 diabetes. J Clin Endoclinol Metab 2006 ; 91 : 4612-9.
7) Balas B, et al. The dipeptidyl peptidase IV inhibitor vildagliptin suppress endogenous glucose production and enhances islet function after single-dose administration in type 2 diabetes patients. J Clin Endoclinol Metab 2008 ; 92 : 1249-55.
8) Vardarli I, et al. Inhibition of DPP-4 with vildagliptin improved insulin secretion in response to oral as well as "isoglycemic" intravenous glucose without numerically changing the incretin effect in patients with type 2 diabetes. J Clin Endocrinol Metab 2011 ; 96 : 945-54.
9) Funakoshi S, et al. Analysis of factors influencing postprandial C-peptide levels in Japanese patients with type 2 diabetes : Comparison with C-peptide levels after glucagon load. J Diabetes Investig 2011 ; 2 : 429-34.
10) Mukai E, et al. Exendin-4 suppresses SRC activation and reactive oxygen species production in diabetic Goto-Kakizaki rat islets in an Epac-dependent manner. Diabetes 2011 ; 60 : 218-26.
11) Amori RE, et al. Efficacy and safety of incretin therapy in type 2 diabetes. JAMA 2007 ; 298 : 194-206.
12) Karagiannis T, et al. Dipeptidyl peptidase-4 inhibitors for treatment of type 2 diabetes mellitus in the clinical setting : systematic review and meta-analysis. BMJ 2012 ; 344 : e1369.
13) Kim YG, et al. Differences in the glucose-lowering efficacy of dipeptidyl peptidase-4 inhibitors between Asians and non-Asians : a systematic review and meta-analysis. Diabetologia 2013 ; 56 : 696-708.
14) Hsieh CJ, Shen FC. The durability of sitagliptin in elderly patients with type 2 diabetes. Clin Interv Aging 2014 ; 9 : 1905-11.
15) Kubota A, et al. Factors influencing the durability of the glucose-lowering effect of sitagliptin combined with a sulfonylurea. J Diabetes Investig 2014 ; 5 : 445-8.
16) Monami M, et al. Dipeptidyl peptidase-4 inhibitors and bone fractures : a meta-analysis of randomized clinical trials. Diabetes Care 2011 ; 34 : 2474-6.
17) Scirica BM, et al. Saxagliptin and cardiovascular outcomes in patients with type 2 diabetes mellitus. N Engl J Med 2013 ; 369 : 1317-26.
18) White WB, et al. Alogliptin after acute coronary syndrome in patients with type 2

diabetes. N Engl J Med 2013 ; 369 : 1327-35.
19) Zannad F, et al. Heart failure and mortality outcomes in patients with type 2 diabetes taking alogliptin versus placebo in EXAMINE : a multicentre, randomised, double-blind trial. Lancet 2015 ; 385 : 2067-76.
20) Green JB, et al. Effect of sitagliptin on cardiovascular outcomes in type 2 diabetes. N Engl J Med 2015 Jun 8. doi : 10.1056/NEJMoa1501352.
21) Oishi M, et al. Changes in oral antidiabetic prescriptions and improved glycemic control during the years 2002-2011 in Japan (JDDM32). J Diabetes Investig 2014 ; 5 : 581-7.
22) Maeda H, et al. The safety, efficacy and predictors for HbA1c reduction of sitagliptin in the treatment of Japanese type 2 diabetes. Diabetes Res Clin Pract 2012 ; 95 : e20-2.
23) Ohmura H, et al. Efficacy and safety of sitagliptin in Japanese patients with type 2 diabetes. J Clin Med Res 2015 ; 7 : 211-9.
24) 日本糖尿病学会.「インクレチン(GLP-1受容体作動薬とDPP4阻害薬)の適正使用に関する委員会」から.
http://www.jds.or.jp/modules/important/index.php?page=article&storyid=7
25) Drucker DJ. Dipeptidyl peptidase-4 inhibition and the treament of type 2 diabetes. Diabetes Care 2007 ; 30 : 1335-43.

SGLT2阻害薬

- SGLT1は主に小腸と尿細管上皮細胞，SGLT2は主に尿細管上皮細胞に発現し，ともに細胞内外の濃度勾配に逆らってグルコースを能動輸送する．
- SGLT2阻害薬は腎臓の近位尿細管近位部でSGLT2を選択的に阻害し，尿糖排泄を促進することによって血糖を降下させる．
- SGLT2阻害薬の血糖降下作用はインスリン作用に依存しない点が特徴である．

● 糖輸送担体の基礎

- グルコースは，糖輸送担体と呼ばれる膜蛋白によって細胞内に取り込まれる．糖輸送担体には，細胞内外の濃度勾配によってグルコースを輸送する促進拡散型糖輸送担体（glucose transporter：GLUT）と濃度勾配に逆らって輸送するNa^+/グルコース共役輸送担体（sodium/glucose cotransporter：SGLT）の2つがある．
- GLUTは，膜12回貫通型の膜内在性蛋白質であり13種類のアイソフォームがある．GLUT1は血液脳関門を構成する血管内皮細胞をはじめほぼ全身の諸臓器に，GLUT2は，肝臓，膵β細胞，腎臓，小腸に発現し，グルコースを濃度勾配依存的に細胞内に取り込んでいる．
- GLUT4は，脂肪細胞，骨格筋，心筋に発現し，インスリンの作用により細胞内から細胞膜上へ移動しこれらの組織でのインスリン依存性のグルコース輸送に重要な役割を演じる．
- SGLTは，SLC（solute carrier）5Aファミリーに属する膜14回貫通型の糖輸送担体であり，SGLT1～SGLT6の6種類のアイソフォームがある[1,2]（❶，❷）．Na^+/K^+ATPaseによって形成されたナトリウム勾配を利用して細胞内にグルコースとナトリウムを取り込んでいる．
- SGLT1は，主として小腸に発現しており，グルコースとガラクトースを基質としている高親和性，低輸送能の糖輸送担体である．遺伝的な*SGLT1*遺伝子の変異によりグルコース・ガラクトース吸収不良症を引き起こすことが報告されている．小腸以外には，腎臓，心臓，気管などに発現が認められている．腎臓においては，近位尿細管遠位部に発現しており，後述する尿糖再吸収についての役割は濾過されたグルコースの約10％と補助的である．

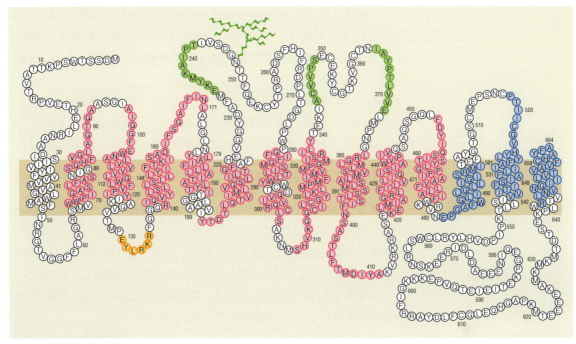

❶ SGLT1の二次構造
SGLTはSLC5Aファミリーに属する膜14回貫通型の糖輸送担体である．
（Wright EM, et al. Physiol Rev 2011[1]より）

❷ SGLTファミリーの発現部位と機能

	主な発現部位	機能
SGLT1	小腸，気管，心臓，腎臓	腸管からグルコースやガラクトースの吸収 腎尿細管でのグルコース再吸収
SGLT2	腎臓	腎尿細管でのグルコース再吸収
SGLT3	小腸，子宮，精巣，肺，甲状腺	グルコースセンサーとして機能
SGLT4	小腸，腎臓，肝臓，胃	グルコース，マンノース，フルクトースなどの輸送
SGLT5	腎臓	グルコースやガラクトースの輸送
SGLT6	腎臓，脳，脊髄	グルコースや myo-イノシトールなどの輸送

- SGLTファミリーには，6種類のアイソフォームが存在する．
- SGLT1は主に小腸に，一部は腎近位尿細管に発現している．
- SGLT2は腎臓の腎近位尿細管に特異的に発現し，グルコースの再吸収を行っている．

（Wright EM, et al. Physiol Rev 2011[1]/Bays H. Curr Med Res Opin 2009[2]をもとに作成）

- SGLT2は，SGLT1とは約60％の相同性を有している低親和性，高輸送能の糖輸送担体である．腎臓の近位尿細管近位部に特異的に発現しており，SGLT2の遺伝子変異が認められている腎性糖尿の患者においては，グルコース再吸収能が低下し持続性の尿糖を認める．しかし，臨床上は尿糖排泄以外無症状で腎組織変化を認めず，腎機能も通常は正常である．
- SGLT3は，骨格筋や小腸でアセチルコリン受容体と共在し，グルコー

- スの輸送は行わず，グルコースセンサーの役割を担うと考えられている．
- SGLT4は，グルコース，マンノース，フルクトース，1,5-アンヒドログルシトール（1,5-AG），ガラクトースを輸送し，小腸，腎臓，肝臓，胃などに存在する．
- SGLT5は，腎臓に存在しグルコースとガラクトースを輸送する．
- SGLT6は，腎臓，脳，脊髄などでグルコース，*myo*-イノシトール，キシロース，*chiro*-イノシトールなどを輸送すると考えられている．

● 腎臓における糖代謝調節

- 腎臓は，糖新生や尿細管でのグルコースの再吸収によって生体内の糖代謝を調節している臓器である．
- 糖新生の75〜80％は肝臓で行われているが，残りの20〜25％は腎皮質で行われている．インスリンは腎臓での糖新生を抑制し，カテコラミンは促進することが示されている．糖尿病患者においては，腎臓での糖新生が増加していると報告されている．
- 体内に吸収されたグルコースは，肝臓，骨格筋，脂肪組織に取り込まれるほかに，約10％は腎臓で消費される．このグルコースの消費については，嫌気的代謝が優位な腎髄質で主として行われている．
- 腎糸球体では，通常1日に約180gのグルコースが濾過され，そのうち約90％がSGLT2により，残りの約10％がSGLT1により近位尿細管にて再吸収される（❸）．これによって，血糖値が180 mg/dL前後まではほぼ100％再吸収され，尿糖は認めない仕組みになっている．
- 近位尿細管はS1，S2，S3セグメントに分けられ，S1セグメントにSGLT2，S2,3セグメントにSGLT1が局在している．
- 糸球体で濾過されたグルコースはまず近位曲尿細管（S1セグメント）に流入し，近位尿細管上皮細胞の管腔側膜に存在するSGLT2により，細胞内外のNa$^+$濃度差を駆動力とし濃度勾配に逆らってグルコースをNa$^+$と共輸送する．このNa$^+$の勾配は血管側の細胞膜に存在するNa$^+$/K$^+$ ATPaseがATPを消費することで形成されている．
- 能動輸送にて管腔内から近位尿細管上皮細胞内に取り込まれたグルコースは，GLUT2により血管側に輸送される．血管側に存在するGLUT2は，濃度勾配によってグルコースが輸送される受動輸送の出口を担っている（❹）．
- SGLT2によって再吸収されずに近位直尿細管（S2,3セグメント）に達したグルコースは，SGLT1によりNa$^+$と共役輸送される．

● 糖尿病とSGLT2

- 糖尿病モデルラットの腎近位尿細管においてSGLT2 mRNAの発現が

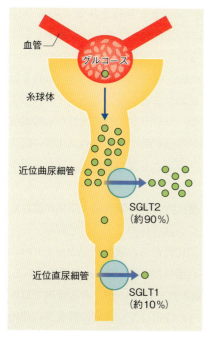

❸ 腎における糖の再吸収

通常1日で約180gのグルコースが糸球体で濾過され，そのうち約90％が近位曲尿細管のSGLT2により，残りの約10％が近位直尿細管のSGLT1により再吸収される．

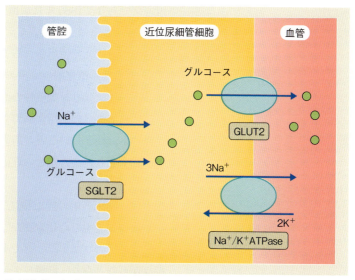

❹ 近位曲尿細管における糖輸送

近位尿細管細胞の血管側に存在する$Na^+/K^+ATPase$にて形成された細胞内外のNa^+濃度差を駆動力とし，管腔側のSGLT2により，濃度勾配に逆らってグルコースとNa^+が共輸送される．取り込まれたグルコースはGLUT2により血管側に輸送される．

増加しており，血糖を低下させるとこの発現レベルは低下する．

- 腎尿細管細胞特異的 *HNF-1α* 欠損マウスでは，尿細管におけるSGLT2の発現が低下し，グルコース再吸収が抑制されることが報告されており，SGLT2の発現調節には，HNF-1αが関与している可能性が示唆されている．
- Rahmouneらは，2型糖尿病患者の腎近位尿細管においてSGLT2およびGLUT2のmRNAの発現が亢進し，グルコース再吸収量が増加していると報告している[3]．
- これらの所見は，2型糖尿病において腎近位尿細管でのSGLT2発現増加に伴うグルコース再吸収能の上昇が，高血糖を助長させる可能性を示唆している．
- 以上のような糖尿病における尿細管でのSGLT2発現亢進をターゲットとしたSGLT2阻害薬が，新たな治療戦略として期待されてきた．

● SGLT2阻害薬誕生までの経緯

- SGLT2阻害薬の原型は，1835年にリンゴの木の樹皮から精製されたフロリジンである．
- フロリジンは，SGLT1とSGLT2をともに阻害する非選択的なSGLT

- 阻害薬であり，1886年に尿糖を誘発することが報告された．
- 1970年代からは，糖尿病モデル動物の高血糖を改善させる薬剤としてさまざまな研究で使用されるようになった．
- 1987年には，糖尿病ラットの研究において，尿糖が増加し血糖値を低下させ，インスリン抵抗性の改善を認めたことが報告された．これにより糖尿病治療への応用が期待されたが，フロリジンが消化管からの吸収が悪く半減期が短いこと，阻害効果が非選択的であるため消化管の副作用が懸念されたことなどの理由により薬剤としての実用化には至らなかった．
- その後，臨床応用可能なSGLT2に選択性の高い阻害薬の開発が試みられ，最初に誕生した化合物がフロリジン誘導体のT-1095である．
- エステル型のプロドラッグであり，消化管からの吸収性が改良され経口投与が可能となり，肝臓にて代謝され活性型のT-1095Aに変換される．
- 活性型T-1095Aは，SGLT2に高選択性ではないが，消化管内では非活性型であるため，小腸のSGLT1への作用はなく腎臓に特異的に作用することが可能となった．
- T-1095は，種々の糖尿病モデル動物においてさまざまな有効性を示し，実臨床への応用へと進むこととなった．
- 最初に開発されたT-1095を含むSGLT2阻害薬は，O-グリコシドの構造をもつため，加水分解されやすい化合物であった．グリコシドとは，グルコースなどのオリゴ糖と糖以外の物質が結合した化合物であり，糖が結合する原子が酸素の場合をO-グリコシド，炭素の場合をC-グリコシドと呼ぶ．
- その後，SGLT2への選択性を高めるとともに，加水分解されにくいC-グリコシド構造をもつ代謝性の安定したSGLT2阻害薬が開発され，臨床の現場に次々と登場することとなった．

● SGLT2阻害薬の特徴

低血糖リスク
- SGLT2阻害薬はSGLT2を選択的に阻害することにより，近位尿細管におけるグルコースの再吸収を抑制し尿中に過剰なグルコースを排出し血糖値を低下させる．糸球体におけるグルコース濾過量は血糖値に比例する．
- SGLTによりグルコースが完全に再吸収できる最大の血糖値は腎糖排泄閾値と呼ばれており，その閾値は尿細管でのSGLT発現量に影響を受けている．
- 前述のように，2型糖尿病患者ではSGLT2の発現量が増加しており，腎糖排泄閾値は240 mg/dLくらいまで上昇している．

- SGLT2阻害薬を投与すると腎糖排泄閾値は70〜90 mg/dLに低下し過剰なグルコースが尿中に排泄されることとなる.
- 正常血糖値の場合，グルコースの再吸収に使われている割合は，SGLT2は最大再吸収能の50％，SGLT1は10〜15％と報告されている．したがって，SGLT2の作用が阻害された場合，その下流に位置するSGLT1は再吸収機能を補う予備能を有していることとなる.
- 正常血糖においてSGLT2阻害薬を最大限に投与しても，尿中に排泄されるグルコースは糸球体におけるグルコース濾過量の約1/3程度である[4].
- 最近の報告では，SGLT2阻害薬投与時にグルカゴンの上昇により糖新生が増加することが示されている[5]．ここでは2型糖尿病患者18人を対象にダパグリフロジン10 mgまたはプラセボを2週間投与した後，正常血糖高インスリンクランプ法を用いて全身の糖取り込みと内因性糖新生を評価した．全身のグルコース利用はダパグリフロジン群で有意に増加し，骨格筋におけるインスリン感受性の改善が認められた．一方，ダパグリフロジン群でグルカゴンの増加と1日約47 gの内因性糖新生の増加を認めた.
- これらの機序により，SGLT2阻害薬単独投与時においては低血糖を引き起こすリスクが低下していると考えられる.

膵β細胞保護作用

- SGLT2阻害薬は，インスリン作用不足という糖尿病の病態に直接的に働くのでなく，高血糖状態を是正し糖毒性を改善させる薬剤である.
- 高血糖の是正は，β細胞機能を回復させインスリン分泌能を改善することが期待される.
- SGLT2をノックアウトした*db/db*マウスにおいて，膵β細胞量減少の抑制やアポトーシスの抑制が認められたことが報告されている．また，*ZDF*ラットや*STZ*ラットにSGLT2阻害薬を投与し，膵β細胞量増加やインスリン分泌増加が認められている.
- 糖尿病患者においても，SGLT2阻害薬の投与によりインスリン分泌能を示す指標であるHOMA-β (homeostasis model assessment for β cell function)が増加したとの報告がある.
- インスリン分泌能の比較的弱い日本人には，より有用な薬剤となり得る可能性がある.

腎機能への影響

- SGLT2阻害薬の作用点が近位尿細管であることより，腎機能障害を有する患者に使用した際の有効性と安全性については注意が必要である.
- SGLT2阻害薬の作用様式は完全には明らかになっていないが，糸球体で濾過されSGLT2に到達すると考えられている．そのため，糸球体濾

過量(GFR)の低下した腎機能障害症例では，近位尿細管に到達し，SGLT2に作用する薬剤の用量が減少し，薬剤の血中AUC（area under the curve）は上昇するものの尿糖排泄量は減少し血糖低下作用が減弱することとなる．グルコースも糸球体で濾過されるため，腎機能低下時には近位尿細管に達するグルコースの量も減少する．

- その結果，中等度以上の腎機能障害を有する症例においては，SGLT2阻害薬の効果は得られにくいと考えられる．
- SGLT2阻害薬による腎機能に対する直接的な影響については，現時点で確立されたものはない．
- SGLT2を阻害するとグルコースとともにナトリウムの再吸収が低下し，遠位尿細管におけるナトリウム濃度が上昇し，尿細管糸球体フィードバック機構によりGFRが低下する．
- 糖尿病腎症の発症早期には糸球体過剰濾過が関与しているため，糖尿病早期にはSGLT2阻害薬により，糸球体過剰濾過を抑制し腎保護に働く可能性が示唆されており今後の検討が待たれる．
- 安全性については，浸透圧利尿に伴う体液量減少により，GFRのさらなる低下をきたす可能性がある．
- 腎機能低下時には尿糖排泄効果が減弱しているため浸透圧利尿も少ないが，元々のGFRが低下している場合にはわずかな変化が影響する可能性があり注意を要する．

その他の作用

- 浸透圧利尿に伴う体液量減少によりSGLT2阻害薬投与時には早期から血圧低下を認める．前述のように，SGLT2阻害薬により遠位尿細管におけるナトリウム濃度が上昇し，その結果レニン-アンジオテンシン-アルドステロン（RAA）系は抑制されることも血圧低下につながると考えられる．一方で体液量減少は糸球体内圧低下をきたしRAA系を活性化させるが，総和としては血圧低下に働いている．
- SGLT2阻害薬投与により尿酸値が低下することも報告されている．腎臓における尿酸調節機構として，尿細管管腔側に存在する尿酸再吸収に作用する尿酸トランスポーター（urate transporter1：URAT-1），尿細管細胞の基底膜側あるいは管腔側に存在するGLUT9など複数のトランスポーターが関与している．
- 尿細管でのグルコース濃度上昇により，GLUT9によるグルコース-尿酸の対向輸送系が亢進し，尿酸排泄が促進している可能性が考えられるが[6]，尿酸値低下の機序についてはまだ不明な点が多い．
- 脂質代謝に対する影響としては，主としてTGの低下とHDL-Cの上昇が認められている．これらは，血糖低下や体重減少によるものと示唆されている．

- 動物実験において，SGLT2阻害薬による脂肪肝改善作用の報告もある．血中インスリンの低下により脂肪分解で増加した遊離脂肪酸を基質としたケトン体合成が促進，脂肪合成が減少し，肝内中性脂肪含有量が低下するためと考えられる．

糖尿病治療薬としての位置づけ

- SGLT2阻害薬は，腎臓の近位尿細管のグルコース再吸収機構を選択的に阻害し，過剰となっているグルコースを尿中に排泄させ血糖値を下げるといった既存の経口血糖降下薬と異なる機序によって，インスリンと無関係に作用を発揮し血糖を低下させることが大きな特徴である．そのため単独療法のみならず，他剤でコントロール不十分な場合に相乗効果はないものの相加効果が期待できる．
- インスリン作用と独立した血糖降下作用を有するため，内因性インスリン分泌が低下した患者においても併用可能である．
- 血圧や脂質代謝への効果など二次的な作用も有し，また，カロリーロスは体重減少につながる．
- 糖尿病治療においてしばしば問題となる肥満の解消に有効であり，既存の薬剤の短所を補うことになりうる．
- 臨床的な投与法や具体的な注意点については「3章 糖尿病治療薬の具体的投与法と注意点/SGLT2阻害薬」(p.172)を参照していただくこととするが，糖尿病の病態を改善しうる多くのポテンシャルを有した薬剤であり，わが国の糖尿病診療をさらに進歩させることが期待される．
- 同時に，われわれが経験のない作用機序であるため，予想外の副作用をもたらす危険性も含んでいることも承知しておかねばならない．

（竹田孔明，谷澤幸生）

文献

1) Wright EM, et al. Biology of human sodium glucose transporters. Physiol Rev 2011;91:733-94.
2) Bays H. From victim to ally: the kidney as an emerging target for the treatment of diabetes mellitus. Curr Med Res Opin 2009;25:671-81.
3) Rahmoune H, et al. Glucose transporters in human renal proximal tubular cells isolated from the urine of patients with non-insulin-dependent diabetes. Diabetes 2005;54:3427-34.
4) Abdul-Ghani MA, et al. Novel hypothesis to explain why SGLT2 inhibitors inhibit only 30-50% of filtered glucose load in humans. Diabetes 2013;62:3324-8.
5) Merovci A, et al. Dapagliflozin improves muscle insulin sensitivity but enhances endogenous glucose production. J Clin Invest 2014;124:509-14.
6) Ferrannini E, Solini A. SGLT2 inhibition in diabetes mellitus: rationale and clinical prospects. Nat Rev Endocrinol 2012;8:495-502.

GLP-1受容体作動薬

- GLP-1受容体作動薬はインクレチンホルモンであるGLP-1の生理作用を利用した新しい糖尿病治療薬である.
- GLP-1受容体作動薬の作用はインクレチン作用に加えて，グルカゴン分泌抑制作用，中枢神経系を介する食欲抑制作用，胃排泄運動抑制作用など多面的である.
- 2型糖尿病では膵β細胞のGLP-1に対する反応性が減弱しており，GLP-1受容体作動薬はその病態を改善しうる.
- わが国ではエキセナチド（バイエッタ®，ビデュリオン®）およびリラグルチド（ビクトーザ®），リキシセナチド（リキスミア®）が承認されているが，1～2週間に1回といった持効型も開発中である.

- 新しい糖尿病治療薬インクレチン関連薬はわが国においても2009年にDPP-4（dipeptidyl peptidase-4）阻害薬，2010年にGLP-1受容体作動薬が発売され，糖尿病治療の新たな時代を迎えている.
- インクレチン治療における血糖改善作用は消化管ホルモンであるGLP-1（glucagon-like peptide-1）やGIP（glucose-dependent insulinotropic polypeptide/gastric inhibitory polypeptide）のインクレチン作用をはじめとする多面的な作用を利用したものである.
- 特に，血中濃度がGLP-1シグナルとして薬理学的濃度にまで上昇するGLP-1受容体作動薬を使いこなすためには，GLP-1の本来もつ生理作用やGLP-1の糖尿病の成因や病態へのかかわりについての理解も重要である.

2型糖尿病とGLP-1シグナル

- 2型糖尿病における病態の基盤は，膵インスリン分泌の障害と末梢組織におけるさまざまな程度のインスリン抵抗性である.
- インクレチンホルモンであるGLP-1は，経口摂取により消化管に流入した食物成分をいかに効率良く吸収し体内に栄養・エネルギー源として蓄積しようとする一方，過度の吸収・蓄積を防ごうとするかのような作用をもっている.
- したがって，GLP-1シグナルの異常は2型糖尿病における2つの病態の基盤に大きく影響し，糖尿病の成因にもかかわってくる可能性もある.

GLP-1の多面的生理作用

- 消化管は単に栄養，エネルギー源を摂取し消化・吸収する管腔器官ではない．摂取した食物の量や種類等に対して消化吸収器官として対応するとともに，さまざまな情報を消化管全体に分布する自律神経系を介して視床下部を中心とする中枢にシグナルを送っている．
- また，血糖のコントロールに関連して「腸管-膵島軸（entero-insular axis）」と呼ばれる以下（①～③）のような腸管から膵島への作用に関する機構が存在する．
- 炭水化物ないし糖質の摂取に伴い，消化管で吸収されたブドウ糖は血糖値を上昇させ，膵β細胞ではグルコース応答性インスリン分泌（① substrate stimulation）が惹起される．
- 一方，食物，特に炭水化物の消化管内流入により，消化管からインスリン分泌を促進する因子が分泌され，グルコース応答性インスリン分泌とは別の機構によるインスリン分泌増強機構（② endocrine transmission）が存在し，「インクレチン作用」といわれている．
- さらに，消化管では満腹シグナル（satiety signal）と称されるGLP-1，PYY（peptide YY），CCK（cholecystokinin）などが食物摂取に際して消化管に分布する求心性自律神経終末（迷走神経求心路）を刺激し，→延髄→視床下部に神経性シグナルを送る．このような消化管からの延髄→視床下部への神経性シグナルは，高等動物になれば高次中枢からの情報による調節も加わるが，その後の摂食量や食欲を変化させると同時に，自律神経系を介して消化管運動や肝臓などのエネルギーバランスにかかわる内臓機能を変化させる．
- また，膵臓内でニューロンをかえた自律神経終末からアセチルコリンやVIP（vasoactive intestinal polypeptide），PCAP（pituitary adenylate cyclase-activating polypeptide）などのニューロトランスミッターも放出され膵島細胞に作用する（β細胞に対してはインスリン分泌〈③ neuro-transmission〉）．
- 腸管-膵島軸を構成している「インクレチン作用」の主役を演じているのが，消化管に存在する2種類の内分泌細胞，K細胞とL細胞がそれぞれ分泌するGIPとGLP-1という消化管ホルモンであり，インクレチンホルモンと呼ばれるゆえんとなっている．
- さらに，GLP-1は，③ neuro-transmissionの機構にもかかわり，満腹感増強・摂食量減少（食欲抑制），胃排泄運動抑制などの生理作用を有することも知られている（❶）[1, 2]．

2型糖尿病におけるインクレチンホルモン分泌

- 2型糖尿病患者においては，従来，健常者において経口ブドウ糖負荷試験（OGTT）や食事負荷試験時にみられるインクレチン効果が減弱して

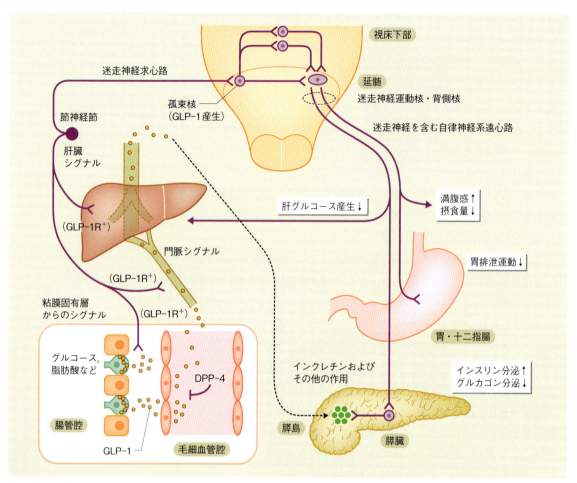

❶ 神経系を介するGLP-1の生理作用
破線はインクレチンホルモンとしての末梢作用.

- いるといわれてきた.
- 原因は明らかではないが，2型糖尿病患者において外因性にGLP-1を投与すると減弱しているインクレチン効果が回復するが，GIPを投与してもインクレチン効果が回復しないとされ[3]，同じインクレチンホルモンでありながらGLP-1とGIPにこのような差異が認められたことが，糖尿病治療薬の標的としてGLP-1が選ばれた理由とされている.
- ところが，最近，2型糖尿病といえども，病歴の比較的短いあるいは血糖コントロールのあまり悪くない患者や，耐糖能障害（impaired glucose tolerance：IGT）を有する人では，OGTTや食事負荷試験によるインクレチンホルモンの分泌能は必ずしも低下していないという報告がみられるようになった[4].
- 75g OGTTにおいても同様の報告がみられ，高インスリン血症を伴うような糖尿病ないしIGTの状況下ではGIPやGLP-1の分泌反応は低

下していない可能性が高い．
- すなわち，2型糖尿病患者ではインクレチン効果は減弱しているもののインクレチンホルモンの分泌能は低下しておらず，GLP-1の分泌能の低下が存在したとしても，それはなんらかの二次的な現象であって，基本的には糖尿病発症ないし病態の悪化の成因には関与していないのではないかといわれている[5,6]．

2型糖尿病におけるGLP-1シグナルの異常
- 2型糖尿病においては食後のインクレチン効果が減弱しているといわれているが，それを担うK細胞やL細胞のインクレチンホルモン分泌に明らかな障害が存在しないのであれば，インクレチンホルモンの標的細胞である膵β細胞におけるインクレチンホルモンに対する反応性の低下が考えられる．
- 高血糖状態の持続する90％膵切除糖尿病モデルラットを用いた免疫組織学的な検討によると，膵β細胞におけるGIP受容体（GIPR）およびGLP-1受容体（GLP-1R）の発現は低下しており，このような変化は血糖値を改善させると回復しうることが明らかにされている．
- また，ブドウ糖を持続点滴して高血糖状態（4日間）にした膵島および短期間（48時間）高血糖下で培養した分離膵島において，GLP-1R mRNAおよびGIPR mRNAの発現が低下することから，2型糖尿病におけるインクレチン効果の減弱は，高血糖状態の持続（糖毒性）によって惹起される膵β細胞のGIPRおよびGLP-1R発現低下によるのではないかとも推測されている[7]．
- ヒトにおいても2型糖尿病患者の膵β細胞におけるGLP-1RおよびGIPRの発現の低下が見出されている．
- 血糖コントロール不良の2型糖尿病患者の膵島と健常者の膵島をGLP-1R＋インスリン＋グルカゴンおよびGIPR＋インスリン＋グルカゴンの三重蛍光染色法を用いて観察すると，健常者のGLP-1RおよびGIPRはインスリン陽性細胞上に検出されるが，2型糖尿病患者の膵島では，インスリンおよびGIPRはほとんど検出されない[8]．
- 以上の報告から，糖尿病において高血糖状態が持続すると，GIPRおよびGLP-1Rの発現が低下し，GIPおよびGLP-1によるインスリン分泌増強作用（インクレチン効果）は減弱する可能性が存在する．すべてではないにしても，その機序には糖毒性が関与していると考えられている[7,8]．

糖尿病の成因としてのGLP-1シグナル
- 2型糖尿病における最もオッズ比の高い疾患感受性遺伝子 *TCF7L2* のある種の遺伝子変異（SNP）は，TCF7L2蛋白（TCF4）の発現を低下させGLP-1Rの発現を低下させるという報告もみられ，GLP-1シグナルの異常が2型糖尿病における成因にかかわっている可能性も示唆され

❷ 短時間作用型および長時間作用型GLP-1受容体作動薬と薬理作用の比較

薬品名		短時間作用型GLP-1受容体作動薬	長時間作用型GLP-1受容体作動薬
薬品名		エキセナチド (バイエッタ® 皮下注5/10 μgペン300) リキシセナチド (リキスミア® 皮下注300 μg)	リラグルチド (ビクトーザ® 皮下注18 mg) 持続性エキセナチド注射剤 (ビデュリオン® 皮下注用2 mg)
半減期		2〜5時間	12時間〜数日
効果	空腹時血糖値	わずかな低下作用	強い低下作用
	食後血糖値	強い低下作用	わずかな低下作用
	空腹時インスリン分泌	わずかに促進	強く促進
	食後インスリン分泌	低下(分泌の必要性が)	わずかに促進
	グルカゴン分泌	低下	強い
	胃排泄運動への影響	強い	弱い
	体重減少	1〜5 kg	2〜5 kg
	悪心の発現	20〜50 % 緩徐に(数週間〜数か月)で減弱	20〜40 % 速やか(4〜8週間まで)に減弱

(Xu G, et al. Diabetes 2007[7]より)

ている[8,9].
- すなわち,個体によっては必ずしもGLP-1Rの発現低下が二次的な変化ではない場合も存在する可能性も否定できない.
- また,*TCF7L2*はβ-カテニンを介するWntシグナル(Wnt/β-カテニン経路)を介してGLP-1産生L細胞の分化・増殖にかかわっているといわれており,個体の膵β細胞機能およびL細胞機能すなわちGLP-1分泌能の両者が2型糖尿病の疾患感受性遺伝子*TCF7L2*の影響を受けている可能性も存在する[9,10].
- このようなカテゴリーに属する糖尿病症例はまだ報告されていないが,2型糖尿病における病態の基盤にインクレチンシグナルの異常も加わってくる可能性を秘めている.

● GLP-1受容体作動薬の種類と特徴

- 現在わが国では2種類のGLP-1受容体作動薬が処方可能になっているが,構造および薬物動態はかなり異なっている.
- これらは,短時間作用型GLP受容体作動薬と長時間作用型GLP-1受容体作動薬に大別されるが,❷に現在処方可能なGLP-1受容体作動薬とその薬理特性を示す.なお,現在開発中のものは1週間〜1か月に1回皮下注射のものが多い.

リラグルチド(ビクトーザ®)

- リラグルチドはGLP-1の26番目のアミノ酸リジン(Lys)に脂肪酸を付加し,34番目のアミノ酸Lysをアルギニン(Arg)に置換した構造

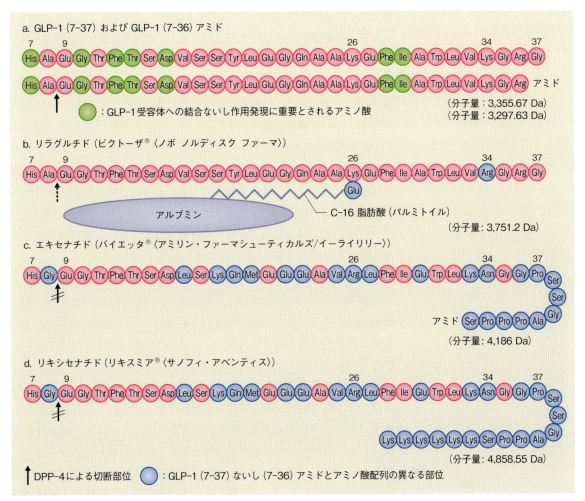

❸ GLP-1およびGLP-1受容体作動薬の構造

を有しており，ヒトGLP-1のアミノ酸配列と97％の相同性を有している（❸a, b）．
- リラグルチド自身が凝集し7量体を形成しやすく，かつ組織液や血中で脂肪酸を介してアルブミンと結合するため，血中半減期は11〜13時間に延長する．そのため，朝または夕，一定の時刻に1日1回皮下注射することで血中濃度を維持できる．
- わが国では2010年6月に承認され，第Ⅱ相および第Ⅲ相の治験成績が報告されている．前者の成績では，経口糖尿病治療薬を1剤服用ないし服用していない2型糖尿病患者をリラグルチド投与群（0.1, 0.3, 0.6, 0.9 mg/日）およびプラセボ群に分け，14週で比較検討された．
- わが国の成績では欧米の成績に比較してその作用は強く，用量依存的な血糖改善作用が認められている．一方，欧米の成績とは異なり，体重減少作用はほとんど認められていない．

- 欧米での成績は対象患者が肥満を伴う症例がほとんどであるのに対し，わが国の対象患者は BMI $23.9\pm2.9\,kg/m^2$ で肥満者はほとんど含まれず，明らかな体重減少作用を発揮しなかった可能性もある[11]．
- 第 III 相における成績では，リラグルチドとスルホニル尿素（SU）薬の併用療法（SU 薬にて加療中の 2 型糖尿病患者における追加投与）の長期効果について報告されている[12]．
- SU 薬単剤による治療（グリベンクラミド 1.25〜10 mg，グリクラジド 40〜160 mg，グリメピリド 1〜6 mg）を 8 週間以上実施している 2 型糖尿病患者に，リラグルチド投与群（0.6, 0.9 mg/日）およびプラセボ群に分け，前半 26 週（二重盲検）に続き，非盲検で 28 週観察された．
- 26 週で HbA1c は，リラグルチド投与群（0.6, 0.9 mg/日）およびプラセボ群でそれぞれ 1.46，1.56，0.40 ％の改善が認められた．
- 空腹時血糖値は 26 週で両リラグルチド投与群ともに約 40 mg/dL，プラセボ群で 11.5 mg/dL 改善（26 週時のリラグルチド投与群〈0.6, 0.9 mg/日〉とプラセボ群の差はそれぞれ 26.5，32.4 mg/dL）であった．
- 食後血糖値の改善もほぼ同程度で，血糖日内変動はほぼ平行移動的に改善している．
- 膵 β 細胞機能の指標である，HOMA-β やプロインスリン/インスリン比もプラセボ群（SU 薬のみ）に比して両リラグルチド投与群とも改善した．
- 体重の変化は開始時から 52 週まで有意な変化はみられず，肥満傾向の低い日本人に対しての体重減少作用は期待しにくいかもしれない．
- 悪心（nausea），嘔吐などの胃腸障害の出現は最初の 1 か月で 10 ％程度の患者にみられるが，その後 5 ％以下に漸減し，常用量での比較では，エキセナチドの場合（後述）より発現率は低い傾向にある．
- リラグルチドは GLP-1 のアミノ酸配列が 98 ％温存されているため抗体は出現しにくく，抗リラグルチド抗体出現率は 53 週で両リラグルチド投与群（0.6, 0.9 mg/日）とも約 17 ％である．抗体のなかには GLP-1 やグルカゴンとの交差抗体もみられ，両リラグルチド投与群それぞれ 14.5 ％，2.5 ％に認められたが，これまでの解析では抗体出現と血糖コントロールの関連性は指摘されていない（❹）[12]．
- 同じ GLP-1 受容体作動薬でもリラグルチドとエキセナチドとでは薬理学的な差異が存在するが，日本人における比較検討はなされていない．海外においては，第 III 相の治験プログラムとして LEAD（Liraglutide Effect and Action in Diabetes）が展開され，6 種類の治験（LEAD1〜6）が行われているが，LEAD6 では，2 型糖尿病患者に対するエキセナチドとリラグルチドの治療効果の比較（非盲検）が行われている[13]．
- メトホルミン and/or SU 薬（グリメピリド）を服用中の患者にリラグルチド（1.8 mg，1 回/日）またはエキセナチド（10 μg×2 回/朝夕/日）を

❹ エキセナチドおよびリラグルチドの国内臨床成績

	エキセナチド	リラグルチド
FPG の改善度	25.1 mg/dL,29 mg/dL（5 μg, 10 μg）（24 週）	60 mg/dL（0.9 mg, 単独, 24 週） 40 mg/dL（0.9 mg, SU 薬併用, 24 週）
PPG の改善度	87.5 mg/dL, 120 mg/dL（5 μg, 10 μg）（朝, 24 週） 85.8 mg/dL, 108.7 mg/dL（5 μg, 10 μg）（夕, 24 週）	50 mg/dL（0.9 mg, 単独, 24 週）
HbA1c 改善度	単独療法のデータなし 1.34 %, 1.62 %（5 μg, 10 μg）（SU 薬併用 24 週）	1.74 %（0.9 mg, 単独, 24 週） 1.46 %, 1.56 %（0.6 mg, 0.9 mg）（SU 薬併用, 24 週）
体重の変化	有意な減少なし, 1.54 kg 減少（5 μg, 10 μg）（24 週）（平均 BMI 25.3 の患者群）	0.92 kg 減少（単独, 24 週）（平均 BMI 24.9 の患者群） 有意な減少なし（SU 薬併用, 24 週）（平均 BMI 24.9 の患者群）
悪心, 嘔吐の出現率	35.1 %, 8.1 %（悪心, 嘔吐）（10 μg）（12 週） 36.1 %, 16.1 %（悪心, 嘔吐）（10 μg）（24 週）	4.5 %, 1.9 %（悪心, 嘔吐）（0.9 mg, 単独, 24 週） 4.5 %, 0.0 %（悪心, 嘔吐）（0.9 mg, SU 薬併用, 24 週）
低血糖出現率	43.2 %, 54.1 %（5 μg, 10 μg）（SU 薬と併用, 12 週） 51.4 %, 58.3 %（5 μg, 10 μg）（SU 薬併用, 24 週） （重症低血糖はみられない）	17.5 %（単独, 24 週） 24.6 %（単独, 52 週） （重症低血糖はみられない）
抗体出現率	29.7 %, 51.4 %（5 μg, 10 μg）（12 週） 59.7 %, 44.4 %（5 μg, 10 μg）（24 週） （GLP-1 およびグルカゴンとの交差反応なし）	17 %（SU 薬併用, 53 週） （GLP-1 との交差抗体を認める. 0.6 mg, 0.9 mg でそれぞれ 14.5 %, 2.5 %）
腎機能障害を有する症例に対して	透析患者を含む重度腎機能障害例には禁忌	腎機能障害を有する患者には慎重投与

国内第Ⅲ相試験の成績，インタビューフォーム，および薬剤添付文書等を参考にした．両薬の患者群は異なる．
FPG：空腹時血糖，PPG：食後血糖

追加して 26 週間観察後，エキセナチドをリラグルチドに切り替えて 14 週間観察したものである．
- リラグルチド群とエキセナチド群を 26 週後（漸増期を含めて）に比較すると，それぞれ HbA1c が 1.12 %，0.79 %改善し，空腹時血糖値は 28.8 mg/dL，10.8 mg/dL 低下し，有意にリラグルチド群のほうが改善した．
- 体重はリラグルチド群とエキセナチド群でそれぞれ同程度の減少がみられた．消化器系の副作用，悪心は両群とも投与開始時に頻度が高く維持投与量となった後漸減するが，エキセナチド群のほうが頻度が高い．
- 膵島機能の変化についてはリラグルチド群がエキセナチド群に比して，空腹時インスリン，HOMA-β で有意な改善の差がみられているが，空腹時グルカゴンは両薬とも抑制され有意な差は認められない．
- リラグルチド（ビクトーザ®）は 2 型糖尿病において，単独療法に加えすべての経口糖尿病薬およびすべてのインスリン注射薬との併用が可能である．

エキセナチド（バイエッタ®）
- エキセナチドは，アメリカ南西部の砂漠地帯に生息するアメリカオオトカゲ（毒トカゲ）Gila monster（*Heroderma suspectum*）の唾液腺から

- 抽出されたペプチド exendin-4 そのものを人工合成したものである．
- exendin-4 は 39 個のアミノ酸から成り，ヒト GLP-1 のアミノ酸配列と 53％の相同性を有し，GLP-1R に結合して GLP-1 と同様の生理活性を発揮する（❸ a，c）．
- ヒト GLP-1 と異なり，N 端側から 2 番目のアラニン（Ala）がグリシン（Gly）となっているために分解酵素 DPP-4 による不活化が阻止され，皮下注射時の血中半減期は 2〜4 時間に延長する．
- エキセナチドは，2 型糖尿病患者のインスリン分泌の初期分泌のみならず第 2 相の分泌も増強し，血糖改善作用を示すが，膵 β 細胞以外に対して有する GLP-1 のもつさまざまな生理活性も同様に有していると考えられる．
- エキセナチドは 2005 年 6 月からアメリカで発売され，世界的には糖尿病治療薬として 10 年近くの歴史を有している．わが国では 2010 年 10 月に承認された．1 回の皮下注射 5 μg 用と 10 μg 用の 2 種類のペン型注入器（プレフィルド製剤）で，1 日 2 回朝夕食前 60 分以内に皮下注射する．
- 国内の治験成績においては，① 食事・運動療法に加え種々の経口糖尿病治療薬にても血糖コントロール不十分な 2 型糖尿病患者に対するエキセナチド追加併用療法（12 週）の治験成績（第 II 相），および ② SU 薬（ビグアナイド薬またはチアゾリジン薬との併用を含む）にても血糖コントロール不十分な 2 型糖尿病患者に対するエキセナチド追加併用療法（24 週）の成績（第 III 相）が報告されている[14, 15]．
- ① においては，2 型糖尿病患者に対して，2.5, 5, 10 μg, 1 日 2 回（朝・夕食前皮下注）の用量設定（12 週間）での検討が行われ，8 週後の HbA1c の変化はそれぞれ各群開始時に比して 0.9±0.1 %，1.2±0.1 %，1.4±0.1 % 改善し，用量依存的な作用を認めている．
- 空腹時血糖も，2.5, 5, 10 μg, 1 日 2 回投与でそれぞれ 18.6±5.7 mg/dL, 25.0±7.0 mg/dL, 28.9±5.9 mg/dL 改善する．
- 体重減少作用は，10 μg, 1 日 2 回投与群でのみ，同群開始時に比して 1.3 kg 減少している[14]．
- ② の国内第 III 相における治験成績では，SU 薬（ビグアナイド薬またはチアゾリジン薬との併用を含む）にても血糖コントロール不十分な 2 型糖尿病患者に対して，5, 10 μg, 1 日 2 回皮下注射により用量依存的に血糖コントロールの改善がみられ，それぞれ 24 週で 1.34 %，1.62 % の低下（改善）が認められている．
- 血糖日内変動による検討では，空腹時血糖値の改善に加え，朝・夕の食後血糖値の改善が特徴的である．体重減少作用は 10 μg, 1 日 2 回でのみ 1.54 kg の体重減少作用が認められている[15]．

- 副作用としては，低血糖以外に，悪心，嘔吐，下痢，便秘などの消化器系症状が多くみられるが，用量依存的な面があり，少量からの処方で軽減可能とされている．
- また，トカゲ由来のexendin-4がそのまま薬剤となった本薬剤の特徴として，皮下注射による抗体出現がある．わが国における検討（12週）では，抗エキセナチド抗体は，5，10 μg（1日2回皮下注）で29.7 %，51.4 %に出現しているが，抗体価は低い（＜625倍）症例がほとんどである．
- 血糖コントロールへの明らかな影響は認められないが，高抗体価（≧625）の持続する症例ではHbA1c改善度がやや低下する可能性がある．
- エキセナチド皮下注射により出現する抗体は，GLP-1やグルカゴンとは交差反応を示さない．
- エキセナチドの使用にあたっては，透析症例を含めて重度腎機能障害のある患者では禁忌とされ，軽度，中等度の腎機能障害のある患者においても低血糖の発現頻度が上昇する傾向が認められることから，慎重を期する必要がある．
- ❹に国内におけるリラグルチドおよびエキセナチドの第Ⅲ相試験の主な成果をまとめた．
- わが国では長期投与の成績は存在しないが，海外では2型糖尿病患者（メトホルミン単独ないしメトホルミン＋SU薬）に対して，2年間の投与における成績が報告され，HbA1cは1.1 %，4.7 kgの体重減少がみられている．
- 試験開始時に，AST，ALT高値を示し脂肪肝を合併していると推測される患者の肝機能改善もみられ，脂肪肝ないしは非アルコール性脂肪性肝疾患（nonalcoholic fatty liver disease：NAFLD）に対する治療的効果を有する可能性も示唆される[16]．
- さらに，約3年後の観察によると，体重は最終的に5.3 kg低下し，血圧，脂質の改善（総コレステロール，LDLコレステロール，トリグリセリドの低下およびHDLコレステロールの増加）といった動脈硬化ないし冠動脈疾患のリスクファクターの減少も認められた[17]．
- このように，動脈硬化進展のリスクファクターを改善する成績は認められるものの，実際に糖尿病の血管合併症である細小血管症や大血管症の進展を阻止しうるか否かについては今後の長期的な検討を待つ必要がある．
- 現在のところ，エキセナチドの適応は食事療法・運動療法に加えてSU薬単独療法，SU薬とビグアナイド薬の併用療法，またはSU薬とチアゾリジン薬の併用療法を行ってもコントロール困難な2型糖尿病に限られており，食事・運動療法にても十分な血糖コントロールが得られない症例，インスリン使用中の2型糖尿病や1型糖尿病患者での使用は適応となっていない．

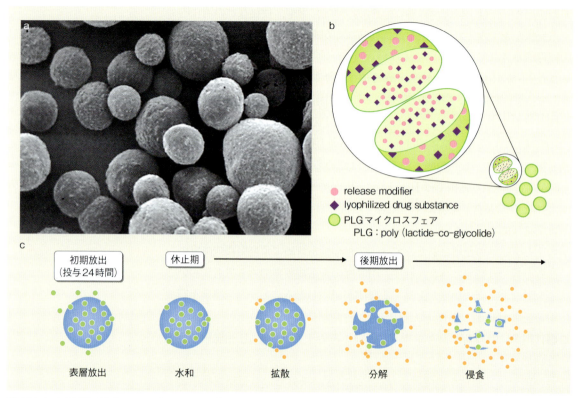

❺ エキセナチドLAR (long-acting release)
a：形状（走査電子顕微鏡像），b：構造，c：徐放化機序．
（a，b は Bartus RT, et al. Science 1998[19] より．c は DeYoung MB, et al. Diabetes Technol Ther 2011；13：1145-54 を参考に作図）

- 海外においては，持効型インスリン（グラルギン）および食事療法または経口糖尿病治療薬（メトホルミン and/or チアゾリジン薬）にて治療中の2型糖尿病患者においてエキセナチドを併用すると，低血糖の頻度を増すことなくさらに血糖コントロールが改善し，体重減少効果も認められると報告されており，インスリン治療との併用についての可能性も期待される[18]．

持続性エキセナチド注射剤（ビデュリオン®）

- エキセナチドは2型糖尿病において1日2回の皮下注射が必要であり，エキセナチドLAR（long-acting release）という，より半減期の長い徐放化製剤が開発中である（日本で第Ⅲ相試験終了）．
- エキセナチドLARはエキセナチドを生分解性ポリマーから成るマイクロスフェアに封入，ポリマー粒子の表層放出→水和→拡散→分解→侵食という過程（❺）でエキセナチドが徐々に放出されるという構造をとっており，1週間1回の皮下注射でエキセナチドの血中濃度が維持できる[19]．
- 国内では第Ⅲ相試験を終了しているが，臨床成績の報告はまだ存在し

> **MEMO**
> 今後登場するであろうGLP-1受容体作動薬は1週間1回の皮下注射タイプが多く，1週間1回の皮下注射で血糖改善作用が得られるとすれば，今後の糖尿病治療法を大きく変える可能性もある．
> 現在，より半減期の長い1か月に1回注射型のエキセナチド製剤，exenatide QM も開発中のようである．

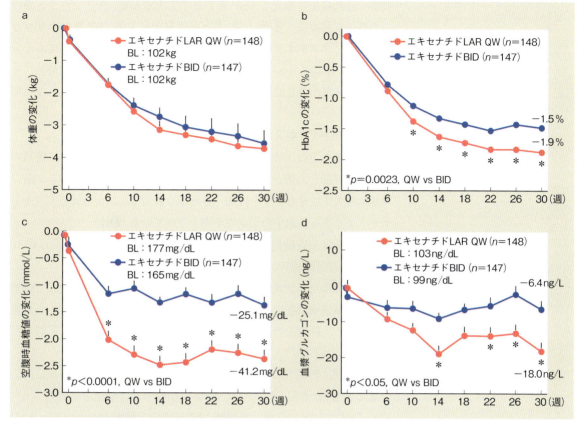

❻ エキセナチドおよびエキセナチドLARの比較
BL：base line，QW：1週間1回，BID：1日2回
（Drucker DJ, et al. Lancet 2008[21]より）

ない．海外における成績では，エキセナチドLARを15週間皮下注射すると（0.8 mg群および2.0 mg群），2.0 mg投与群では，HbA1cを1.7±0.3 %改善させている．また，2.0 mg投与群では体重減少を認め，3.5 %（3.8±1.4 kg）減少したが，0.8 mg投与群では有意な減少を認めなかった[20]．

- 食事・運動療法のみ，あるいは経口薬で治療中の肥満を伴う2型糖尿病患者に対して，1日2回の皮下注射を要するエキセナチド（10 μg×2回/日）と1週間に1回の皮下注射であるエキセナチドLAR（2.0 mg 1回/週）を比較すると（30週），両群とも体重減少作用を認め（❻a），エキセナチド群に比してエキセナチドLARのほうが有意にHbA1cをより改善し（❻b），空腹時血糖の改善度も強い（❻c）．
- また，副作用で最も多くみられる悪心はエキセナチドLARのほうが出現率は低い[21]．グルカゴン抑制作用はエキセナチドLARのほうが強いようである（❻d）．
- 持続性エキセナチド注射剤（ビデュリオン®）は，2型糖尿病において，

食事・運動療法に加えて，SU 薬，ビグアナイド薬，チアゾリジン薬の各薬剤の単独療法，または SU 薬とビグアナイド薬，SU 薬とチアゾリジン薬，ビグアナイド薬とチアゾリジン薬との併用療法を行っても十分な血糖コントロールが得られない場合に限り適応となり，単独療法，インスリン使用中の 2 型糖尿病や 1 型糖尿病患者での使用は適応となっていない．

リキシセナチド（リキスミア®）

- リキシセナチドはエキセナチドのアミノ酸配列 C 端側にさらに複数のリジンを付加した構造となっており，N 末端より 38 番目のアミノ酸プロリンを欠失させセリンを付加，さらに 6 個のリジンを付加してエキセナチドよりさらに血中の安定性を向上させている（❸d）．
- 血中半減期は 2.45 時間（20 μg 反復投与時）に延長し，作用時間は約 10 時間で短時間作用型の GLP-1 受容体作動薬に分類される．
- わが国を含めたアジア地域でのインスリンおよび経口糖尿病薬にて加療中の 2 型糖尿病患者にリキシセナチドを追加投与（朝食前 1 回）した検討によると，朝食後の血糖値を著明に改善し，短時間作用型の特徴を示している．
- 日本，韓国，台湾およびフィリピンの基礎インスリン（約 25 単位/日，少なくとも 10 単位/日以上）±SU 薬で加療中の 2 型糖尿病患者（$n=154$）（年齢 58.7±10.2 歳，罹病歴 13.7±7.7 年，体重 65.9±13 kg，BMI 25.4±3.7 kg/m^2，HbA1c 8.54±0.73 %）に対して，リキシセナチド 20 μg（朝食前 1 時間以内に皮下注射）の追加投与（24 週）が行われた．その結果 HbA1c は開始前に比して 0.77 % 低下，24 週後の偽薬群との差は 0.88 % であった．
- 空腹時血糖値（開始前 138.06±41.76 mg/dL）は 7.56 mg/dL 低下，血糖日内変動における食後 2 時間値（開始前 320.58±60.48 mg/dL）は 143.28 mg/dL 低下し，食後血糖値（特に朝食後血糖値）の改善が著明であった．
- 体重の変化は偽薬群で 0.06 kg の増加に対してリキシセナチド群では 0.38 kg 減少し，開始前に比して不変〜減少傾向が認められた．
- 副作用は悪心（39.6 %），嘔吐（18.2 %）などの消化器症状と低血糖（リキシセナチド群 vs 偽薬群：42.9 % vs 23.6 %）であったが，SU 薬服用者を除くと低血糖は 32.6 % vs 28.3 % となり，リキシセナチド単独では低血糖をほとんど起こしていない[22]．
- リキシセナチド（リキスミア®）と長時間作用型 GLP-1 受容体作動薬に分類されるリラグルチド（ビクトーザ®）では血糖改善作用における薬効が異なることが明らかにされており，病態や併用薬に応じた使い分けが必要となる．Kapitza らはメトホルミン（1,500 mg/日以上）にて加療

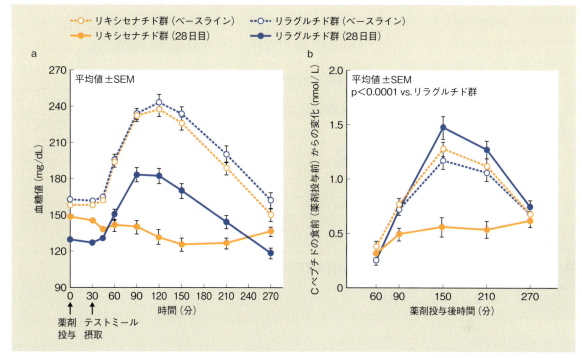

❼ 食事負荷試験による血糖値の変化（a）および薬剤投与後のインスリン（Cペプチド）分泌の前値からの変化（b）─リキシセナチドとリラグルチドの比較

（Kapitza C, et al. Diabetes Obesity Metab 2013[23]より）

中の血糖コントロール不十分な2型糖尿病患者（$n=148$）（年齢60歳，罹病歴6.7年，体重92 kg，BMI 31 kg/m^2，HbA1c 7.3 %）を2群に分け4週間にわたりリキシセナチド20 μg朝食30分前皮下注（最初の2週間は10 μg）（リキシセナチド群）またはリラグルチド1.8 mg朝食30分前皮下注（最初の1週間は0.6 mg，次の1週間は1.2 mgと漸増）（リラグルチド群）を追加投与し，血糖値の変化，両GLP-1作動薬処方前後での食事負荷試験（451 kcal：炭水化物60.6 %，蛋白質12.4 %，脂質26.9 %）における血糖値，Cペプチド，グルカゴンの変化を観察している．

- 食事負荷試験においては，リキシセナチド群およびリラグルチド群で空腹時血糖値はそれぞれ5.4 mg/dL，23.4 mg/dL低下，食後血糖値はそれぞれ88.02 mg/dL，24.84 mg/dL低下，空腹時血糖値はリラグルチド群の改善度のほうが強かったが食後血糖値はリキシセナチド群で著明に改善した（❼a）[23]．
- リキシセナチド群ではリラグルチド群に比してインスリン（Cペプチド）分泌の必要性が減少するため著明に抑制され，グルカゴン分泌も有意に低下した（❼b）[23]．すなわち，リキシセナチドはインクレチン作用の増強というよりも，短時間作用型GLP-1受容体作動薬の特徴である胃排泄運動抑制作用によって食後血糖改善効果を発揮していると考えられ

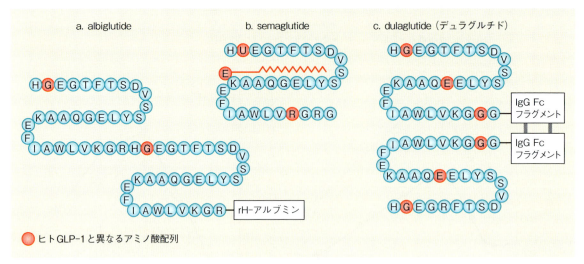

❽ 申請中ないし開発中の長時間作用型GLP-1受容体作動薬の構造
（Lund A, et al. Eur J Intern Med 2014[24]より）

- る.
- HbA1cはリキシセナチド群，リラグルチド群でそれぞれ0.32％，0.51％低下し（$p<0.01$），体重はそれぞれ1.6 kg，2.4 kg低下した（$p<0.01$）[23]．
- 2型糖尿病患者において，食事・運動療法に加えてSU薬またはSU薬およびビグアナイド薬による加療を行っても血糖改善作用が不十分な場合，食事・運動療法に加えて持効型インスリン製剤または中間型インスリン製剤（SU薬との併用を含む）にても血糖改善作用が不十分な場合に適応となり，単独療法は行うことができない．
- リキシセナチド（リキスミア®）皮下注300 μg投与にあたっては，1日1回10 μgから開始し，1週間以上投与したのち15 μgに増量し，1週間以上投与したのち20 μgに増量する．

その他のGLP-1受容体作動薬

- dulaglutide（デュラグルチド）が申請中，albiglutide，semaglutideは国内治験第III相の段階にあり，これらの血中消失半減期はそれぞれ3.75日（96時間），6〜8日，7〜8日（166〜184時間）と長く，すべて1週間に1回の皮下注射型である（❽）[24]．

● GLP-1受容体作動薬をいかに使うか？

- GLP-1受容体作動薬では，インクレチン作用，残存する膵β細胞機能そのものの改善作用，種々の膵外作用やグルカゴン分泌抑制作用など多面的な作用により2型糖尿病の血糖コントロールを改善しうる．
- 加えて，膵β細胞保護的な作用，すなわち，膵β細胞に対するアポトー

シス抑制作用，既存膵β細胞の増殖促進作用および分化・新生誘導作用に基づく膵β細胞量（β-cell mass）の維持ないし増大作用も期待されている（ただし，後二者についてはヒトでの実証はなされていない）．したがって，これまでの糖尿病治療薬の薬効カテゴリーでの分類は難しい．

- そのような糖尿病治療薬を用いて最大の臨床効果を期待するならば，薬理学的には，より「健全な膵β細胞」がより多く存在する発症初期あるいは軽症の糖尿病，場合によっては耐糖能障害をきたした時点（発症・診断前）から使用されるのが正しいかもしれない．
- 一方，薬理作用全体からみればどのような病態でも（たとえ，1型糖尿病であっても）それなりに薬効を発揮するともいえる．しかし，インスリンの補充が血糖コントロールのために必須の患者に対してはインスリンのような強力な血糖低下作用は期待できないため，その肩代わりはできない．
- したがって，実際には，注射薬である点，DPP-4阻害薬も存在する点，副作用等での長期的保障が存在しないなどの点や薬価などを考慮すると，従来の経口糖尿病治療薬のみでは十分な血糖コントロールが得られない～インスリン導入が考慮されるような病態（わが国の2型糖尿病におけるインスリン導入時期は罹病歴約12年といわれている）患者に多く処方されるのではなかろうか．
- 経験的にはインスリン（±経口糖尿病治療薬）により治療中の2型糖尿病の一部ではインスリンからの切り替えも可能であり，患者のQOLの改善にも寄与しうる．
- GLP-1受容体作動薬使用の実際と注意点についての詳細は「3章 糖尿病治療薬の具体的投与法と注意点/GLP-1受容体作動薬」(p.181)を参照されたい．

- GLP-1受容体作動薬とDPP-4阻害薬という2種類のインクレチン治療薬の登場により，糖尿病治療は新たな時代を迎えた．両薬の共通点はGLP-1という消化管ホルモンの生理作用を利用したもので安心感もある．
- しかし，GLP-1受容体作動薬では生体内のGLP-1受容体を薬理学的な濃度で持続的かつ長期間刺激すること，その作用がインクレチン作用のみならず多面的であることから，処方に際してはGLP-1シグナルの十分な理解と注意深い観察が必要である．

（宮川潤一郎，難波光義）

● 文献
1) Baggio LL, et al. Biology of incretins : GLP-1 and GIP. Gastroenterology 2007 ; 132 : 2131-57.

2) 宮川潤一郎ほか. 2. GIP, GLP-1の多彩な作用. 2) GLP-1. インクレチン治療—GLP-1受容体作動薬とDPP-4阻害薬による新たな糖尿病治療. フジメディカル出版；2009. pp.26-40.

3) Nauck MA, et al. Preserved incretin activity of glucagon-like peptide 1〔7-36 amide〕, but not of synthetic human gastric inhibitory polypeptide in patients with type-2 diabetes mellitus. J Clin Invest 1993；91：301-7.

4) Vollmer K, et al. Predictors of incretin concentrations in subjects with normal, impaired, and diabetic glucose tolerance. Diabetes 2008；57：678-87.

5) Lee S, et al. Intact glucagon-like peptide-1 levels are not decreased in Japanese patients with type 2 diabetes. Endocrine J 2010；57(2)：119-26.

6) Kim W, Egan JM. The role of incretins in glucose homeostasis and diabetic treatment. Pharmacol Rev 2008；60(4)：470-512.

7) Xu G, et al. Downregulation of GLP-1 and GIP receptor expression by hyperglycemia. Possible contribution to impaired incretin effects in diabetes. Diabetes 2007；56：1551-8.

8) Shu L, et al. Decreased TCF7L2 protein levels in type 2 diabetes mellitus correlate with downregulation of GIP- and GLP-1-receptors and impaired beta cell function. Hum Mol Genet 2009；18(13)：2388-99.

9) Lyssenko V, et al. Mechanism by which common variants in the TCF7L2 gene increase risk of type 2 diabetes. J Clin Invest 2007；117(8)：2155-63.

10) Yi F, et al. Cross talk between the insulin and Wnt signaling pathways：Evidence from intestinal endocrine L cells. Endocrinology 2008；149：2341-51.

11) Seino Y, et al. Dose-dependent improvement in glycemia with once-daily liraglutide without hypoglycemia or weight gain：A double-blind, randomized, controlled trial in Japanese patients with type 2 diabetes. Diabetes Res Clin Pract 2008；81：161-8.

12) Kaku K, et al. Improved glycemic control with minimal hypoglycemia and no weight change with the once-daily human glucagon-like peptide-1 analogue liraglutide as added-on to sulphonylurea in Japanese patients with type 2 diabetes. Diabetes Obes Metab 2010；12：341-7.

13) Buse JB, et al. Liraglutide once a day versus exenatide twice a day for type 2 diabetes：A 26-week randomized, parallel-group, multinational, open-label trial (LEAD-6). Lancet 2009；374(9683)：39-47.

14) Kadowaki T, et al. Exenatide exhibits dose-dependent effects on glycemic control over 12 weeks in Japanese patients with suboptimally controlled type 2 diabetes. Endocr J 2009；56(3)：415-24.

15) Kadowaki T, et al. Improved glycemic control and reduced bodyweight with exenatide：A double-blind, randomized, phase 3 study in Japanese patients with suboptimally controlled type 2 diabetes over 24 weeks. J Diab Invest 2010；2(3)：210-7.

16) Buse JB, et al. Metabolic effects of two years of exenatide treatment on diabetes, obesity, and hepatic biomarkers in patients with type 2 diabetics：An interim analysis of data from the open-label, uncontrolled extension of three double-blind, placebo-controlled trials. Clin Ther 2007；29：139-53.

17) Klonoff DC, et al. Exenatide effects on diabetes, obesity, cardiovascular risk factors and hepatic biomarkers in patients with type 2 diabetes treated for at least 3 years. Curr Med Res Opin 2008；24(1)：275-86.

18) Buse JB, et al. Use of twice-daily exenatide in basal insulin-treated patients with type 2 diabetes. Ann Int Med 2011；154：103-12.

19) Bartus RT, et al. Sustaine delivery of proteins for novel therapeutic products. Science 1998；281：1161-2.

20) Kim D, et al. Effects of once-weekly dosing of a long-acting release formulation of exenatide on glucose control and body weight in subjects with type 2 diabetes. Diabetes Care 2007；30：1487-93.

21) Drucker DJ, et al. Exenatide once weekly versus twice daily for the treatment of type 2 diabetes : A randomized open-label, non-inferiority study. Lancet 2008 ; 372 : 1240-50.
22) Seino Y, et al. Randomized, double-blind, placebo-controlled trial of the once-daily GLP-1 receptor agonist lixisenatide in Asian patients with type 2 diabetes insufficiently controlled on basal insulin with or without a sulfonylurea (GetGoal-L-Asia). Diabetes Obesity Metab 2012 (http://dx.doi.org/10.1111/j.1463-1326.2012.01618.x)
23) Kapitza C, et al. Pharmacodynamic characteristics of lixisenatide once daily versus liraglutide once daily in patients with type 2 diabetes insufficiently controlled on metformin. Diabetes Obesity Metab 2013 (http://dx.doi.org/10.1111/dom.12076)
24) Lund A, et al. Glucagon-like peptide-1 receptor agonists for the treatment of type 2 diabetes : Differences and similarities. Eur J Intern Med 2014 ; 25 (5) : 407-14. (http://dx.doi.org/10.1016/j.ejim.2014.03.005)

インクレチンと膵β細胞保護効果

POINT
- GIPとGLP-1は，膵β細胞からインスリン分泌を促進させるインクレチンである．
- GIPとGLP-1は，共にげっ歯類の報告から膵β細胞の増殖と抗アポトーシス作用を有している．
- インクレチン関連薬（DPP-4阻害薬やGLP-1受容体作動薬）はβ細胞保護に作用する．

Key words

G蛋白質共役型受容体（GPCR）
▶ G蛋白質と共役して情報伝達する受容体群をG蛋白質共役型受容体（GPCR）と呼ぶ．これらの受容体は細胞膜を7回繰り返して貫通するという特徴的な共通構造を有している．GPCRは細胞膜上に存在し，細胞外側にリガンドと結合する部位を有し，細胞内側にG蛋白質が結合する部位を有している．G蛋白質はα（約40 kDa），β（約35 kDa），γ（約7～8 kDa）の3つのサブユニットから構成されている．GαにはGTP/GDP結合部位が存在し，ここにGDPが結合しているとき，G蛋白質は不活性型として3つのサブユニットによる三量体構造をとって受容体と結合している．受容体が活性化されるとGDP-GTP交換が生じてαサブユニットが解離するとともに受容体から解離する．

● インクレチン

- インクレチンは，栄養素の摂取により消化管から分泌されインスリン分泌を促進する消化管ホルモンの総称である．主なインクレチンとしてGIP（gastric inhibitory polypeptide/glucose-dependent insulinotropic polypeptide）とGLP-1（glucagon-like peptide-1）がある．
- GIPは，十二指腸および近位小腸を中心に存在するK細胞から分泌され，一方GLP-1は遠位小腸および大腸を中心に存在するL細胞から分泌される．炭水化物や脂肪が豊富な食事を摂取することでGIPとGLP-1は分泌され，膵β細胞上のGIP受容体とGLP-1受容体に結合する（❶）．
- GIP受容体とGLP-1受容体はG蛋白質共役型受容体（G protein-coupled receptor：GPCR）であり，cAMPを上昇させてグルコース依存的にインスリン分泌を促進する．

● インクレチンの膵β細胞増殖効果（❷）

- GLP-1は，GLP-1受容体によるcAMP濃度の上昇を介したPKAの活性化によりCREB（cAMP response element binding protein）やIRS-2（insulin receptor substrate-2），さらにはAkt（PKB）を活性化する[2,3]．その結果，膵β細胞増殖の抑制的因子であるFoxO1のリン酸化による核外放出によってPDX-1発現を誘導し[4]，またmTOR（mammalian target of rapamycin）を活性化してS6K1を誘導し，膵β細胞増殖に作用する[5]．
- GLP-1受容体シグナルの活性化は，c-Src（cellular-Src）を介してβ-cellulinがEGF（epidermal growth factor）受容体に作用し，PI3K（phosphatidylinositol 3-kinase），PKC，Aktを活性化させる．その結果，FoxO1の抑制，PDX-1を誘導[6]，MEK/ERKの系を活性化[7]，cyclin D1を誘導して膵β細胞の増殖や分化を促進することが報告され

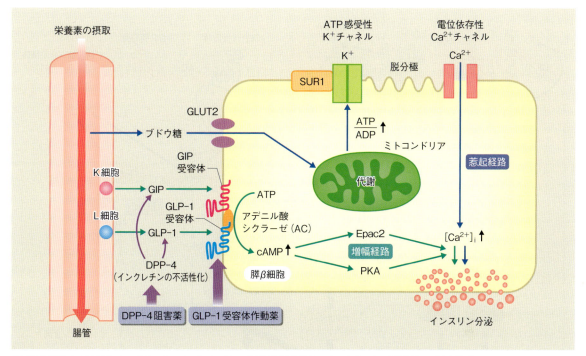

❶ 膵β細胞におけるインクレチンのインスリン分泌促進作用とインクレチン関連薬の作用機序
GIP, GLP-1 は, ブドウ糖代謝によるインスリン分泌（惹起経路）を増強する（増幅経路）. インクレチン関連薬は, DPP-4 を阻害する DPP-4 阻害薬と GLP-1 受容体を刺激する GLP-1 受容体作動薬がある.
（長嶋一昭, 稲垣暢也. 糖尿病学—基礎と臨床. 2007[1]）より改変）

ている[8]）.

- GLP-1 は, PKA と Epac2 を介してそれぞれ小胞体の IP3R（inositol triphosphate receptor）や RYR（Ryanodine receptor）に作用して細胞内カルシウム濃度を上昇させ, カルシニューリン/NFAT（nuclear factor of activated T cells）を活性化して膵β細胞の増殖に働くことが報告されている[9]）. さらに PKA/CREB を介して cyclin A2 が活性化され, 膵β細胞増殖作用を示すこと[10]）, GLP-1 シグナルが Wnt シグナルに作用して β-catenin を活性化し, TCF7L2 を誘導して細胞増殖を促進する[11]）.
- GLP-1 は, 膵β細胞からの IGF-1 の分泌を促進し, IGF-1 受容体を介した細胞増殖作用が報告されている.
- GIP は, GLP-1 と同様に ERK, PI3K や Akt への作用により膵β細胞増殖作用を有している.

インクレチンによる膵β細胞の抗アポトーシス効果（❷）

- GLP-1 による FoxO1 の抑制は, アポトーシス促進因子の Bax の抑制と抗アポトーシス蛋白の Bcl-2, Bcl-xL の増加に作用し, 膵β細胞のアポトーシスを抑制する[1]）.

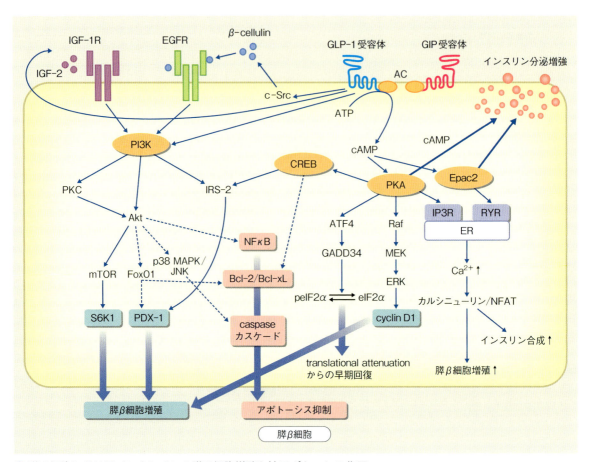

❷ 膵β細胞におけるインクレチンの膵β細胞増殖と抗アポトーシス作用
報告されている GLP-1 の主な経路を示す．
(Baggio LL, et al. Gastroenterology 2007[2]) を参考に作成)

- GLP-1 は，JNK（cJun NH2-terminal kinase）や TxNIP（thioredoxin interacting protein）を抑制して抗アポトーシスに作用することも報告されている．
- GLP-1 シグナルの増強により，小胞体ストレスに起因する膵β細胞障害や移植膵島に対しても，保護的に作用する[12,13]．GIP もまた小胞体ストレスに対して保護的作用を有している[14]．
- GIP は，caspase-3，-8 の活性化の抑制や，Akt を介した p38 MAPK（mitogen-activated protein kinase）や JNK の抑制により抗アポトーシス作用も発揮する[15]．
- GIP あるいは GLP-1 のアゴニスト（D-GIP，exendin-4）を投与したマウスでは，両者ともストレプトゾトシン誘導性の膵β細胞障害による caspase-3 の抑制を認めたが，特に exendin-4 では非投与群と比較して膵β細胞量が有意に増加していたことから[16]，抗アポトーシス効果は GLP-1 シグナルのほうが強いという報告もある．

最新のエビデンスをふまえ糖尿病臨床に必要な
実践的知識を網羅して、ヴィジュアルに解説！

糖尿病臨床のすべて ヴィジュアル visual

全10冊

シリーズの特色

- 進歩の著しい糖尿病臨床からホットなテーマを厳選した魅力あるコンテンツ
- 膨大な量の知見、エビデンスを効率的に理解するために設けられた「注目の症例」「Advice from Expert」「知っておきたいTOPICS」「エビデンスの扉」
- 臨床上で治療や診断のターニングポイントとなりそうな場面をQ&A形式で展開する「診療ミニQ&A」
- 読者の利便性を高めるための情報提供として、各巻の内容に関連した他書籍も紹介

● 編集主幹
荒木　栄一（熊本大学）

● 専門編集委員（五十音順）
池上　博司（近畿大学）
稲垣　暢也（京都大学）
植木浩二郎（東京大学）
古家　大祐（金沢医科大学）
谷澤　幸生（山口大学）
中村　二郎（愛知医科大学）
西川　武志（熊本大学）
前川　聡（滋賀医科大学）
山田祐一郎（秋田大学）

sample page

3章 1型糖尿病のインスリン治療

カーボカウントの基本と臨床での適応例

POINT
- カーボカウントの適応はすべての糖尿病患者である。
- 食品交換表に基づく食事療法とカーボカウントを組合せて、糖尿病・体重管理の可能性を計算方法を構築した。
- 糖尿病で1食に含まれる糖質量は主食以外を20g、主食で糖20%以内に計算することで食事の糖質量は90%以上で一致する。

Keywords
- 日本でのカーボカウント導入
- 血糖コントロール改善や体重減少の反応
- 食品交換表をもとにした食事選びができますが、つまみ一カーボがわかると食品交換表に基づくカーボカウントをめざすことに便利です。この計算方法は食品交換表に基づくカーボカウントをめざすことに便利です。たとえば同じカロリー摂取でも糖質を考慮することで血糖コントロールの安定につながります。

MEMO
診 Q&A

皮膚をつまむことの大切さ――皮下脂肪の厚さと注射針の長さ

COLUMN

Frid らは、BMI (body mass index) 20 の患者に12.7 mm 針のついた注射器を使用して皮膚をつまんだ場合につまる皮膚の厚さ、実際には造影剤利用時にも差がない場合につまんだつまむ、垂直にしになった皮膚の厚さの最も薄い部分のもので造影剤的特徴を考慮し、つまんだ場合は造影剤的特徴を考慮し、つまんだ場合は薄くなることを確認している[1]。上側にはつまみこ正確に行う場合、つまむ部分はできるだけ下に下げる必要となる。

6, 8 mm のものがあり、4 mm では皮膚が薄くなり、8 mm では、直角に刺すとやせた人では過する可能性が高くなる。やせた人では皮膚をつまんで、垂直に刺すと、皮膚をつまんで、垂直にしになった皮膚の最も薄い部分に Frid の報告[1]にある欧米人の皮下の厚さと2001年の日本人の所体計測調査[2]をと比較すると、上腕の下の厚さは欧米人男性の9 mm に対し日本人では5 mm であった[2]。ベン型注射器 A 型専用注射針の長さは4, 5, 6 mm [3]。

BMI 20 つまない

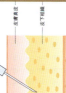

つまむ

12.7 mm 針使用

① 造影剤拡散度を皮膚をつまんで投与した場合とつまないで投与した場合の差
(Frid A, et al. Diabet Med 1992^[1]より)

CTスキャンによる皮膚表面から筋膜までの平均距離 (mm) (左側は男性、右側は女性)

ヴィジュアルで見やすい紙面!!

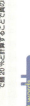

⑤ 末梢血管細胞移植後の足潰瘍病変の推移
64歳、女性。2型糖尿病合併。右足[1]、左足4 趾、右足4 趾、左足2 趾。3指部壊疽行為あり。左右末梢血の温覚低下。3か月間まったく歩かず、左足起座状態になり、右足の温存治療を行ったが、外科的治療を一切拒否。未梢血細胞移植を施行、その後も血流改善および潰瘍閉鎖傾向がみられる。足の血流造影では血液性改善、右側は女性。

●全10冊の構成と専門編集

		定価
❶ 最新インスリン療法 改訂第2版	綿田 裕孝（順天堂大学）	本体 6,800円+税
❷ 糖尿病合併症―鑑別ポイントとベスト管理法	西川 武志（熊本大学）	本体 6,400円+税
❸ スマートな糖尿病診断と治療の進め方	谷澤 幸生（山口大学）	本体 6,800円+税
❹ 糖尿病治療薬の最前線 改訂第2版	稲垣 暢也（京都大学）	本体 6,800円+税
❺ 糖尿病網膜症のすべて	前川 聡（滋賀医科大学）	本体 6,400円+税
❻ 糖尿病予防と治療のエビデンス	植木 浩二郎（東京大学）	本体 6,800円+税
❼ 小児・思春期糖尿病の対応マニュアル	池上 博司（近畿大学）	本体 6,800円+税
❽ 糖尿病腎症のすべて	古家 大祐（金沢医科大学）	本体 6,800円+税
❾ 糖尿病性神経障害	中村 二郎（愛知医科大学）	本体 7,000円+税
❿ 糖尿病患者の食事と運動―考え方と進め方	山田 祐一郎（秋田大学）	本体 5,800円+税

各項目の要点が「POINT」でわかる。サイドノートに「Key words」「MEMO」も多用

Q&A形式で展開する「診療ミニQ&A」

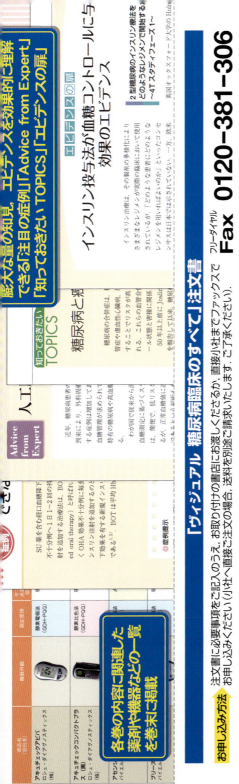

「ヴィジュアル 糖尿病臨床のすべて」注文書

お申し込み方法 注文書に必要事項をご記入のうえ、お取り付けの書店にお渡しください。直接小社までファックスでお申し込みください(小社へ直接ご注文の場合、送料を別途ご負担いただきます。ご了承ください)。

ブリーダイヤル **Fax 0120-381-306**

書名	冊数		書名	冊数
最新インスリン療法 改訂第2版	を　　　冊		糖尿病予防と治療のエビデンス	を　　　冊
糖尿病合併症―鑑別がベストインとベスト管理法	を　　　冊		小児・思春期糖尿病の対応マニュアル	を　　　冊
スマートな糖尿病診断と治療の進め方	を　　　冊		糖尿病腎症のすべて	を　　　冊
糖尿病治療薬の最前線 改訂第2版	を　　　冊		糖尿病性神経障害	を　　　冊
糖尿病網膜症のすべて	を　　　冊		糖尿病患者の食事と運動―考え方と進め方	を注文します。

●お名前（フリガナ）

ご連絡先　〒

●電話　（　　　）　　　　　●FAX　（　　　）

●取扱書店

　　　　　　　　　　　　　　　　　　　　　　　　　　　　書店

中山書店 〒113-8666 東京都文京区白山1-25-14 http://www.nakayamashoten.co.jp/
Tel. **03-3813-1100** Fax. **03-3816-1015**

2015.07

B5判／並製／オールカラー／各巻240〜384頁

全10冊の構成

- 最新インスリン療法　改訂第2版
- 糖尿病合併症——鑑別ポイントとベスト管理法
- スマートな糖尿病診断と治療の進め方
- 糖尿病治療薬の最前線　改訂第2版
- 糖尿病網膜症のすべて
- 糖尿病予防と治療のエビデンス
- 小児・思春期糖尿病の対応マニュアル
- 糖尿病腎症のすべて
- 糖尿病性神経障害——基礎から臨床のすべて
- 糖尿病患者の食事と運動——考え方と進め方

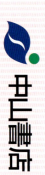
中山書店

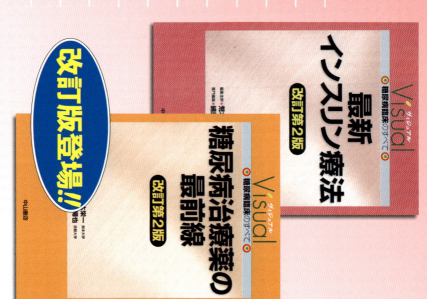

改訂版登場!!

COLUMN 膵β細胞におけるインスリン分泌促進作用（❶参照）

GIPとGLP-1による受容体刺激は，三量体GTP結合蛋白Gsα・β・γと共役したアデニル酸シクラーゼ（adenylate cyclase：AC）を活性化し，細胞内のサイクリックアデノシンーリン酸（cyclic adenosine monophosphate：cAMP）濃度を上昇させる．本来の膵β細胞におけるインスリン分泌機構は，細胞内に取り込まれたグルコースをミトコンドリアで代謝し，アデノシン二リン酸（adenosine diphosphate：ADP）からアデノシン三リン酸（adenosine triphosphate：ATP）を産生することで細胞内のATP/ADPを上昇させ，細胞膜上に存在するATP感受性K^+チャネル（K_{ATP}チャネル）を閉鎖し，続いて細胞膜の脱分極に伴う電位依存性Ca^{2+}チャネル（voltage-dependent calcium channels：VDCC）の開口によって細胞内カルシウムイオンの上昇の結果，インスリンが分泌される（惹起経路）[1]．この経路とは別にGIPとGLP-1による細胞内cAMP上昇は，PKA（protein kinase A）の活性化を介して細胞内のカルシウムのefficacyを高め，グルコース代謝によるインスリン分泌を増強する（増幅経路）．さらにEpac2（exchange protein activated by cAMP）を介した低分子GTP結合蛋白Rap1，Rab3などの活性化によってもインスリン顆粒の開口放出が促進される．GIPとGLP-1は生体内に広範に発現するDPP-4（dipeptidyl-peptidase-4）によって数分間で不活化されるが，DPP-4阻害薬はDPP-4を阻害し，内因性の活性型インクレチン濃度を増加させる薬剤，一方GLP-1受容体作動薬はDPP-4抵抗性のペプチド構造を有するGLP-1受容体を刺激する薬物である．現在インクレチン関連薬はわが国で広く糖尿病治療に使用されている．

● インクレチン関連薬の効果

- インクレチンの作用を利用した糖尿病治療薬（インクレチン関連薬）にはGLP-1受容体作動薬やDPP-4阻害薬があるが，両薬剤には膵β細胞保護効果があることが報告されている．

- ヒトの膵島量や大きさを非侵襲的に評価する手段が確立されていないため，インクレチン関連薬の膵β細胞保護効果をヒトで評価することが困難である．

〔原田範雄，稲垣暢也〕

● 文献

1) 長嶋一昭，稲垣暢也．インスリン分泌におけるK_{ATP}チャネルの役割．門脇 孝ほか編．糖尿病学─基礎と臨床．西村書店；2007. pp.74-7.
2) Baggio LL, et al. Biology of incretins：GLP-1 and GIP. Gastroenterology 2007；132：2131-57.
3) Doyle ME, et al. Mechanisms of action of glucagon-like peptide 1 in the pancreas. Pharmacol Ther 2007；113：546-93.
4) Glauser DA, et al. The emerging role of FOXO transcription factors in pancreatic beta cells. J Endocrinol 2007；193：195-207.
5) Briaud I, et al. Differential activation mechanisms of Erk-1/2 and p70（S6K）by glucose in pancreatic beta-cells. Diabetes 2003；52：974-83.
6) Wang X, et al. Glucagon-like peptide-1 causes pancreatic duodenal homeobox-1

protein translocation from the cytoplasm to the nucleus of pancreatic beta-cells by a cyclic adenosine monophosphate/protein kinase A-dependent mechanism. Endocrinology 2001 ; 142 : 1820-7.
7) Arnette D, et al. Regulation of ERK1 and ERK2 by glucose and peptide hormones in pancreatic beta cells. J Biol Chem 2003 ; 278 : 32517-25.
8) Friedrichsen BN, et al. Stimulation of pancreatic beta-cell replication by incretins involves transcriptional induction of cyclin D1 via multiple signalling pathways. J Endocrinol 2006 ; 188 : 481-92.
9) Heit JJ, et al. Calcineurin/NFAT signalling regulates pancreatic beta-cell growth and function. Nature 2006 ; 443 : 345-9.
10) Song WJ, et al. Exendin-4 stimulation of cyclin A2 in beta-cell proliferation. Diabetes 2008 ; 57 : 2371-81.
11) Jin T, et al. Minireview : The Wnt signaling pathway effector TCF7L2 and type 2 diabetes mellitus. Mol Endocrinol 2008 ; 22 : 2383-92.
12) Yamane S, et al. GLP-1 receptor agonist attenuates endoplasmic reticulum stress-mediated β-cell damage in Akita mice. J Diabet Invest 2011 ; 2 : 104-10.
13) Toyoda K, et al. GLP-1 receptor signaling protects pancreatic beta cells in intraportal islet transplant by inhibiting apoptosis. Biochem Biophys Res Commun 2008 ; 367 : 793-8.
14) Yusta B, et al. GLP-1 receptor activation improves β cell function and survival following induction of endoplasmic reticulum stress. Cell Metab 2006 ; 4 : 391-406.
15) Pospisilik JA, et al. Dipeptidyl peptidase IV inhibitor treatment stimulates beta-cell survival and islet neogenesis in streptozotocin-induced diabetic rats. Diabetes 2003 ; 52 : 741-50.
16) Maida A, et al. Different importance of glucose-dependent insulinotropic polypeptide vs glucagon-like peptide 1 receptor signaling for beta cell survival in mice. Gastoenterology 2009 ; 137 : 2146-57.

3章

糖尿病治療薬の具体的投与法と注意点

スルホニル尿素（SU）薬

- ▶SU薬は，効果，費用の点から考えて2型糖尿病治療において中心となる薬剤である．
- ▶SU薬の欠点は，空腹時の低血糖とその反動による過食・体重増加を生じやすい点である．低血糖が生じないように少量から開始し，徐々に増量する．
- ▶グリベンクラミドは低血糖の発現頻度が高く，虚血時の心筋細胞への悪影響も否定できないことから，最近では，処方を避ける傾向にある．
- ▶SU薬は肝臓で代謝され，主に腎臓から排泄される．肝または腎機能障害のある患者では低血糖のリスクが高くなるので注意が必要である．
- ▶比較的高用量のSU薬で治療中の患者にインクレチン関連薬を追加投与する場合は，低血糖を避けるためにSU薬は減量する．

● スルホニル尿素（SU）薬の作用

- 膵β細胞では，細胞内に取り込まれたグルコースが代謝され産生されるATPによりATP感受性K^+チャネル（K_{ATP}チャネル）が閉鎖，その結果，細胞膜電位が上昇し電位依存性Ca^{2+}チャネルが開き，細胞内へCa^{2+}が流入することでインスリン分泌が生じる（❶）．
- 膵β細胞のK_{ATP}チャネルはSUR1（sulfonylurea receptor 1）と内向き整流性K^+チャネルに属するKir6.2（potassium channel, inwardly

MEMO
ナテグリニド（ファスティック®，スターシス®），ミチグリニド（グルファスト®），レパグリニド（シュアポスト®）といった速効型インスリン分泌促進薬は，SU様構造を有していないが，SU薬と同様にSU受容体に結合することでインスリン分泌を引き起こす．

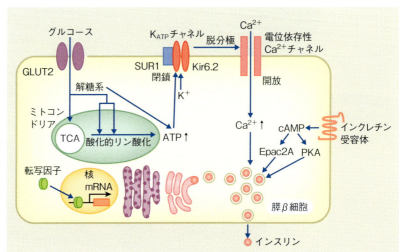

❶ 膵β細胞でのインスリン分泌機構

膵β細胞では，細胞内に取り込まれたグルコースが代謝され産生されるATPによりATP感受性K^+チャネル（K_{ATP}チャネル）が閉鎖することでインスリンが分泌される．SU薬はK_{ATP}チャネルのSUR1に結合する．

❷ 日本で市販されているSU薬の種類と特徴

	一般名	商品名 (主なもの)	血中 半減期 (時間)	作用時間 (時間)	1錠中の 含有量 (mg)	使用量 (mg/日)	最高 投与量 (mg/日)	投与 回数 (回/日)	インスリン分泌 作用以外の特徴
第一世代	トルブタミド	ヘキストラスチノン®	5.9	6〜12	500	250〜1,500	2,000	1〜2	
	アセトヘキサミド	ジメリン®	3.2	10〜16	250 500	250〜500	1,000	1〜2	
	クロルプロパミド	アベマイド®	33	24〜60	250	100〜500	500	1	
	グリクロピラミド	デアメリン®S	−	6	250	250〜500	500	1〜2	
第二世代	グリベンクラミド	オイグルコン® ダオニール®	2.7	12〜24	1.25 2.5	1.25〜7.5	10	1〜2	
	グリクラジド	グリミクロン®	6〜12	6〜24	20 40	10〜120	160	1〜2	抗酸化作用 血小板機能抑制作用
第三世代	グリメピリド	アマリール®	1.5	6〜12	0.5 1 3	0.5〜4	6	1〜2	インスリン感受性改善作用 血小板機能抑制作用

一般的な使用量を超えると血糖降下作用は頭打ちになることが多い.
(日本糖尿病学会編・著. 糖尿病治療ガイド 2014-2015[1]を参考に作成)

rectifying 6.2)の2種類のサブユニットにより構成されており,SU薬はSU受容体に結合しK_{ATP}チャネルを閉鎖することでインスリン分泌を引き起こす.

- インクレチンホルモンは膵β細胞内のcAMPを上昇させ,Epac2AおよびPKAを介してインスリン分泌を増強させるが,グリベンクラミドやグリメピリドはEpac2Aに結合,活性化することが報告されている.

SU薬の種類とその特徴

- 抗菌薬(サルファ剤)に属するカルブタミドの投与で低血糖が生じたことから,カルブタミドをもとにトルブタミド(ヘキストラスチノン®)やアセトヘキサミド(ジメリン®)など第一世代のSU薬が開発された.さらに,より力価を高めたグリベンクラミド(オイグルコン®,ダオニール®),グリクラジド(グリミクロン®),グリメピリド(アマリール®)といった第二,第三世代のSU薬が開発され,現在,この3種類が臨床の場で主に使用されている(❷)[1].

- トルブタミド,グリクラジドとグリベンクラミド,グリメピリドとではその構造がやや異なっており,前者ではSU様構造の部分でのみSU受容体と結合するが,後者はさらにベンズアミド様構造を有しその部分でも受容体に結合する.そのため,後者は受容体への親和性がより強く高力価で,薬物の血中半減期に比しその作用時間が長い(❸,❹).

- インスリン分泌促進作用以外では,グリメピリドは肝臓および末梢組織でのインスリン感受性改善作用を有しており,グリクラジドはアザビシ

MEMO

2種類以上のSU薬の併用や,SU薬とナテグリニド,ミチグリニド,レパグリニドなどの速効型インスリン分泌促進薬との併用は治療上意味がなく認められていない.

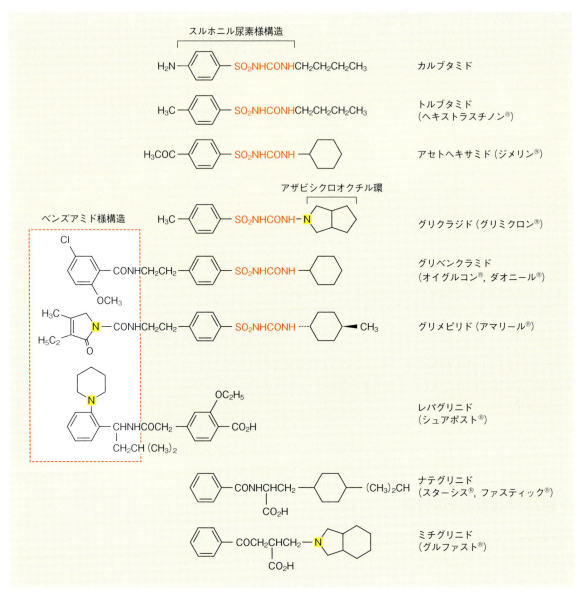

❸ SU薬およびグリニド薬の構造

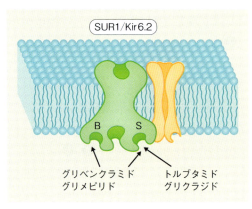

❹ SUR1蛋白へのSU薬の結合部位

トルブタミド，グリクラジドとグリベンクラミド，グリメピリドとではその構造がやや異なっており，後者ではSU様構造の部分に加えベンズアミド様構造の部分でもSU受容体に結合する．B：ベンズアミド様構造結合部位，S：SU様構造結合部

(Nagashima K, et al. Diabetes Res Clin Pract 2004[2]より)

❺ K_{ATP}チャネルを50％阻害するのに必要なSU薬の濃度

K_{ATP}チャネル	発現組織	トルブタミド	グリクラジド	グリベンクラミド	グリメピリド	ナテグリニド	ミチグリニド
Kir6.2/SUR1	膵β細胞	5～30 μM	～60 nM	2～7 nM	～3 nM	～100 nM	3.8 nM
Kir6.2/SUR2A	心筋・骨格筋	～1.7 mM	～1 mM	～50 nM	～7 nM	～1 μM	3.2 μM
Kir6.2/SUR2B	平滑筋	～0.9 mM	～0.9 mM	～50 nM	～8 nM	～100 nM	4.6 μM
Kir6.1/SUR2B	血管平滑筋	unknown	unknown	3 μM	unknown	unknown	unknown

K_{ATP}チャネルは，膵β細胞以外にも，心筋，骨格筋，平滑筋，血管平滑筋などにも発現しており，KirとSURのアイソフォームの組み合わせは組織によって異なっている．
（Nagashima K, et al. Diabetes Res Clin Pract 2004[2]より）

クロオクチル環のラジカルスカベンジャー作用により抗酸化作用を有している．さらに，両者は，血小板機能抑制作用があることも知られている（❷）．

- K_{ATP}チャネルは，膵β細胞以外にも，心筋，骨格筋，平滑筋，血管平滑筋などにも発現している．心筋・骨格筋型のK_{ATP}チャネルはKir6.2とSUR1のアイソフォームであるSUR2Aの組み合わせ，平滑筋型は，Kir6.2とSUR2B（SUR2Aのスプライスバリアント）の組み合わせ，血管平滑筋型はKir6.2のアイソフォームであるKir6.1とSUR2Bの組み合わせで構成されている（❺）[2]．

- ベンズアミド様構造を有さないトルブタミドやグリクラジドは膵β細胞型のK_{ATP}チャネルへの特異性が高い．一方，グリベンクラミドやグリメピリドは，心筋・骨格筋型などのK_{ATP}チャネルへも結合する．心筋のK_{ATP}チャネルは虚血時の心筋細胞保護に関係していることから，心筋・骨格筋型のK_{ATP}チャネルにも結合するSU薬，特に，グリベンクラミドを心筋虚血の可能性のある患者に投与するのは避けたほうがよい．

● SU薬投与の適応

- 食事療法，運動療法を数か月続けても，細小血管合併症の発症予防や進展抑制のために必要な血糖コントロール目標（HbA1c 7.0％未満，高齢者では8.0％未満）が達成できない2型糖尿病患者がその適応である[3]．

- 肥満を有する症例では，食事療法，運動療法が不十分なままSU薬を投与すると肥満を助長するため注意が必要であり，インスリン抵抗性改善作用を有し体重も増加させないビグアナイド薬（メトグルコ®など）を

患者▶「低血糖症状はないのですが，食前や深夜に強い空腹感を覚えることがあり，ついつい間食してしまいます」

アドバイス▶冷汗，動悸，ふるえといった典型的な低血糖症状がなくても，強い空腹感を感じるときは低血糖が起こっている可能性が高いですよ．症状がなくなるように薬の量や種類を調節していきましょう．

COLUMN 遺伝子異常による糖尿病における新たな可能性

　一般の2型糖尿病は遺伝因子に過食や運動不足といった環境因子が加わることで発症する多因子疾患である．一方，頻度は高くはないものの家族歴から単一の遺伝子の異常が原因と考えられる場合もある．若年発症（一般に25歳以下発症）で，かつ，常染色体優性遺伝形式（3世代にわたり同胞の約半分に糖尿病が発症する）で糖尿病が認められる家系は maturity-onset diabetes of the young（MODY）と呼ばれており，HNF（hepatocyte nuclear factor）-1α，HNF-4α，HNF-1β，IPF（insulin promoter factor）-1，NeuroD（neurogenic differentiation）-1，グルコキナーゼなどがその原因遺伝子であることが明らかになっている．HNF-1αやHNF-4αはその名前が示すように肝臓で発現する遺伝子の転写調節因子としてクローニングされた遺伝子ではあるが，主にインスリン分泌障害により糖尿病が発症する．MODY患者は若年発症であることから1型糖尿病と誤って診断され診断時からインスリン治療を受けていることが多いが，HNF-1αやHNF-4αが原因のMODY患者ではSU薬治療に対する反応性が保たれていることが明らかとなり，インスリン治療から解放された症例が多数報告されている[4]．

　さらに，生後6か月までに発症する糖尿病は「新生児糖尿病」と呼ばれており，ほとんどの場合，インスリン分泌障害が高度で診断時からインスリン治療が行われている．最近，その原因として，インスリン遺伝子，グルコキナーゼ遺伝子，さらには，K_{ATP}チャネルを構成する Kir6.2 や SUR1 遺伝子の異常が関係することが明らかとなってきている．Kir6.2 や SUR1 遺伝子の異常が原因である場合は，遺伝子変異により K_{ATP} チャネルが閉鎖しにくくなっており，グルコース刺激により膵β細胞内のATP濃度が上昇しても K_{ATP} チャネルがうまく閉鎖せず，インスリン分泌が障害されている．Kir6.2 や SUR1 遺伝子異常が原因の新生児糖尿病患者では，比較的高用量のSU薬を投与し K_{ATP} チャネルを閉鎖しやすくすることでグルコース刺激に対するインスリン分泌を回復させることが可能であることが明らかとなり，遺伝子診断後にインスリン治療から解放された症例が多数報告されている[5]．

まず投与し，効果不十分の場合にSU薬の投与を考慮する．
- SU薬はインスリン分泌促進系の薬剤であり，内因性インスリン分泌能が枯渇しているインスリン依存状態（空腹時血清CPR 0.5 ng/mL以下）の患者には効果は期待できず投与してはならない．
- 重症ケトーシスや糖尿病性昏睡，重症感染症，全身管理が必要な手術前後，重篤な外傷などの場合には，SU薬治療ではなくインスリン治療を選択する．
- SU薬は胎盤を通過するとともに母乳へも移行する．SU薬治療の妊婦から生まれた子どもで新生児低血糖や巨大児の例が報告されている．さらに，動物実験では催奇形性が報告されていることから，妊娠中または妊娠する可能性の高い場合および授乳中はSU薬治療は控える．
- 小児においても2型糖尿病患者の割合が近年増加しているが，治療薬としてSU薬が用いられることが多い．特に，グリメピリドは，9歳から15歳の小児2型糖尿病患者を対象に臨床治験が行われ，安全性が確認

MEMO
アルコールは肝臓での糖新生を抑制するため，飲酒時は重篤な低血糖が起きやすい．薬物治療を受けている糖尿病患者では禁酒が望ましいが，どうしても納得してもらえない場合は，飲酒時には重篤な低血糖が起きやすいこと，低血糖を回避するためには食事の取り方や服薬のタイミングを工夫する必要があることを説明する．

❻ SU薬との併用時に低血糖に注意する必要のある薬剤

分類	薬剤名	メカニズム
尿酸排泄促進薬	プロベネシド	腎排泄抑制
抗高脂血症薬	フィブラート系薬（クロフィブラートなど）	血中蛋白との結合抑制，肝代謝抑制，腎排泄抑制
抗凝固薬	ワルファリン	肝代謝抑制
抗炎症薬	ピラゾロン系消炎薬（ケトフェニルブタゾン）	血中蛋白との結合抑制，腎排泄抑制，肝代謝抑制
	サリチル酸（アスピリン）	血中蛋白との結合抑制，サリチル酸の血糖降下作用
	プロピオン酸系薬（ロキソプロフェンなど）	血中蛋白との結合抑制
β遮断薬	プロプラノロールなど	糖新生抑制，アドレナリンによる低血糖からの回復を抑制，低血糖による交感神経症状を抑制
抗菌薬	テトラサイクリン系抗菌薬	インスリン感受性促進
	アゾール系抗真菌薬（ミコナゾールなど）	血中蛋白との結合抑制，肝代謝抑制

されている．

SU薬投与の注意点

- SU薬の投与にあたっては，常に低血糖に対し注意を払う必要がある．高齢者，過度のアルコール摂取者，高所作業や自動車の運転等に従事している患者に投与するときには特に注意が必要である．また，下痢，嘔吐等の胃腸障害により食べられない場合などのシックデイの対応や，激しい運動時には適宜補食を行う必要があることなども説明しておく．
- SU薬は肝臓で代謝され，主に腎臓，一部は肝臓から排泄される．したがって，肝または腎機能障害のある患者では低血糖のリスクが高くなる．特に，重篤な肝または腎機能障害のある患者にはSU薬は禁忌となっている．
- 尿酸排泄促進薬，フィブラート系の抗高脂血症薬，抗凝固薬（ワルファリン），抗炎症薬，β遮断薬，テトラサイクリン系抗菌薬やアゾール系抗真菌薬などの薬剤を併用する場合は，SU薬の作用が増強されたり，低血糖症状が出にくくなることを念頭におく必要がある（❻）．

SU薬投与の実際

- SU薬の作用時間は6〜24時間であり，朝食前もしくは朝・夕食前に投与する（❷）．SU薬は血糖上昇時，すなわち食後により強く作用するが，次の食前においても作用が残存することから，低血糖を起こさないように少量（グリクラジドで20 mg/日，グリメピリドで0.5 mg/日，HbA1cがそう高くない場合はさらにその半量）から開始し徐々に増量するのがよい．
- グリベンクラミドは，血糖降下作用は強いが低血糖の頻度も高く（❼），虚血時の心筋細胞への悪影響も否定できないことから，最近では，処方

MEMO

高齢者では腎機能が低下していることが多いため，SU薬の投与の際には常に腎機能をチェックする．

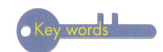

二次無効 ▶ SU薬の投与により低下していた血糖が，その後再上昇してきた場合，「二次無効が生じた」と呼ばれることが多い．二次無効には，加齢や糖・脂肪毒性による膵β細胞機能低下・細胞量の減少，不十分な食事・運動療法による体重増加などが複合的に関係している．

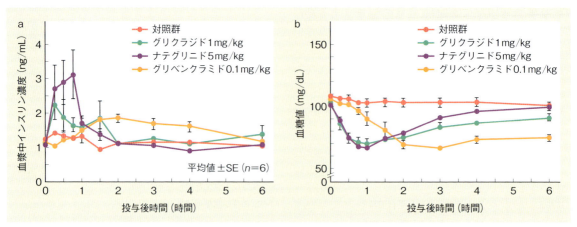

❼ 正常ビーグル犬に空腹時にSU薬を経口投与した場合の血漿インスリン濃度と血糖の推移

グリベンクラミドを投与した場合は，インスリン分泌は徐々に増加し（a），血糖は徐々に低下している（b）．さらに，作用が長時間持続し低血糖が遷延している．

（Ikenoue T, et al. Hypoglycaemic and insulinotropic effects of a novel oral antidiabetic agent, (−) N-(trans-4-isopropylcyclohexanecarbonyl)-D-phenylalanine (A-4166). Br J Pharmacol 1997；120：137-45 より）

MEMO

高用量のSU薬による持続的なインスリン分泌刺激自体が膵β細胞の負担になり，膵β細胞疲弊，さらには膵β細胞死が生じることが報告されており，血糖コントロールが悪いにもかかわらず高用量のSU薬を投与し続けることは避けるべきである．

を避ける傾向にある[6]．

- SU薬の血糖降下作用は用量依存的ではあるが，高用量になるほど頭打ちになることが多く，添付文書上認められている最高投与量の2/3から3/4の量を投与しても血糖コントロールが不十分の場合は，それ以上増量せず，他の経口血糖降下薬の併用もしくはインスリン治療を考慮する．
- 比較的高用量のSU薬で治療中の患者にDPP-4阻害薬やGLP-1受容体作動薬を追加投与した場合，予想以上に血糖が低下することがある．インクレチン関連薬を追加投与する場合は，グリメピリドは2 mg/日以下，グリベンクラミドは1.25 mg/日以下，グリクラジドは40 mg/日以下に調整する．

（古田浩人）

● 文献

1) 日本糖尿病学会編・著. 糖尿病治療ガイド2014-2015. 文光堂；2014.
2) Nagashima K, et al. Sulfonylurea and non-sulfonylurea hypoglycemic agents：Pharmacological properties and tissue selectivity. Diabetes Res Clin Pract 2004；66 (Suppl 1)：S75-8.
3) 日本糖尿病学会編. 科学的根拠に基づく糖尿病診療ガイドライン2013. 南江堂；2013.
4) Pearson ER, et al. Genetic cause of hyperglycaemia and response to treatment in diabetes. Lancet 2003；362：1275-81.
5) Pearson ER, et al. Switching from insulin to oral sulfonylureas in patients with diabetes due to Kir6.2 mutations. N Engl J Med 2006；355：467-77.
6) Nathan DM, et al. Medical management of hyperglycemia in type 2 diabetes：A consensus algorithm for the initiation and adjustment of therapy：A consensus statement of the American Diabetes Association and the European Association for the Study of Diabetes. Diabetes Care 2009；32：193-203.

グリニド薬
（速効型インスリン分泌促進薬）

- ▶グリニド薬（速効型インスリン分泌促進薬）はスルホニル尿素受容体に結合してすみやかにインスリン分泌を促進する．
- ▶グリニド薬は食後高血糖の是正を主な目的として用いられる．
- ▶腎機能低下や肝機能障害症例ではグリニド薬は慎重に投与する必要がある．
- ▶食後高血糖の是正に，α-GIと用いるのがよい併用療法の一つである．
- ▶グリニド薬はインスリン分泌促進薬であるので，インスリン抵抗性改善薬との併用もよい選択である．

● グリニド薬の作用機序

- 詳細は「2章 糖尿病治療薬の作用機序と病態からみた選択/グリニド薬」（p.48）を参照されたい．グリニド薬は，スルホニル尿素（SU）薬とは一見共通の化学構造をもたないが（p.132 ❸参照），基礎実験の検討から，スルホニル尿素受容体（SUR）のSU薬結合部位近傍に結合することでK_{ATP}チャネルに作用しインスリン分泌を促すことがわかっている．
- グリニド薬がSU薬と決定的に異なる点は，K_{ATP}チャネルの抑制作用発現・消失時間（すなわちインスリン分泌を惹起するまでの作用発現・消失時間）が短い点にある．
- グリニド薬の特徴としては，①SU薬と比較して，インスリン分泌のピークやインスリン分泌総量（area under the curve insulin）を増強するわけではないが，しかし②インスリン分泌がピークに達する時間を早め，かつ，③作用の消失時間がSU薬と比べて短いことが示されている．
- 以上の特徴をもつグリニド薬は，SU薬投与では十分に改善することの難しい食後血糖を改善することが認められる．

● グリニド薬間の相違点

- ❶に現在日本で使用できるグリニド薬3剤の特徴をまとめる．
- 最近になって使用可能になったレパグリニドは，血中半減期はナテグリニド，ミチグリニドと大きく差がないものの，インスリン分泌は長く続き，作用時間は4〜6時間と考えられている．SURとの結合様式，結合力の差からこの作用時間の差が生まれていると推測される．

❶ 日本で使用可能なグリニド薬の特徴

一般名	商品名	血中半減期（時間）	作用時間（時間）	1回量（mg）	腎機能低下症例への対応	保険上認められる併用薬
ナテグリニド	ファスティック®スターシス®	0.8	3	90〜120	慎重投与末期腎不全には禁忌	α-GIビグアナイド薬チアゾリジン薬
ミチグリニド	グルファスト®	1.2	3	10〜20	慎重投与	SU薬を除くすべて
レパグリニド	シュアポスト®	0.8	4	0.25〜1.5	慎重投与	SU薬を除くすべて

- レパグリニドとナテグリニドを直接比較した臨床試験が，海外[1]および国内の開発段階のもので報告されている．HbA1cの低下率はレパグリニド群がより大きかった．ただし，引き換えに低血糖の発現率もレパグリニドで高く，作用時間が長いレパグリニドの特性を反映しているものと考えられる．
- レパグリニドは主に肝臓で代謝されるため，肝機能障害患者に使用する際には使用量を減ずるなど慎重投与が必要である．また腎機能障害患者の場合，血中濃度が上昇することから，この場合にも薬剤量を減ずる慎重投与が必要である．
- ナテグリニドは肝臓と腎臓で代謝される．臨床使用の経験より，腎機能低下症例で低血糖が出やすいこと，末期腎不全患者から重篤な低血糖が報告されたことから，腎機能低下症例には1回量を減ずるなど慎重投与が必要である．**透析を必要とするような末期腎不全患者への投与は禁忌**とされている．
- ミチグリニドも肝臓と腎臓で代謝される．慢性腎不全患者や肝機能不全のある患者の場合，ミチグリニドの代謝遅延や未変化体の消失時間が延長することから，薬剤量を減ずるなど慎重投与が必要である．
- 現在使用可能な剤形見本を❷に示す．
- ナテグリニドの用量調節は30 mg錠を1錠ないし，2錠，そして90 mg錠，90 mg錠に加えて30 mg錠と，30 mg刻みで行う．通常の使用では90 mg錠1錠を1回量とし，効果不十分の際には30 mg錠を追加して，1回120 mgとすることもできる．割線がないため，ナテグリニドを分割することはできない．
- ナテグリニドは，前述のように高度の腎機能不全患者には投与禁忌であるが，肝機能障害患者，腎機能障害患者では30 mg 1錠，ないし2錠を慎重に投与し，低血糖に注意する．
- ミチグリニドの用量調節は，5 mg錠で処方するか，10 mg錠を分割することにより，5 mg刻みで1回最大20 mgである．通常の使用では1回10 mgである．
- 肝機能障害患者，腎機能障害患者では，ミチグリニドの量は通常使用量

NAVIGATOR試験がもたらしたコントラバーシー

　境界型耐糖能障害患者は，2型糖尿病を発症しやすいだけでなく，心血管疾患も発症しやすいことが報告されており，この段階から介入することに意義が認められる．厳格な生活習慣の介入やメトホルミンの使用（Diabetes Prevention Program），アカルボース（STOP-NIDDM Study），rosiglitazone（DREAM Study），ピオグリタゾン（ACT NOW Study）などの薬剤の介入で2型糖尿病発症のリスクを減少させ，STOP-NIDDM Studyでは心筋梗塞のリスクを減少させたことが報告されている．これら介入試験の結果を背景として，グリニド薬の一つであるナテグリニドを用い，食後血糖を低下させることで2型糖尿病への進展を抑制できるか，また心血管イベントの発症リスクを低下させるかを検証したのがNAVIGATOR（Nateglinide and Valsartan in Impaired Glucose Tolerance Outcomes Research）試験である．

　NAVIGATOR試験は国際多施設，ランダム化，二重盲検，プラセボ使用の試験であり，ナテグリニドに加えてアンジオテンシンⅡ受容体拮抗薬であるバルサルタンも用いた2×2の要因試験である．2型糖尿病の発症，コア心血管複合エンドポイント（心血管死，非致死性心筋梗塞，非致死性脳卒中，心不全等による入院），拡大心血管複合エンドポイント（コア心血管複合エンドポイントに加えて，血行再建術，不安定狭心症による入院）を主要エンドポイントとしている．対象者は境界型糖尿病に加えて1つ以上の心血管疾患をもつ50歳以上の患者であり，9,518人が試験に参加した．糖尿病発症の観察期間は5年，心血管イベントの観察期間は6.3年であった．

　ナテグリニド群は糖尿病新規発症が1,674人（36％），プラセボ群で1,580人（34％）であり，両群間に統計的差を見出さなかった（ハザード比〈HR〉：1.07，95％信頼区間〈CI〉：1.00～1.15，$p=0.05$），コア心血管複合エンドポイントの発症（7.9％ vs. 8.3％，HR：0.94，95％CI：0.82～1.09，$p=0.43$）も拡大心血管複合エンドポイントの発症（14.2％ vs. 15.2％，HR：0.93，95％CI：0.82～1.03，$p=0.16$）も，両群間の差がみられなかった．

　このようにNAVIGATOR試験ではナテグリニド使用で，2型糖尿病の発症抑制を果たすことも，心血管イベントの有意な抑制もみることができなかった．要因はいくつか考察されている．この試験では電話により食事内容や運動量聴取を行い，生活介入を行っている．プラセボ群では試験開始から6年間で約1kgの体重減少を達成しているのに対し，ナテグリニド群ではプラセボ群と比較して0.35kg（95％CI），ウエスト周囲径も0.33cm，有意に大きい結果となった．さらに，重篤な低血糖は出現しなかったものの，ナテグリニド群で911例（19.6％），プラセボ群で527例（11.3％）と，ナテグリニド群で有意に頻度が上昇していた．なお低血糖の定義は，低血糖の症状か，あるいは血糖測定で確認された低血糖である．このように，大きな差ではないが，ナテグリニド群で減量の効果が少なく，中等度以下ではあるが低血糖がより高頻度に出現したことは，2型糖尿病の進展抑制や心血管イベント抑制には悪影響を与えた可能性がある．また，2型糖尿病発症の機序に膵β細胞の機能不全があることから，直接にインスリン分泌を刺激することは糖尿病への進展抑制には結びつきにくい可能性があることも考えられる．

　このようにNAVIGATOR試験では当初の期待に反して，ナテグリニド使用では，2型糖尿病の進展抑制も，心血管イベント抑制も認めることができなかった．ナテグリニド使用により，大きくはないが血糖改善はもたらされ（糖尿病発症時のHbA1cはナテグリニド群6.1％に対し，プラセボ群は6.3％），所定のイベント抑制には良い効果があったことが推測されるが，ナテグリニド使用によりもたらされるさまざまな反応（体重増加や低血糖など）がもたらす負の効果が打ち消したことが考えられる．

❷ 日本で使用可能なグリニド薬の剤形

一般名	商品名	剤形		1回量（mg）
ナテグリニド	ファスティック®	30 mg錠	90 mg錠	90〜120
	スターシス®	30 mg錠	90 mg錠	90〜120
ミチグリニド	グルファスト®	5 mg錠	10 mg錠	10〜20
レパグリニド	シュアポスト®	0.25 mg錠	0.5 mg錠	0.25〜1.0

より減じて1回5 mgが推奨される．
- レパグリニドも同様に0.25 mg錠で処方するか，0.5 mg錠を分割するなどして0.25 mg単位で変更可能である．通常は1回量0.25 mgで開始し，効果に応じて0.25 mgないし0.5 mgで維持する．最大1回1.0 mgまで増量可能である．
- 先にもふれたが，レパグリニドは主に肝代謝されるので，肝機能障害患者には0.25 mgを分割し，0.125 mgを1回量とする．
- グリニド薬は，3剤ともに服用からの効果発現がすみやかであるので，食直前15分以内の服用が推奨される．食事30分前に服用した場合には低血糖が発現することがある．食後の服用では，作用機序や薬効動態から考えて最大効果が得られないので推奨されない．

グリニド薬と他の糖尿病治療薬との併用

- ❶に現在，保険診療上認められる併用薬を列記する．
- 3剤ともに食後血糖の改善効果が期待されることから，α-グルコシダーゼ阻害薬（α-GI）との併用が承認されている．日本で用いることのできるα-GIは，血糖降下パターンには薬剤間の差はあるものの，共通して食後1時間値を低下させる作用がある．対してグリニド薬は食後2時間値を有意に低下させる血糖降下パターンを取ることが多く（❸），両者の併用療法は食後高血糖の改善にはより有効と考えられる．
- 3剤ともにチアゾリジン薬との併用が承認されている．作用機序から，グリニド薬のインスリン分泌作用と，チアゾリジン薬のインスリン抵抗性改善作用という2型糖尿病の病態に対処する組み合わせである．

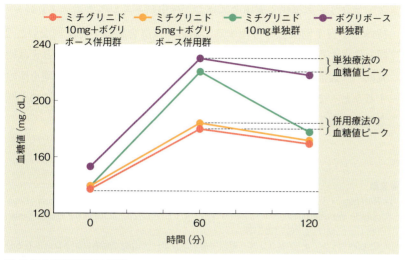

❸ 食後血糖測定値の推移
(加来浩平ほか．Jpn Pharmacol Ther 2007[2]より)

- 3剤ともにビグアナイド薬との併用が承認されている．こちらもナテグリニドによるインスリン分泌作用と，ビグアナイド薬によるインスリン抵抗性改善作用を期待できる組み合わせである．
- グリニド薬のあいだで保険診療上認められる併用薬に違いがあるのは，承認申請のための臨床試験の有無による．そのため，臨床試験の成績を総合すると，理論上はグリニド薬と，ビグアナイド薬ないしチアゾリジン薬との組み合わせは良好な組み合わせである．
- 作用機序の部分でも述べたが，グリニド薬はSURに作用してインスリン分泌を促す．作用機序がほぼ同じであること，併用時の低血糖の懸念から，**グリニド薬とSU薬は併用すべきではない**．
- 論文報告がないものの，インクレチン関連薬（DPP-4阻害薬，GLP-1受容体作動薬）とグリニド薬との併用は，SU薬とインクレチン関連薬の併用時の注意に準じて扱うべきと考えられる．すなわち，両者の組み合わせで，特に高齢者，腎機能障害が存在する患者への，SU薬の高用量使用時に重症低血糖がみられた．そのため，すべてが保険診療上認められる組み合わせではないが，**インクレチン関連薬と併用する場合，グリニド薬も標準量**（ナテグリニド1回90 mg，ミチグリニド1回10 mg，レパグリニド0.5 mg）**を上回る量を用いているときには1回量を減ずることが安全**であると考えられる．
- 「2型糖尿病」の効能をもつミチグリニド，レパグリニドも，国内ではインスリンとの併用試験が行われたわけではない．しかしながら，使用経験や少数ながら海外臨床試験[3]からは，インスリン療法との併用が有効な場合があると考えられる．

- インスリンとの併用を考慮する場合，作用パターンを考慮に入れると，持効型1日1回療法と併用する，あるいは混合製剤1日1回ないし2回と併用することが考えられる．混合製剤と併用する場合，たとえば朝食前・夕食前の2回注射を行っている場合，昼食前にグリニド薬を開始するなど，まずはインスリンを注射していない時間帯に開始するのが低血糖を回避するのには安全であると考えられる．

（大杉　満）

● 文献
1) Rosenstock J, et al; Repaglinide Versus Nateglinide Comparison Study Group. Repaglinide versus nateglinide monotherapy: A randomized, multicenter study. Diabetes Care 2004; 27 (6): 1265-70.
2) 加来浩平ほか．α-グルコシダーゼ阻害剤ボグリボース治療で血糖コントロール不十分な2型糖尿病患者に対する速効性・短時間作用型インスリン分泌促進剤ミチグリニドの併用効果—第II/III相二重盲検比較試験．Jpn Pharmacol Ther 2007; 35〈Suppl 1〉: 5051-72.
3) Lund SS, et al. Combining insulin with metformin or an insulin secretagogue in non-obese patients with type 2 diabetes: 12 month, randomised, double blind trial. BMJ 2009; 339: b4324.

● 参考文献
- スターシス®錠インタビューフォーム2014年4月（改訂第22版），ファスティック®錠インタビューフォーム2013年10月（第2版）．
- グルファスト®錠インタビューフォーム2013年9月（改訂第8版）．
- シュアポスト®錠インタビューフォーム2014年12月改訂（第6版）．

α-グルコシダーゼ阻害薬（α-GI）

POINT

- 食後の高血糖は，空腹時高血糖とは独立した心血管イベント発症の危険因子である．事実，耐糖能異常の時期から，すでに心血管イベント死のリスクは上昇しており，食後の高血糖に対する早期からの介入が重要である．
- 食後の高血糖は，終末糖化産物（AGEs）の形成やプロテインキナーゼC（PKC）の活性化等を介して酸化ストレスを引き起こし，血管内皮機能を障害させる一方，さまざまな動脈硬化関連遺伝子の発現を誘導する．
- 耐糖能異常や糖尿病患者に，α-グルコシダーゼ阻害薬（α-GI）であるアカルボース（グルコバイ® 300 mg/分3）を投与し食後の高血糖を是正することで，将来の心血管系イベントの発症が有意に抑えられる．
- α-GIは，食直前に内服するよう患者に徹底指導する．また，通常，本薬剤の消化管副作用は，内服後2〜3か月間で治まってくることが多い．したがって，α-GIは少量からスタートし（例：グルコバイ® 50 mg），症例によっては夕食直前の1回投与から開始する．
- 開腹手術の既往や腸閉塞の既往のある患者では，α-GIの投与により腸内にガスが生じ，腸閉塞様の症状が現れることがあり注意を要する．

● 糖尿病の増加は，パンデミック

- 2012年度の糖尿病実態調査により，わが国には予備軍まで含めて推定2000万人の糖尿病患者が存在することが明らかとなった．
- これに伴い，大小血管合併症をかかえた患者数も増加の一途をたどっている．
- 糖尿病は，患者のQOLと生命予後の観点からみれば，心血管病であるともいえる．
- 実際，糖尿病では，大小さまざまなレベルの血管が障害され，末期腎不全，中途失明，心血管イベント発症のリスクが高くなり，健康で若々しく余生を過ごせる寿命，「健康寿命」が男女とも約15年短いことが報告されている（❶）．
- したがって，糖尿病においては，心血管イベントを含めた慢性の合併症を未然に防いでいくことが治療戦略上，最も重要な課題となる．
- 本項では，食後の高血糖に焦点を当て，糖尿病性大血管症の発症，進展メカニズムについて概説するとともに，心血管イベントを抑えていくた

❶ 糖尿病の疫学

- 世界の糖尿病有病者数は，3億8,700万人，有病率は8.3％
- 透析導入，中途失明に至る代表的原因疾患
- 男女とも健康寿命が約15年短い
- 30〜75％の糖尿病患者が心血管系イベントで死亡

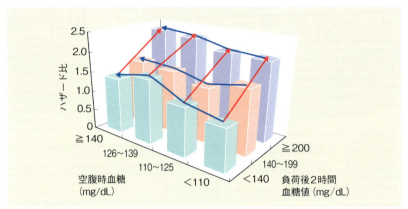

❷ DECODE Study
（DECODE Study Group. Arch Intern Med 2001[1] より）

めにα-GIを具体的にどのように投与していったらよいのか，使用上の注意点も含めて解説する．

● 食後高血糖は心血管イベント発症の危険因子となる

- 最近になり，空腹時よりは食後の高血糖が心血管イベントの予測因子として有用であることが明らかとなってきている．
- DECODE Study（Diabetes Epidemiology：Collaborative Analysis of Diagnostic Criteria in Europe）では，空腹時血糖値ならびに75g経口ブドウ糖負荷試験（75g OGTT）時の2時間血糖値で層別化された症例の平均7.3年にわたる追跡調査の結果，全死亡や心血管疾患（虚血性心疾患，脳梗塞）死の相対危険度が，いずれの空腹時血糖の群でも2時間血糖の上昇とともに直線的に増加することが見出された（❷）[1]．
- 2時間血糖値別にみると，空腹時血糖の上昇と相対危険度とのあいだには一定の傾向はなく，75g OGTT時の2時間血糖値が心血管疾患による死亡の独立した危険因子であることが示されたことになる．
- さらにわが国で行われたFUNAGATA Diabetes Studyでも，耐糖能異常（障害）（impaired glucose tolerance：IGT）は糖尿病とともに心血管イベント死亡の独立した危険因子となるが，空腹時血糖異常（impaired fasting glucose：IFG）はそうでないことが報告されている（❸）[2]．
- 75g OGTT時の2時間血糖値が高い人では，食後の血糖値も高いであろうことは容易に想像され，食後の高血糖が心血管疾患の危険因子となることが推定される．実際，2型糖尿病患者を11年にわたって追跡したDIS（Diabetes Intervention Study）でも，朝食後1時間血糖値が180 mg/dLを超える例では心筋梗塞の発症率が3倍にも増加すること，食後血糖のコントロールが不良な群ほど心血管疾患による累積死亡率が高まることが報告されている[3]．

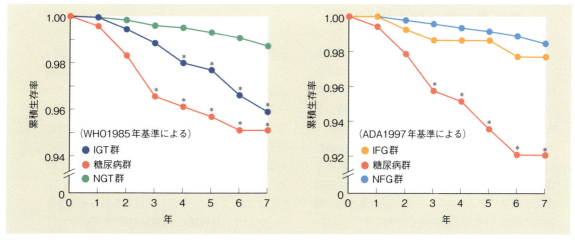

❸ FUNAGATA Diabetes Study
IGT：耐糖能異常，NGT：正常耐糖能，IFG：空腹時血糖異常，NFG：空腹時正常血糖
＊：$p < 0.05$ vs NGT/NFG 群
(Tominaga M, et al. Diabetes Care 1999[2]より)

- 以上，IGT の時期から，すでに心血管イベント死のリスクは上昇しており，食後の高血糖に対する早期からの厳格な介入が必要となる．

食後高血糖は，初期の耐糖能異常を診断するうえでも重要なマーカーとなる

- 日本人では，遺伝的に食後のインスリンの初期分泌が低い症例が多く，病初期には空腹時の血糖値ではなく食後の血糖値の上昇が認められる．
- さらに高齢者でも，末梢の骨格筋量の低下，内臓脂肪の蓄積，身体活動量の低下等により，インスリン抵抗性が惹起され，食後の高血糖がしばしば観察される．
- 以上，食後の高血糖は，かくれ糖尿病を早期に診断するうえで有用なマーカーであり，IFG とは独立した心血管イベント発症の危険因子でもある．

食後高血糖は酸化ストレスの産生を亢進させ，動脈硬化症を惹起する❹

- 近年，Ceriello は糖尿病患者において，ブドウ糖負荷や食事による急峻な食後血糖の上昇が，過剰な酸化ストレスの産生を促すことを明らかにした[4]．
- 食後高血糖による酸化ストレスの産生亢進は，血管内皮細胞からの一酸化窒素（NO）の産生低下や不活性化，パーオキシナイトライトの形成を引き起こし，動脈硬化症を発症，進展させることが予測される．
- また，酸化ストレス下では，血管構成細胞や単球，血小板などの血球細

COLUMN 食後高血糖と酸化ストレス

　食後高血糖に伴って，生体内ではメチルグリオキサールなどの反応性の高いジカルボニル体が生成されることが知られている．ジカルボニル体は生体内のさまざまな蛋白を修飾して，終末糖化産物（advanced glycation endproducts：AGEs）の形成を促進させ，その生成過程で酸化ストレスの産生を惹起させるのであろう（**1**）．さらにひとたび形成されたAGEsは，細胞表面受容体であるRAGEによって認識され，細胞内に酸化ストレスの産生を引き起こす[5]．AGEsの形成そのものやRAGEの発現も酸化ストレスによって増強されるので，悪循環が形成され，酸化ストレスの産生がさらに亢進することが予想される．また，食後高血糖により活性化されるプロテインキナーゼC（PKC）が，血管細胞におけるNADPHオキシダーゼの酵素活性を高めて，酸化ストレスの産生亢進を引き起こすことも報告されている．さらに高血糖状況下では，ポリオール経路が活性化され細胞内にソルビトールやフルクトースが蓄積する[5]．ソルビトールからフルクトースへの変換に伴うNADH/NAD比の上昇を介した細胞内のレドックスの変化が，PKCの活性化を促し酸化ストレスを産生させることが予想される．また，フルクトースはグルコースに比べ10倍以上強いグリケーション活性をもちうることから，ポリオール経路がAGEs-RAGE系とクロストークし，酸化ストレスの産生をさらに増強させる可能性も考えられる．最近，内皮細胞を短時間高血糖に曝露させることで，ミトコンドリアの電子伝達系からスーパーオキシドがリークし，AGEs-RAGE系やPKC，ポリオール経路が活性化されることも明らかにされてきている（**2**）．

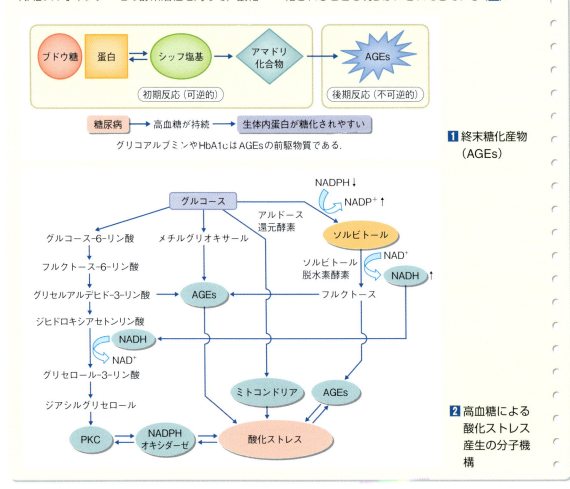

1 終末糖化産物（AGEs）

2 高血糖による酸化ストレス産生の分子機構

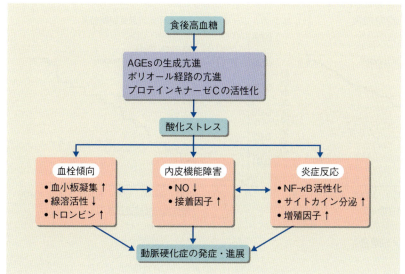

❹ 食後高血糖による動脈硬化症発症・進展の分子機構

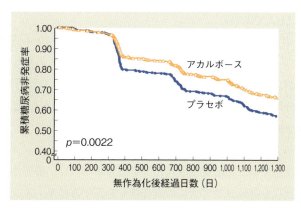

❺ アカルボースによる糖尿病の発症抑制効果

(Chiasson JL, et al. JAMA 2003[6] より)

MEMO

筆者らは，2型糖尿病患者においてグリセルアルデヒド等のα-ヒドロキシアルデヒドに由来するAGEsが食後高血糖のスパイクに伴って形成され，内皮細胞障害を招き血栓傾向を惹起しうることを見出した．グリセルアルデヒドに由来するAGEsは，過去2～3か月間の食後高血糖の程度を反映する新たな診断マーカーとなりうるかもしれない．

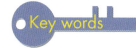

AGEs ▶ 糖による蛋白や脂質のアミノ基の非酵素的糖化反応（Maillard反応）の結果，生体内で促進的に形成，蓄積される老化物質の一つ．終末糖化産物（advanced glycation endproducts）の略．AGEsは，酸化ストレスや炎症，高血糖下で内因性に産生されるだけでなく，外因性に食品中からも摂取される．

RAGE ▶ 免疫グロブリンスーパーファミリーに属するAGEsの細胞表面受容体．AGEsがRAGEに結合するとNADPHオキシダーゼが活性化され，細胞内に酸化ストレスが誘導されて下流の情報伝達系が作動する．

胞の活性化も起こり，炎症性サイトカインや増殖因子の分泌も促進されて，さらに血管障害が進展，増悪していくものと考えられる．
- 食後の高血糖により凝固系が活性化される一方，線溶系が低下し血栓傾向がもたらされることも報告されている．

α-GIのエビデンス

STOP-NIDDM

- STOP-NIDDM（Study to Prevent Non-Insulin-Dependent Diabetes Mellitus）では[6]，IGTの患者にα-GIであるアカルボース（グルコバイ®）を投与することにより，プラセボ群との比較を行った．その結果は以下の通りである．
- 正常耐糖能への回復が有意に増加し，糖尿病の発症が25％低下した（❺）．発症1人防ぐために治療に要するNNT（number needed to

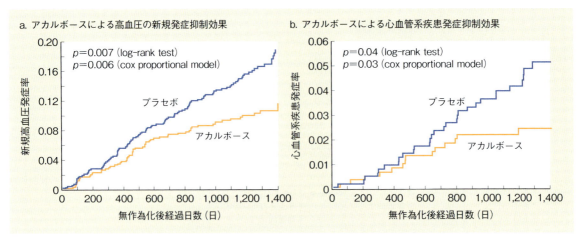

❻ アカルボースによる心血管イベント阻止
(Chiasson JL, et al. JAMA 2003[6] より)

treat)は3年間で11人であった.
- 高血圧の新規発症が34％低下し，心血管系イベントの発症が49％低下した（❻）．特に心筋梗塞の発症だけでみると，アカルボースの投与により発症リスクが91％も低下することが見出された．
- 頸動脈内膜中膜複合体肥厚度（IMT）の年間進展率が有意に抑えられ，動脈硬化症の進展が抑制された．
- さらに，アカルボースの投与により体重が有意に低下し，HDLコレステロールレベルも改善することが見出された．アカルボースは，腸管からのグルコースの吸収を遅延させて食後の高血糖を是正する結果，インスリン感受性を高めて内臓肥満や脂質代謝異常を改善した可能性が推定される．

MeRIA7

- MeRIA7（Meta-analysis of Risk Improvement under Acarbose 7）では，2型糖尿病患者に最低52週以上アカルボースを投与しえた無作為化二重盲検プラセボ対照比較試験7つをレトロスペクティブに解析し，アカルボースの心血管系疾患発症に及ぼす影響等について検討を加えた．
- アカルボース群において，すべての心血管イベントの発症が有意に低下することが見出された（ハザード比＝0.65〈95％ CI＝0.48〜0.88〉，p＝0.0061，❼）[7]．特に心筋梗塞においては，発症リスクが64％低下した．
- さらに血糖コントロール，トリグリセリド値，体重および収縮期血圧もアカルボースの投与により有意に改善した．
- わが国で行われた VICTORY 試験でも，耐糖能異常の患者に生活習慣の改善に加えて α-GI であるボグリボース（ベイスン®）を投与するこ

> **COLUMN**
>
> ### α-GIの作用機序
>
> 食事により摂取された多糖類は，アミラーゼ等の消化酵素の働きでオリゴ糖や二糖類に分解された後，小腸粘膜刷子縁に存在するスクラーゼやマルターゼ等のα-グルコシダーゼ（二糖類分解酵素）により単糖類にまで分解され，吸収される．α-GIは，単糖類への分解を遅らせることで，食事由来の糖質の消化と吸収を遅延させ，食後の高血糖を是正する．一般的にα-GIの作用時間は短く，消化・吸収を免れた糖質は，その後下部小腸からゆっくりと吸収されるため，糖質の吸収が完全に遮断されることはない．

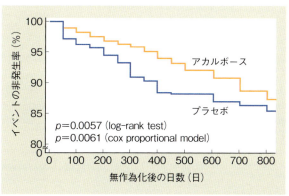

❼ アカルボースによる全心血管イベント抑制効果

（Hanefeld M, et al. Eur Heart J 2004[7] より）

とで，2型糖尿病の新規発症が約40％抑えられることが報告されている．
- α-GIは，内臓肥満や糖・脂質代謝異常を改善し，メタボリックシンドロームに対する有望な治療薬となりうるかもしれない．

● α-GIの具体的な投与法と注意点

- α-GIは，小腸粘膜刷子縁に存在するα-グルコシダーゼ（二糖類分解酵素）活性を抑制することにより，食事由来の糖質の消化と吸収を遅延させ，食後の高血糖を是正する作用をもつ経口血糖降下薬である．
- したがって，食直前に本薬剤を内服するよう患者に徹底指導する．具体的には，食事に際し箸を持つのと同時に，本薬剤を食直前に内服するようアドバイスする．
- α-GIにより吸収が抑えられた二糖類は，下部腸管まで達して腸内細菌により発酵されてから吸収される．そのため，本薬剤の副作用としては，腹部膨満感，放屁，腹鳴，下痢などがあげられる．
- 通常，消化管の副作用は，内服後2〜3か月間で治まってくることが多い．したがって，α-GIは少量からスタートし（例：グルコバイ® 50 mg），症例によっては夕食直前の1回投与から開始する．そうすれば，放屁や腹鳴など人前で気になる副作用も，昼間の時間帯には回避でき，

- 薬剤アドヒアランスが得られやすくなる．
- また，単剤では低血糖のリスクは低いが，他の経口血糖降下薬を併用している際に低血糖症状が出現した場合は，必ずブドウ糖10〜15gを摂取し対処するように患者に指導する．
- 開腹手術の既往や腸閉塞の既往のある患者では，未消化糖質が大腸に達し腸内細菌で分解発酵された結果生じるガスにより，腸閉塞様の症状が現れることがあり注意を要する．
- α-GIはほとんど吸収されないが，劇症肝炎等の重篤な肝機能障害が現れることがあるので，本剤投与後6か月までは月に1回定期的に肝機能検査を行うこととする．

（山岸昌一）

文献

1) DECODE Study Group. Glucose tolerance and cardiovascular mortality: Comparison of fasting and 2-hour diagnostic criteria. Arch Intern Med 2001; 161: 397-405.
2) Tominaga M, et al. Impaired glucose tolerance is a risk factor for cardiovascular disease but not impaired fasting glucose: The Funagata Diabetes Study. Diabetes Care 1999; 22: 920-4.
3) Hanefeld M, et al. Risk factors for myocardial infarction and death in newly detected NIDDM: The diabetes intervention study, 11-year follow-up. Diabetologia 1996; 39: 1577-83.
4) Ceriello A. Hyperglycaemia: The bridge between non-enzymatic glycation and oxidative stress in the pathogenesis of diabetic complications. Diabetes Nutr Metab 1999; 12: 42-6.
5) Yamagishi S, Imaizumi T. Diabetic vascular complications: Pathophysiology, biochemical basis and potential therapeutic strategy. Curr Pharm Des 2005; 11: 2279-99.
6) Chiasson JL, et al. Acarbose treatment and the risk of cardiovascular disease and hypertension in patients with impaired glucose tolerance. JAMA 2003; 290: 486-94.
7) Hanefeld M, et al. Acarbose reduces the risk for myocardial infarction in type 2 diabetic patients: meta-analysis of seven long-term studies. Eur Heart J 2004; 25: 10-6.

Further reading

- Yamagishi S, et al. Clinical utility of acarbose, an alpha-glucosidase inhibitor in cardiometabolic disorders. Curr Drug Metab 2009; 10: 159-63.
本総説では，アカルボースの臨床的有用性について記載されている．

ビグアナイド薬

POINT
- ビグアナイド薬は2型糖尿病の初期治療において第一選択薬となりうる.
- 投与禁忌例を除けば,乳酸アシドーシス発症の危険性はきわめて低い.
- 血糖降下作用は用量依存的に増強する.
- 2010年5月から高用量メトホルミン(2,250 mg/日まで)の使用が可能になった.
- 高齢者にも比較的安全に投与可能であるが,投与後は定期的に腎機能や肝機能を確認する必要がある.後期高齢者への投与は慎重に適否を判断すべきである.
- 2014年8月から10歳以上の小児2型糖尿病患者への使用が認可された.
- 肥満の有無にかかわらず,有効である.
- 心血管保護作用など多様な作用が期待できる.
- 費用対効果がきわめて高い.

● ビグアナイド薬とは

- ビグアナイド薬はマメ科の多年草であるガレガソウ(別名フレンチライラック)の成分に由来する.
- 基本骨格となるグアニジンが1926年に発見された.欧米および日本でも1950年代から販売されている.
- ビグアナイド薬にはフェンホルミン,ブホルミン,メトホルミンの3種類があり,わが国では,ブホルミン,メトホルミンの2剤が使用可能である(❶).

● ビグアナイド薬の作用機序

- 詳細は本書「2章 糖尿病治療薬の作用機序と病態からみた選択/ビグアナイド薬」(p.73)に譲るが,インスリン分泌を介さず,肝臓での糖新生抑制などの膵外作用が主体である(❷).
- 分子メカニズムとして,細胞内エネルギーセンサーである,AMP-activated protein kinase(AMPK)を介する機序が重要である[1].

● ビグアナイド薬の再評価

- 1970年代,アメリカにてフェンホルミンでの乳酸アシドーシスに起因する死亡例が相次いだことで,その後,アメリカではビグアナイド薬は

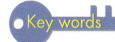

Key words

メトホルミン ▶ 3種類のビグアナイド薬のうち,最も頻用され,世界で最も多く処方されている糖尿病治療薬である.ビグアナイド薬は経口糖尿病治療薬のクラス分類ではチアゾリジン薬とともにインスリン抵抗性改善薬に分類される.

COLUMN ビグアナイド薬の歴史

　ビグアナイド薬は半世紀以上前から使用されている経口血糖降下薬であり，これまで多くのエビデンスが蓄積され，新たな作用機序の発見が現在もなされている，古き新しい治療薬といえる．しかし，1970年代には，副作用である乳酸アシドーシスによる死亡例が多発したことにより，処方が激減した経緯もある．1990年代のメトホルミンの再評価，いわゆるメトホルミン・ルネサンスを経て，現在では海外の主要ガイドラインにおいて，2型糖尿病の初期治療の第一選択薬として位置づけられている．

　一方，わが国では，使用量制限があったために，メトホルミンの有効性について十分な評価が得られていない側面があったが，MORE（Melbin Observational Research）study[2]により，その有効性，安全性が検証された．さらに2010年5月には高用量メトホルミン（メトグルコ®錠）の発売が開始され，最高2,250 mg/日までの使用が可能となった．

❶ 主なビグアナイド薬と合剤

薬剤名	商品名	剤形，容量，配合容量		用量
メトホルミン塩酸塩	メトグルコ®	錠剤	250 mg／500 mg	500〜2,250 mg/日*
	メデット®	錠剤	250 mg	500〜750 mg/日
メトホルミン塩酸塩＋ピオグリタゾン	メタクト®配合錠LD	錠剤	ピオグリタゾン 15 mg メトホルミン 500 mg	
	メタクト®配合錠HD	錠剤	ピオグリタゾン 30 mg メトホルミン 500 mg	
ブホルミン塩酸塩	ジベトス®	錠剤	50 mg	100〜150 mg/日

メトホルミン，ブホルミンが使用可能である．メトホルミンとピオグリタゾンの合剤も使用可能である．
＊：2015年8月から10歳以上の小児2型糖尿病に対しても投与可能となり，用量は500〜2,000 mg/日である．
（各薬剤の添付文書を参考に作成）

❷ メトホルミンの作用機序

血糖降下作用
- 肝臓での糖新生抑制
- 骨格筋での糖取り込み増加
- 小腸での糖吸収抑制

血糖降下以外の作用
- 血管内皮機能改善作用
- 脂質（中性脂肪，LDL コレステロール）低下作用
- 肝臓での脂質合成抑制
- AGE 産生抑制

AGE：終末糖化産物

> **MEMO**
> **UKPDS**
> 約5,000人の2型糖尿病患者の治療介入結果を10年間にわたり観察した，イギリスの前向き大規模臨床研究．現在まで80報以上がトップジャーナルに発表されている．

販売中止となった．
- わが国では，メトホルミンは販売中止には至らなかったが，1977年の行政指導後に使用量制限（1,500 mg/日から750 mg/日へ）や適応制限がなされ，使用頻度が減少した．
- 一方，Multicenter Metformin Study[3]でメトホルミンの優れた血糖降下作用や安全性が確認されたことで，1997年にアメリカで販売が再開された．さらにUKPDS34（UK Prospective Diabetes Study 34）[4]で得られた心・脳血管保護作用の結果をふまえた再評価が1998年以降になされ，現在では海外の主要ガイドラインにおいて，2型糖尿病患者への第一選択薬としての地位を確立している．
- 2010年から海外並みの2,250 mgまでの高用量使用が可能となっており，今後使用頻度が格段に増加することが予想される．

COLUMN: メトホルミンによる癌抑制効果

　近年，メトホルミンの抗腫瘍作用に関する報告が多数みられる．癌抑制の機序としては，AMPKの上流調節因子として機能するLKB1との関連が示されている．LKB1は腫瘍抑制因子であり，大腸癌や肉腫を高率に併発するPeutz-Jeghers症候群は，*LKB1*遺伝子変異により発症する．メトホルミンによりAMPKのα-サブユニットに存在するスレオニン残基のリン酸化が起こり，AMPKは活性化される．さらにこの活性化により，LKB1の活性化も引き起こされ，さらにmTOR経路抑制を介して腫瘍抑制効果がもたらされると考えられる．実際，*in vivo*や*in vitro*の系での腫瘍細胞抑制効果の報告があり，さらに観察研究ではあるが，メトホルミン投与患者において，癌の発症率の低下や癌死亡率の低下があると報告されている．代表的なものを**1**に示す．また，2010年のオランダのグループからの報告は，筆者が知りうる唯一の前向き研究である[5]．またメトホルミンの少量の短期治療により，大腸癌の前癌病変の改善効果が認められたとの報告もあり，抗腫瘍効果の面で，今後のメトホルミン治療の可能性を示すものとして興味深い[6]．

　まだエビデンスとしては未確立の領域であり，癌患者に対してや癌予防目的のみでの安易なメトホルミンの処方は慎むべきである．今後，多数例での厳格にデザインされた前向き研究の実施が望まれる．

1 メトホルミンの癌抑制効果が認められた主な研究

Evans JM, et al BMJ 2005；330：1304-5	イギリスでの1993～2001の新規発症2型糖尿病11,876人での新規癌発症の検討
Li D, et al Gastroenterology 2009；137：482-8	アメリカでの2004～2008の膵癌併発糖尿病患者973人と対照群863人での検討
Wright JL, et al Cancer Causes Control 2009；20：1617-22	アメリカでの2002～2005の前立腺癌併発糖尿病患者1,001人と対照群942人での検討
Bowker SL, et al Diabetes Care 2006；29：254-8	カナダでの1991～1996のメトホルミンorSU薬治療糖尿病患者10,309人での癌死亡率の検討
Jiralerspong S, et al J Clin Oncol 2009；27：3297-302	1990～2007の2,529人の早期乳癌併発糖尿病患者のadjuvant chemotherapyの有効性の検討
Currie CJ, et al Diabetologia 2009；52：1766-77	イギリスでの62,809人の糖尿病患者でメトホルミン，SU薬，インスリンでの癌発生率の比較

● 治療対象患者

- 従来ビグアナイド薬は肥満糖尿病患者へ，スルホニル尿素（SU）薬はやせ型患者への投与を推奨するアルゴリズムが主体であった．
- 体重差による有効性に，差がないことが判明しており，アメリカ糖尿病学会/ヨーロッパ糖尿病学会（ADA/EASD）のコンセンサス・ステートメント[7]において，新たに診断された2型糖尿病患者に対し，メトホルミンは生活習慣改善とともに開始される薬物介入第一選択薬と位置づけられている．
- わが国でもメトホルミン使用頻度が増加すると考えるが，❸に示す投与

MEMO

LKB1
セリンスレオニンキナーゼ遺伝子であり，遺伝子名としては*LKB1/STK11*と表記される．癌抑制遺伝子として機能し，Peutz-Jeghers症候群の原因遺伝子．肺腺癌，子宮内膜癌でも*LKB1*遺伝子の変異が報告されている．

❸ ビグアナイド薬の投与禁忌

1. 乳酸アシドーシスを起こしやすい状態の患者
    1) 乳酸アシドーシスの既往
    2) 腎機能障害（軽度障害も含む）
    3) 透析患者（腹膜透析も含む）
    4) 肝機能障害（メトホルミン〈メトグルコ®〉では重度肝機能障害に限定）
    5) ショック状態，心不全，心筋梗塞，肺塞栓症など心血管系，肺機能に高度の障害がある患者，低酸素血症を伴いやすい状態にある患者
    6) 過度のアルコール摂取者
    7) 脱水症
    8) 下痢，嘔吐等の胃腸障害
    9) 高齢者（メトグルコ®では慎重投与）
2. 重症ケトーシス，糖尿病性昏睡または前昏睡，1型糖尿病患者
3. 重症感染症，周術期，重篤な外傷
4. 栄養不良状態，飢餓状態，衰弱状態，脳下垂体機能不全または副腎機能不全の患者
5. 妊婦または妊娠している可能性のある患者
6. ビグアナイド系薬剤に対し過敏症の既往歴のある患者

（各薬剤の添付文書を参考に作成）

禁忌例を熟知しての適正な使用が求められる．

- 特に腎機能障害患者に対しての使用については注意が必要であり，中等度以上の腎機能障害（男性で血清クレアチニン濃度 1.3 mg/dL 以上，女性で 1.2 mg/dL 以上）には投与禁忌である．
- 数年前に医療現場の混乱を招いたヨード系造影剤使用との関係も重要である．ビグアナイド薬とヨード系造影剤との直接的な作用が問題となるのではなく，造影剤使用により，腎機能障害が一時的に増悪し，ビグアナイド薬の血中濃度が上昇することが原因である．
- ヨード系造影剤使用の2日前から内服を中止し，検査後も内服再開は2日後からとする．また高齢者や，腎機能低下が疑われる患者に対しては，検査後に 500 mL 程度の補液を行うこともよい．
- 肝機能障害についても重度のものは，投与禁忌である．しかし，具体的な検査値での基準は明記されていない．添付文書上では臨床治験段階で AST または ALT が基準上限の 2.5 倍以上が除外基準であったと記載されており，100 U/L 以上の場合と考えるべきと思われる．さらにアルコール多飲も肝臓での乳酸産生亢進を招くため，十分な注意が必要である．
- 大手術時や重症感染症併発時，高度な脱水状態も投与禁忌である．重篤な心不全に対しても禁忌であり，新規の心筋梗塞発症時にも内服中止が考慮されるべきである．
- 妊婦に対しても投与禁忌である．
- 高齢者への投与に関しては，従来の添付文書では投与禁忌と記載されていたが，高用量メトホルミン（メトグルコ®）では慎重投与となっている．わが国においても，65歳以上の高齢者に対する安全性の報告[8]があるが，

MORE study[2]

2006年に発表された日本人2型糖尿病患者を対象としたメトホルミンの有効性，安全性についての観察研究であり，全国74施設での12か月間の使用実態下での報告である．**2**のように，解析可能であった全619例では開始時HbA1c 8.6±1.3％から12か月後7.7±1.3％まで改善し，単独投与例106例についても，開始時HbA1c 8.0±1.3％から12か月後7.1±1.0％と優れた有効性が観察された．メトホルミン投与量は72.6％が500 mg/日以下であり，750 mg/日が26.9％であった．また，40例と少数ではあるが，効果不十分のため開始時の500 mg/日から，治療期間中に750 mg/日まで増量した症例では，増量前HbA1c改善度−0.8±1.3％から増量後−1.1±1.3％までの低下が得られており，治療効果は用量依存性であることが示された．またBMIと治療効果の関連では，BMI 25未満の305例と25以上の300例での治療12か月後の改善度は，それぞれHbA1c −0.9±1.2％，−1.0±1.4％であり，肥満の有無での治療効果に有意差がないことも明らかとなった．日本人でのエビデンスであることがきわめて重要であり，今後1,500 mg/日以上の高用量での検討が待たれる．

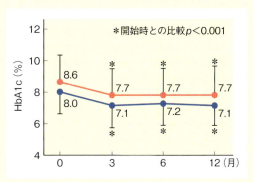

2 MORE studyにおける，メトホルミン投与後のHbA1c変化
● : メトホルミン治療群（n=619），● : メトホルミン単剤治療群（n=106）
（加来浩平ほか．糖尿病 2006[2] より改変）

一般に高齢者では腎機能低下があるため，実際の投与に際しては，十分な観察・留意が必要である．さらに75歳以上の後期高齢者に対しての投与には慎重な適否の判断が必要であり，安易な処方は厳に慎むべきである．

- 2014年8月から10歳以上の小児2型糖尿病患者への使用が認可された．維持量は通常500〜1,000 mg/日であるが欧米と同様，最高2,000 mg/日までの使用が認められている．わが国でも小児・思春期の2型糖尿病患者の増加が危惧されており，今後，小児に対しての使用機会も増えるものと思われる．

● 投与開始の実際

- 少量から投与開始するのが肝要である．メトホルミンの開始用量は500 mg/日である．高齢者には250 mg/日から開始してもよい．
- メトホルミンの治療効果は用量依存性であり，治療効果が得られるまで，可能な限り最大用量までの増量を試みる．
- 投与開始早期には，下痢，軟便などの消化器症状が出現し，内服継続が

MEMO

JDS値とNGSP値
2012年3月までわが国で標準化され使用しているHbA1c値はJDS値であった（JDSとはJapan Diabetes Societyの略）．2012年4月1日から，わが国でも，アメリカなどの海外で使用されている国際標準値（NGSP〈National Glycohemoglobin Standardization Program〉値）を採用している．JDS値はNGSP値より0.4％低値である．

❹ ビグアナイド薬の適応
（効果を期待しやすい症例）

1）肥満2型糖尿病*
2）SU薬で効果不十分な症例に対しての併用
3）高インスリン症例（空腹時血中IRI値10 μU/mL以上）
4）チアゾリジン薬との併用
5）インスリン治療中の肥満2型糖尿病に対しての併用

＊：肥満の有無にかかわらず，有効であることがMORE studyでも示されており，非肥満患者にも積極的な使用が望ましい．

困難となる症例が少なからず存在する．増量によって，必ずしも消化器症状の発現頻度は増加しないため，少量から開始し，漸増する．
- 内服のタイミングは食前，食後ともに可能である．
- 通常は500 mg/日での処方であれば，朝・夕の2分割投与となる．750 mg/日以上では3分割での内服も可能であるが，服薬アドヒアランスを考え，2分割のまま増量してもよい．

治療効果

- 治療効果の期待しやすい対象症例を❹に示す．
- 海外での文献報告で，優れた治療効果はすでに明らかであるが，わが国の2型糖尿病患者を対象とした観察研究（MORE study）[2]においても有効性は明確である．
- 効果発現までは2週間程度を要する．
- 500～750 mg/日投与により，3～12か月間で約1％のHbA1c低下が期待できる．

併用効果

- SU薬，チアゾリジン薬，α-グルコシダーゼ阻害薬（α-GI）についての併用効果が証明されている．
- チアゾリジン薬のピオグリタゾンとの配合剤が発売されている．
- 海外では，SU薬やDPP-4阻害薬との配合剤も使用可能である．
- DPP-4阻害薬との併用は，近年，メトホルミンに内因性GLP-1分泌促進作用がある可能性が示され，GLP-1受容体作動薬との併用も有効である．
- 2015年に新規発売となったSGLT2（sodium glucose cotransporter 2）阻害薬との併用も可能である．この際は，ケトーシス発現に十分留意する必要がある．
- インスリンとの併用効果では，超速効型，持効型での併用効果，持効型での低血糖頻度低減，体重増加抑制効果などの報告がある．

副作用

- 副作用は消化管障害（4.3％），下痢（1.5％），悪心（1.1％）などが主体である．
- 乳酸アシドーシスはきわめて予後不良（致死率50％）であり，十分な注意が必要である．
- メトホルミンでの乳酸アシドーシス発症率は低く，過去の重症乳酸アシドーシスの大半がフェンホルミンによるものである．
- メトホルミンによる乳酸アシドーシスの発症頻度は，欧米では10万人

- あたり年間1〜5人とされ，フェンホルミンの約1/20に相当する．
- 投与禁忌例に留意すれば，重症乳酸アシドーシスは回避可能である．
- MORE studyでは乳酸アシドーシスの発症例を認めていない．
- ヨード系造影剤との併用による，一過性の腎機能低下．緊急画像検査の場合を除き，造影剤投与前48時間から投与後48時間まで，ビグアナイド薬の投与を一時中止する．
- ほかにも，ゲンタマイシンなど腎毒性の強い薬剤との併用時には十分な注意が必要である．

❺ 主な血糖降下薬の薬価

商品名	薬価（円）
メトグルコ®（250 mg）	10.2
アマリール®（1 mg）	18.6
アクトス®（15 mg）	73.8
セイブル®（50 mg）	52.9
ジャヌビア®（50 mg）	149.3

後発薬があるものは，一般に先発品の6〜7割の薬価となる．

● 費用対効果

- 主な血糖降下薬の先発品での薬価を❺に示した．
- メトホルミンはきわめて安価な薬剤であり，UKPDSにて優れた費用対効果があることが証明されている．
- 実際の費用対効果を示すには，質調整生存年（quality adjusted life years：QALY）が有用であるが，日本でもメトホルミンが優れた費用対効果のある薬剤であることが示されている[9]．

（亀井信二，加来浩平）

● 文献

1) Zhou G, et al. Role of AMP-activated protein kinase in mechanism of metformin action. J Clin Invest 2001；108：1167-74.
2) 加来浩平ほか．2型糖尿病患者におけるメトホルミンの使用実態に関する観察研究（MORE study）．糖尿病 2006；49：325-31.
3) DeFronzo RA, et al. Efficacy of metformin in patients with non-insulin-dependent diabetes mellitus. The Multicenter Metformin Study Group. N Engl J Med 1995；333：541-9.
4) UK Prospective Diabetes Study（UKPDS）Group. Effect of intensive blood-glucose control with metformin on complications in overweight patients with type 2 diabetes（UKPDS34）. Lancet 1998；352：854-65.
5) Landman GW, et al. Metformin associated with lower cancer mortality in type 2 diabetes：ZODIAC-16. Diabetes Care 2010；33：322-6.
6) Hosono K, et al. Metformin suppresses colorectal aberrant crypt foci in a short-term clinical trial. Cancer Prev Res（Phila）2010；3：1077-83.
7) Nathan DM, et al. Medical management of hyperglycemia in type 2 diabetes：A consensus algorithm for the initiation and adjustment of therapy：A consensus statement of the American Diabetes Association and the European Association for the Study of Diabetes. Diabtes Care 2009；32：193-203.
8) Ito H, et al. Efficacy and safety of metformin for treatment of type 2 diabetes in elderly Japanese patients. Geriatr Gerontol Int 2011；11：55-62.
9) 池田俊也ほか．2型糖尿病に対するスルホニル尿素薬＋メトホルミン併用療法とスルホニル尿素薬＋ピオグリタゾン併用療法の費用対効果分析．糖尿病 2010；53：469-75.

チアゾリジン薬

POINT

- チアゾリジン薬の主な作用機序は，末梢の脂肪細胞や骨格筋細胞でのグルコース取り込みを促進させインスリン感受性を増加させることである．
- 食事療法，運動療法のみ，あるいは経口血糖降下薬，インスリン療法にて十分な血糖コントロールが得られず，インスリン抵抗性が推測される糖尿病患者が投薬の適応となる．
- ピオグリタゾン投与上の注意としては，心不全・浮腫の発症，肝障害，骨折の増加があげられる．
- 2011年に観察研究や後ろ向きコホート研究により膀胱癌発生リスクの有意な上昇を認めたことより慎重な投与が要求されている．

● 適応

- メタボリックシンドローム（❶）も含め，インスリン抵抗性（❷）が疑われる糖尿病患者が適応となる．
- 食事療法，運動療法のみ，あるいはスルホニル尿素（SU）薬，α-グルコシダーゼ阻害薬（α-GI），ビグアナイド系薬あるいはインスリン製剤を使用しても十分な血糖コントロールが得られずインスリン抵抗性が推測される場合に使用を考慮する．

● 用量・用法

- ピオグリタゾン（アクトス®錠）およびその配合錠であるメタクト®配合錠，ソニアス®配合錠，リオベル®配合錠について❸に示す．
- 成人はピオグリタゾンとして15〜30 mgを1日1回，朝食前あるいは朝食後に服用する．インスリン治療併用時は30 mg/日まで，その他は最大45 mg/日を上限とする．
- 血糖降下作用は，ビグアナイド薬，SU薬より劣り，グリニド薬（速効型インスリン分泌促進薬）と同程度，その他の経口血糖降下薬より強く，HbA1cで0.5〜1.4%の低下と考えられている[1]．

❶ メタボリックシンドロームの診断基準

内臓脂肪蓄積		
ウエスト周囲径		男性≧85 cm 女性≧90 cm
(内臓脂肪面積)		男女とも≧100 cm²
上記に加え以下のうち2項目以上(男女とも)		
高トリグリセリド血症	かつ/または	≧150 mg/dL
低HDLコレステロール血症		<40 mg/dL
収縮期血圧	かつ/または	≧130 mmHg
拡張期血圧		≧85 mmHg
空腹時高血糖		≧110 mg/dL

- CTスキャンなどで内臓脂肪量測定を行うことが望ましい.
- ウエスト径は立位, 軽呼気時, 臍レベルで測定する. 脂肪蓄積が著明で臍が下方に偏位している場合は, 肋骨下縁と前上腸骨棘の中点の高さで測定する.
- メタボリックシンドロームと診断された場合, 糖負荷試験が勧められるが, 診断には必須ではない.
- 高トリグリセリド血症, 低HDLコレステロール血症, 高血圧, 糖尿病に対する薬剤治療を受けている場合は, それぞれの項目に含める.
- 糖尿病, 高コレステロール血症の存在はメタボリックシンドロームの診断から除外されない.

(メタボリックシンドローム診断基準検討委員会. メタボリックシンドロームの定義と診断基準. 日本内科学会雑誌 2005;94:794-809 より)

❷ インスリン抵抗性の指標

- 早朝空腹時の血中インスリン値が 15 μU/mL 以上を示す場合には明らかなインスリン抵抗性の存在が考えられる
- HOMA-IR が 1.6 以下の場合は正常. 2.5 以上の場合にインスリン抵抗性があると考えられる. ただし, 空腹時血糖 140 mg/dL を超える場合には解釈に注意. インスリン治療中の患者には用いない.

HOMA-IR=IRI (μU/mL)×空腹時血糖値 (mg/dL)/405
HOMA-IR: homeostasis model assessment for insulin resistance, IRI: immunoreactive insulin

(日本糖尿病学会編・著. 糖尿病治療ガイド 2014-2015. 文光堂;2014 を参考に作成)

❸ ピオグリタゾンおよび配合錠

商品名		一般名	1錠中の有効成分	用法・用量
アクトス®錠(OD)	15	ピオグリタゾン塩酸塩 (pio)	pio 15 mg	1日1錠 朝食前あるいは朝食後
	30		pio 30 mg	
メタクト®配合錠	LD	ピオグリタゾン塩酸塩 (pio) + メトホルミン塩酸塩 (met)	pio 15 mg+met 500 mg	1日1錠 朝食後
	HD		pio 30 mg+met 500 mg	
ソニアス®配合錠	LD	ピオグリタゾン塩酸塩 (pio) + グリメピリド (gli)	pio 15 mg+gli 1 mg	1日1回1錠 朝食前または朝食後
	HD		pio 30 mg+gli 3 mg	
リオベル®配合錠	LD	ピオグリタゾン塩酸塩 (pio) + アログリプチン安息香酸塩 (alo)	pio 15 mg+alo 25 mg	1日1回1錠 朝食前または朝食後
	HD		pio 30 mg+alo 25 mg	

● 使用上の注意点と対応

ピオグリタゾンと膀胱癌の関連について

KPNC研究

- KPNC (Kaiser Permanente Northern California) 研究[2]は, アメリカの会員制の医療保険組織に登録している40歳以上の糖尿病患者193,099人を対象とした10年間の観察研究である.
- 5年目の中間報告では, ピオグリタゾン投与患者 30,173 人 (投与期間の

COLUMN チアゾリジン薬のリスクとベネフィット

国際的には今までチアゾリジン薬として，トログリタゾン（ノスカール®），ピオグリタゾン（アクトス®），rosiglitazone（Avandia®）が販売されており，各薬剤でその作用・副作用において差異を認めている[2]．このうちわが国ではトログリタゾンとピオグリタゾンが上市されたが，先行販売されたトログリタゾンは，重篤な肝機能障害発生のため2000年に発売中止となった．rosiglitazoneは欧米のみで使用されているが，2007年42試験のメタ解析により同薬使用患者は対照に比し心筋梗塞発症のリスクが高い（オッズ比：1.43，95％CI：1.03～1.98，$p=0.03$）という結果が報告された[3]．アメリカ食品医薬品局（FDA）は，「現状では，rosiglitazoneは虚血性心疾患のリスクを高める可能性があるが，薬剤全体のリスクとベネフィットを考えると販売を継続する」という方針を示した．そして，2011年よりrosiglitazoneの扱いは登録薬局に限定され，心血管リスクの可能性を承諾した患者のみに販売することとした．しかし，その後臨床試験を再評価し，他の糖尿病薬剤に比しrosiglitazoneで今まで懸念していたほどの危険はないと結論，専門家パネリストの投票により2013年11月に制限が緩和された．イギリスの後ろ向きコホート研究では，ピオグリタゾンはメトホルミンより総死亡を減少させること，rosiglitazoneよりリスク面でよい特性をもっていることを報告している[4]．

中央値2年）における膀胱癌の発症はハザード比：1.2，95％信頼区間（CI）：0.9～1.5で有意な上昇は認められなかった．しかし，2年以上の治療群では膀胱癌の発症の有意な上昇を認めた（ハザード比：1.4，95％CI：1.03～2.0〈❹〉）．

CNAMTS研究[6]

- CNAMTS（Caisse Nationale de l'assurance maladie des Travailleurs Salariés）は，フランス保健製品衛生安全庁（AFSSAPS）が2006年から2009年の同国保険データベースでピオグリタゾンと膀胱癌発症との関係を後ろ向きに検討したものである．
- ピオグリタゾンを投与された患者15万5,535例と投与されていない患者133万5,525例を比較し，ピオグリタゾン投与群で膀胱癌の発症リスクが有意に高く（ハザード比：1.22，95％CI：1.05～1.43），ピオグリタゾンの投与期間が長くなるほど膀胱癌のリスクは高まることを報告した．

欧米の対応

- 上記の報告を受け，フランスではピオグリタゾンの新規投与の差し止めを通達し，ドイツもこれに追従した．なお，フランスでは2011年7月11日より市場からの回収が始まった．
- 欧州医療品庁（EMA）は2011年7月21日，ピオグリタゾンによる膀胱癌のリスクの増大について添付文書に追記し，膀胱癌の患者および既往のある患者には投与しないように勧告した．
- 2011年6月15日アメリカ食品医薬品局（FDA）は，ピオグリタゾンの

❹ KPNC研究の中間解析結果

		膀胱癌発症率の中央値（10万人年あたり）	年齢および性別調整 HR（95％CI）	調整 HR（95％CI）
ピオグリタゾンの曝露なし		68.8（64.1〜73.6）	対照	対照
ピオグリタゾンの曝露あり		81.5（64.7〜98.4）	1.2（0.9〜1.5）	1.2（0.9〜1.5）
ピオグリタゾン治療開始からの時間	18か月未満	67.1（41.8〜92.4）	1.1（0.8〜1.6）	1.2（0.8〜1.7）
	18〜36か月	85.2（51.8〜118.6）	1.3（0.9〜2.0）	1.4（0.9〜2.1）
	36か月以上	93.1（63.5〜122.7）	1.3（0.9〜1.8）	1.3（0.9〜1.8）
	Test for trend		$p=0.04$	$p=0.07$
ピオグリタゾンによる治療期間	12か月未満	48.4（29.0〜67.8）	0.8（0.5〜1.2）	0.8（0.6〜1.3）
	12〜24か月	86.7（52.0〜121.4）	1.3（0.9〜2.0）	1.4（0.9〜2.1）
	24か月以上	102.8（71.7〜133.8）	1.5（1.1〜2.0）	1.4（1.03〜2.0）
	Test for trend		$p=0.02$	$p=0.03$
累積投与量	1〜10,500 mg	59.7（39.0〜80.4）	1.0（0.7〜1.4）	1.0（0.7〜1.5）
	10,501〜28,000 mg	76.8（48.3〜105.2）	1.1（0.8〜1.6）	1.2（0.8〜1.8）
	＞28,000 mg	105.9（68.0〜143.8）	1.5（1.1〜2.2）	1.4（0.96〜2.1）
	Test for trend		$p=0.05$	$p=0.08$

HR：ハザード比，95％CI：95％信頼区間
（Lewis JD, et al. Diabetes Care 2011[5]より）

❺ ピオグリタゾン使用にあたって膀胱癌に対する注意点

- 治療中の膀胱癌患者には使用しない．膀胱癌の既往のある患者には有効性と危険性を十分に考慮したうえで投与の判断をする
- 新規投与に関しては，患者またはその家族に膀胱癌の発症リスクを十分説明したうえで慎重に行う
- 投与中の患者においては，血尿，頻尿，排尿時痛などの症状を認めた場合，直ちに受診をすることを説明する
- 投与中あるいは投与終了後の患者について，尿検査を定期的に行って異常を認めた場合は適切な処置をとる

1年以上の使用は，膀胱癌の発症リスク増大に関連する可能性を考慮して，治療中の膀胱癌患者へは使用しないよう注意を喚起している．

日本の対応

- 2011年6月24日，厚生労働省医薬食品局安全対策課長より，ピオグリタゾンおよびピオグリタゾン含有製品の添付文書中の「使用上の注意」に膀胱癌に対する注意を具体的に記載することを指示された．
- 実際の診療の場での注意点を❺にまとめた．
- 2014年8月，10年間のKPNC研究が終了し最終解析が示された．ピオグリタゾン投与患者において膀胱癌発生リスクの有意な増加は認められない．また，膀胱癌発症リスクとピオグリタゾンの投与期間，累積投与量あるいはピオグリタゾン投与開始からの期間との間のいずれにおい

❻ ピオグリタゾンの浮腫発現頻度

	男性	女性
承認時までの臨床試験 （インスリン併用除く）	3.9 % （26/665 例）	11.2 % （72/643 例）
承認時までの臨床試験 （インスリン併用のみ）	13.6 % （3/22 例）	28.9 % （11/38 例）
市販後調査の結果 （PRACTICAL） ※インスリン併用例は含まない	4.4 % （549/12,588 例）	12.3 % （1,531/12,405 例）

ても関連性は認められなかった．まだ論文として報告はされていない．
- この KPNC 研究（10 年間）結果を FDA，EMA，および日本の厚生労働省/医療品医療機器総合機構に提出しているところである．

ピオグリタゾンと心不全・浮腫について

- ピオグリタゾンの販売・製造を行っている武田薬品工業の副作用報告では，約 10 % の症例で体液貯留を伴う浮腫が起きており，特に女性に多い（❻）．また，インスリン治療と併用投与では体液貯留の頻度は高まるため，より注意が必要である．心不全が悪化することもあるため，心機能が低下している患者には使用を控える．
- 体液貯留のメカニズムについて 2 つの説が報告されている．どちらも PPARγ を介した腎臓の尿細管のナトリウム再吸収にピオグリタゾンが関与していると考えられている（❼）．
- 一つは腎集合管においてナトリウム輸送体遺伝子の発現が増加し，ナトリウム再吸収を増加させる機序で[7]，比較的ゆっくりした反応と考えられる．
- さらに，新たに腎臓の近位尿細管においても PPARγ に結合したチアゾリジン誘導体が遺伝子転写の調節を介さずにナトリウム再吸収の輸送体（NHE3，NBCe1）の機能を亢進させナトリウムと水の再吸収を増やしていることが明らかになった[8]．そして，この反応は数分以内に現れることが確認された．

対処法

- 女性に投与する場合は浮腫の発現に注意して 15 mg あるいは 7.5 mg の少量から投与開始する．インスリン治療と併用する際も少量からが望ましい．
- 浮腫出現後の対応としては，ピオグリタゾンの減量（例：15 mg → 7.5 mg）や，利尿薬の投与を試みる．利尿薬では，スピロノラクトンが最も有効であるとの報告もある[9]．また，塩分制限も有効である．
- 心不全徴候や浮腫が軽減しない場合はすみやかに中止する．

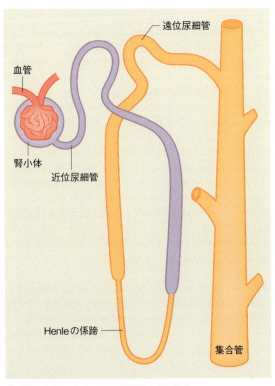

❼ 体液貯留にかかわる尿細管の模式図

❽ 副作用の症状

- 浮腫：手足のむくみ，急激な体重増加
- 心不全：息苦しさ，動悸
- 肝障害：易疲労感，食欲不振，黄疸
- 低血糖：脱力感，強い空腹感，動悸，冷汗，いらいら感，けいれん，昏睡
- 骨折
- 膀胱癌：血尿，頻尿，排尿時痛

その他の注意点

- 肝機能障害：定期的に肝機能をチェックする．
- 骨折：海外のメタ解析において，長期のチアゾリジン薬投与は2型糖尿病患者の女性における骨折の発現頻度を増加させる．男性では発現頻度の上昇はなかった．骨折のリスクは年齢とは独立しておりチアゾリジン使用期間との関係も認められない等報告されている[10,11]．
- ❽に副作用出現時の症状を示す．

- チアゾリジンは，PPARγを活性化させ血糖降下作用を示すのみならず，中性脂肪低下，アディポネクチン増加，抗炎症作用も有し動脈硬化進展抑制につながる理想的な薬剤である（本書「2章 糖尿病治療薬の作用機序と病態からみた選択/チアゾリジン薬」〈p.78〉参照）．
- 過食・運動不足による肥満からインスリン抵抗性が主体の耐糖能異常が増加しているわが国ではその効果が期待される．
- 一方，インスリン分泌が枯渇した2型糖尿病患者では効果が認めにくい．
- 重篤な副作用もあり，この薬剤の有効性を生かすためにも，対象を十分に検討し副作用を考え慎重な投与が必要である．

（佐藤麻子）

●文献

1) Nathan DM, et al.; American Diabetes Association; European Association for Study of Diabetes. Medical management of hyperglycemia in type 2 diabetes : a consensus algorithm for the initiation and adjustment of therapy : a consensus statement of the American Diabetes Association and the European Association for the Study of Diabetes. Diabetes Care 2009 ; 32 : 193-203.
2) Loke YK, et al. Comparative cardiovascular effects of thiazolidinediones : Systematic review and meta-analysis of observational studies. BMJ 2011 ; 342 : d1309.
3) Nissen SE, Wolski K. Effect of rosiglitazone on the risk of myocardial infarction and death from cardiovascular causes. N Engl J Med 2007 ; 356 : 2457-71.
4) Tzoulaki I, et al. Risk of cardiovascular disease and all cause mortality among patients with type 2 diabetes prescribed oral antidiabetes drugs : retrospective cohort study using UK general practice research database. BMJ 2009 ; 339 : b4731.
5) Lewis JD, et al. Risk of bladder cancer among diabetic patients treated with pioglitazone. Diabetes Care 2011 ; 34 : 916-22.
6) Caisse nationale de l'assurance maladie, Paris, France. Risk of bladder cancer in people with diabetes treated with pioglitazone in France : A group study on SNI-IRAM and PMSI data.
http://www.mhlw.go.jp/stf/shingi/2r9852000001hbq8-att/2r9852000001hd4o.pdf
7) Guan YF, et al. Thiazolidinediones expand body fluid volume through PPARγ stimulation of ENaC-mediated renal salt absorption. Nat Med 2005 ; 11 : 861-6.
8) Endo Y, et al. Thiazolidinediones enhance sodium-coupled bicarbonate absorption from renal proximal tubules via PPARγ-dependent nongenomic signaling. Cell Metab 2011 ; 13 : 550-61.
9) Karalliedde J, et al. Effect of various diuretic treatments on rosiglitazone-induced fluid retention. J Am Soc Nephrol 2006 ; 17 : 3482-90.
10) Loke YK, et al. Long-term use of thiazolidinediones and fractures in type 2 diabetes : A meta-analysis. CMAJ 2009 ; 180 : 32-9.
11) Zhu ZN, et al. Risk of fracture with thiazolidinedions : an updated meta-analysis of randomized clinical trials. Bone 2014 ; 68 : 115-23.

DPP-4阻害薬

- ▶ DPP-4 (dipeptidyl peptidase-4) 阻害薬は，主として食後血糖降下作用を発揮して血糖日内変動を小さくする効果が期待でき，HbA1cを平均0.5〜1.0％低下させる．
- ▶ 単独投与では低血糖をきたしにくいが，スルホニル尿素（SU）薬との併用では重症低血糖をきたす可能性があるため注意が必要である．
- ▶ インスリンからの変更は，内因性インスリン分泌能を評価してから行うべきである．
- ▶ 基本的には忍容性の高い安全な薬剤であるが，腎機能障害や肝機能障害などを合併している場合は，必要に応じて投与量の減量や定期的な検査を行いながら慎重に投与する必要がある．

経口血糖降下薬の一つとしてみた場合のDPP-4阻害薬の効果と特徴

- DPP-4阻害薬は，インクレチンの分解を阻害し，GLP-1 (glucagon-like peptide-1) 効果とGIP (gastric inhibitory polypeptide/glucose-dependent insulinotropic polypeptide) 効果をともに高める作用がある．
- 経口血糖降下薬のなかではインスリン分泌促進薬の一つに分類される（❶）[1]．

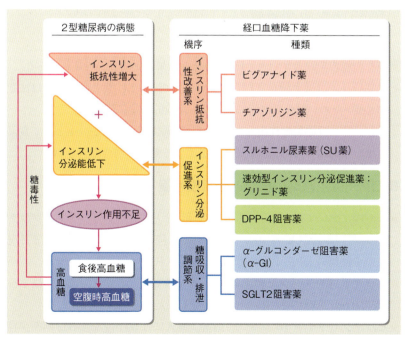

❶ DPP-4阻害薬のポジショニング

糖尿病学会が編集した「糖尿病治療ガイド2014-2015」のなかではSU薬などと並んでインスリン分泌促進薬の一つに分類されている．
（日本糖尿病学会編・著，糖尿病治療ガイド2014-2015. p.29. 文光堂；2014[1]より抜粋）

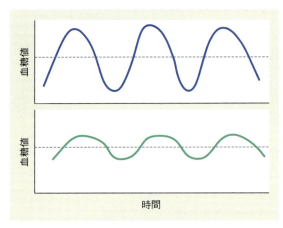

❷ HbA1cの解釈モデル

上の血糖パターンでも下の血糖パターンでもHbA1cは同じとなるが，DPP-4阻害薬の血糖降下作用はこのように食後血糖の上昇を抑え，低血糖を起こしにくくして血糖変動を小さくするというようなイメージとなる．
(Del Prato S. Int J Obes Relat Metab Disord 2002[2]より)

❸ 各DPP-4阻害薬の特徴

一般名	商品名	血中半減期（時間）	作用時間（時間）	1錠中含有量（mg）	1日使用量（mg）
シタグリプチンリン酸塩水和物	グラクティブ®　ジャヌビア®	12	24	12.5, 25, 50, 100	50〜100
ビルダグリプチン	エクア®	2.4	12〜24	50	100
アログリプチン安息香酸塩	ネシーナ®	17	24	6.25, 12.5, 25	25
リナグリプチン	トラゼンタ®	105	24	5	5
テネリグリプチン臭化水素酸塩水和物	テネリア®	24.2	24	20	20〜40
アナグリプチン	スイニー®	2	12〜24	100	200〜400
サキサグリプチン水和物	オングリザ®	7	24	2.5, 5	2.5〜5

(日本糖尿病学会編・著．糖尿病治療ガイド2014-2015. p.51. 文光堂；2014[1]より)

- 多くの報告を総合すると，HbA1c低下効果は平均0.5〜1.0％である．
- 単独投与では低血糖をきたしにくい（ただし，SU薬との併用では注意が必要）ため，軽症糖尿病に対しても比較的安全に使用できる．
- インスリン分泌促進作用とグルカゴン抑制作用をもつが，主として食後血糖を中心に下げて血糖変動を小さくする効果が期待できる（❷）[2]．

● DPP-4阻害薬の種類と通常投与量（❸）

- わが国においては，2009（平成21）年12月にシタグリプチン（グラクティブ®，ジャヌビア®）が発売されて以降，2015（平成27）年4月現在で7種類のDPP-4阻害薬が薬価収載されている．
- シタグリプチン（グラクティブ®，ジャヌビア®）：通常，成人には1日1回50 mgを経口投与し，100 mgを上限とする．
- ビルダグリプチン（エクア®）：通常，成人には50 mgを1日2回朝夕経

❹ 各DPP-4阻害薬と併用可能な経口血糖降下薬・インスリン

一般名	商品名	SU薬 α-GI ビグアナイド チアゾリジン	インスリン グリニド SGLT2阻害薬
シタグリプチン	グラクティブ® ジャヌビア®	○	○
ビルダグリプチン	エクア®	○	○
アログリプチン	ネシーナ®	○	○
リナグリプチン	トラゼンタ®	○	○
テネリグリプチン	テネリア®	○	○
アナグリプチン	スイニー®	○	×
サキサグリプチン	オングリザ®	○	○

口投与する.
- アログリプチン（ネシーナ®）：通常，成人には25 mgを1日1回経口投与する．
- リナグリプチン（トラゼンタ®）：通常，成人には5 mgを1日1回経口投与する．
- テネリグリプチン（テネリア®）：通常，成人には20 mgを1日1回経口投与し，40 mgを上限とする．
- アナグリプチン（スイニー®）：通常，成人には100 mgを1日2回経口投与し，400 mgを上限とする．
- サキサグリプチン（オングリザ®）：通常，成人には5 mgを1日1回経口投与する．

DPP-4阻害薬と併用可能な経口血糖降下薬―2015（平成27）年4月時点 ❹

- シタグリプチンとアログリプチン以外はインスリンとの併用に関して有効性や安全性は実証されていない．また，SGLT2阻害薬との併用に関しても有効性や安全性は実証されていない．
- アナグリプチン：インスリンおよびグリニド薬（速効型インスリン分泌促進薬），SGLT2阻害薬とは併用できないが，それ以外の薬剤とは併用可能．
- アナグリプチン以外：すべての経口血糖降下薬・インスリンと併用可能．

DPP-4阻害薬と他の経口血糖降下薬の併用

α-グルコシダーゼ阻害薬（α-GI）
- DPP-4阻害薬とともに食後血糖降下作用があるが，α-GIは食後早期（30分～1時間）の血糖上昇抑制により効果的であり，食事1時間後以

MEMO
インクレチンはK_{ATP}チャネルが閉鎖し細胞内Ca濃度が亢進した状況でインスリン分泌の増強効果を発揮する．SU薬はこのK_{ATP}チャネルを閉鎖する作用があるためインクレチンとの併用で強力にインスリン分泌を促進すると考えられている．ただし，併用により，重症低血糖の発現に注意する必要がある．

❺ α-グルコシダーゼ阻害薬（α-GI）投与によるインクレチン分泌の変化

α-GIは小腸のK細胞とL細胞に作用し，GIPの分泌を減少させ，GLP-1の分泌を上昇させる．
GIP：gastric inhibitory polypeptide/glucose-dependent insulinotropic polypeptide, GLP-1：glucagon-like peptide-1
（Narita T, et al. Diabet Med 2009[3]より）

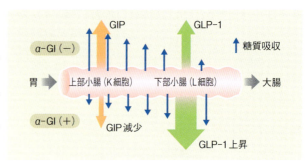

降の血糖値をより抑制するDPP-4阻害薬との併用で，より食後血糖の是正が期待できる．

- α-GIはGLP-1の分泌を促進しGIPの分泌を抑制する（このためインクレチン関連薬の一つと考えられる）効果があるため，DPP-4を阻害することによりGLP-1効果を高めてGIP効果を抑えることができ，食欲抑制効果や体重減少などの効果も期待できる（❺）[3]．

スルホニル尿素（SU）薬

- SU薬による膵β細胞におけるインスリン分泌促進機序はインクレチンによるインスリン分泌促進の機序とは異なっており，両者の併用によって相乗的なインスリン分泌促進効果が期待される．
- しかし，SU薬の二次無効と考えられる症例においても強力にインスリン分泌を促進して低血糖をきたすことがあり，併用時はSU薬の減量が必要な場合がある．

ビグアナイド薬，チアゾリジン薬

- インスリン抵抗性を改善する薬剤であり作用機序が異なるため，併用で血糖コントロールの改善が期待できる．

グリニド薬

- SU薬と同様に，併用でインスリン分泌促進の増強が期待できる．

SGLT2阻害薬

- 血漿グルカゴン濃度に対して両者は拮抗的に働くと考えられるため，有効であると思われる．

● DPP-4阻害薬の副作用

- DPP-4阻害薬は非常に忍容性の高い薬剤であり，それぞれの薬剤に対して特有の副作用は今のところ報告されていない．
- インスリンからの切り替え症例では，血中Cペプチドや尿中Cペプチドの評価やグルカゴン負荷試験などによって内因性のインスリン分泌能が十分に保たれていることを切り替え前に評価しておく必要がある．
- SU薬・インスリンとの併用による低血糖の問題に加え，SU薬・イン

> **MEMO**
> 2013年3月，DPP-4阻害薬およびGLP-1受容体作動薬による治療を受けている2型糖尿病患者での膵炎および膵管の上皮化生（前癌病変）のリスク上昇を示唆する結果が示された．そこで，FDA（アメリカ食品医薬品局）およびEUEMA（欧州医薬品庁）が評価を開始したが，その後どちらの機関も関連性を導くことができないとしている．急性膵炎については機序不明のままだが，国内で発売されているほとんどのDPP-4阻害薬およびすべてのGLP-1受容体作動薬の添付文書に副作用として記載されている．

DPP-4阻害薬とSU薬の併用による重症低血糖の発現

2009年12月にシタグリプチン（グラクティブ®，ジャヌビア®）発売後，SU薬にシタグリプチンを追加投与後に重篤な低血糖による意識障害をきたした症例の報告が多く認められた．

重篤な低血糖を起こすケースの特徴は以下の通りである．
① 高齢者
② 軽度腎機能低下
③ SU薬の高用量内服
④ SU薬ベースで他剤併用
⑤ シタグリプチン内服追加後早期に低血糖が出現

その原因究明と対策をたてるために「インクレチンとSU薬の適正使用に関する委員会」（現：「インクレチン（GLP-1受容体作動薬とDPP-4阻害薬）の適正使用に関する委員会」）が発足され，「インクレチンとSU薬の適正使用におけるRecommendation」として対策案がまとめられた．その後も，症例蓄積および解析の結果をふまえてRecommendationの追加修正が行われている．2011年9月29日修正版の一部を以下に掲載する[4]．ここに記載されているのは基本的にシタグリプチン・ビルダグリプチン・アログリプチンの3剤のみであるが，リナグリプチン・テネリグリプチン・アナグリプチン・サキサグリプチンに関しても同様に低血糖に留意した処方が求められると考えられるため，Recommendationの文言上各種DPP-4阻害薬の名前が記載されているところを「DPP-4阻害薬」とした．

SU薬ベースで治療中の患者でDPP-4阻害薬を追加投与する場合，SU薬は減量が望ましい．SU薬・ビグアナイド薬の併用にDPP-4阻害薬を追加投与する場合はいっそうの注意を要する．

特に高齢者（65歳以上），軽度腎機能低下者（Cr 1.0 mg/dL以上），あるいは両者が併存する場合，DPP-4阻害薬追加の際にSU薬の減量を必須とする．

- グリメピリドを使用している患者は2 mg/日以下に減じる．
- グリベンクラミドを使用している患者は1.25 mg/日以下に減じる．
- グリクラジドを使用している患者は40 mg/日以下に減じる．

DPP-4阻害薬併用後，血糖コントロールが不十分な場合は，必要に応じてSU薬を増量し，低血糖の発現がみられればSU薬をさらに減量する．

もともとSU薬が上記の量以下で治療されていて，血糖コントロールが不十分な場合はそのまま投与のうえDPP-4阻害薬を併用し，血糖値の改善がみられれば，必要に応じてSU薬を減量する．

上記の点を考慮するとSU薬をベースとした治療にDPP-4阻害薬を併用する際，SU薬の投与量について判断しがたい場合，あるいはSU薬とDPP-4阻害薬を含む3剤以上の併用療法を行おうとする場合は専門医へのコンサルトを強く推奨する．

インスリン療法は，単独療法においても低血糖のリスクが高いため，DPP-4阻害薬を併用する場合にも低血糖リスクに注意し，必要に応じてインスリン製剤の用量調整を考慮する．また，インスリンにSU薬などが併用されている場合には，SU薬を推奨用量まで減量のうえ，DPP-4阻害薬を追加する．

このようにインクレチン関連薬とSU薬・インスリンの併用において低血糖リスクの増加がみられることから，併用時は低血糖の出現を常に念頭においておく必要があり，なるべくSU薬・インスリンは減量して使用するのが望ましい．

DPP-4阻害薬によるHbA1cの低下は約3か月で最大に達すると考えられており，HbA1cだけでは血糖コントロールの改善をとらえきれず低血糖を見逃す可能性も考えられるため，食前食後の血糖値，または1,5-AG（1,5-anhydro-D-glucitol）などを組み合わせて評価することも必要と考えられる．

❻ 各種病態におけるDPP-4阻害薬の使用適応

一般名	商品名	腎機能障害（中等度以上）	肝機能障害	心不全患者への投与（NYHA分類Ⅲ～Ⅳ）
シタグリプチン	グラクティブ®ジャヌビア®	慎重投与	記載なし	記載なし
ビルダグリプチン	エクア®	慎重投与	慎重投与	慎重投与
アログリプチン	ネシーナ®	慎重投与	記載なし	慎重投与
リナグリプチン	トラゼンタ®	記載なし	記載なし	記載なし
テネリグリプチン	テネリア®	記載なし	慎重投与	慎重投与
アナグリプチン	スイニー®	慎重投与（重度以上のみ）	記載なし	記載なし
サキサグリプチン	オングリザ®	慎重投与	記載なし	記載なし

各薬剤の添付文書への記載上はこのように分類される．

❼ 腎機能低下時におけるDPP-4阻害薬の投与量

一般名	商品名	代謝経路	腎機能低下時の投与量
シタグリプチン	グラクティブ®ジャヌビア®	主に腎臓	30≦Ccr<50　25～50 mg / Ccr<30　12.5～25 mg
ビルダグリプチン	エクア®	CYPを介さない加水分解	慎重投与（50 mg分1など）
アログリプチン	ネシーナ®	主に腎臓	30≦Ccr<50　12.5 mg / Ccr<30　6.25 mg
リナグリプチン	トラゼンタ®	主に胆汁	記載なし
テネリグリプチン	テネリア®	主に20%が肝代謝	記載なし
アナグリプチン	スイニー®	主に腎臓	Ccr<30　100 mg分1
サキサグリプチン	オングリザ®	主に肝臓	Ccr<50　2.5 mg

各薬剤の添付文書への記載上はこのように推奨される．

スリンの減量による高血糖も出現しうるので注意が必要である．
- インクレチン関連薬に特有の有害事象として急性膵炎，消化器症状，甲状腺髄様癌，免疫能への影響などの懸念があるが，現在のところどの事象においても，DPP-4阻害薬使用時における発現率の有意差や関連性に関する明らかなエビデンスはない．
- 日本人に対するDPP-4阻害薬の使用経験がまだ浅いため，長期的にDPP-4を阻害することによる未知の物質の蓄積に起因する未知の副作用が生じる可能性は否定できない．
- DPP-4阻害薬とアンジオテンシン変換酵素（ACE）阻害薬の併用による血管浮腫のリスク増大が報告されており，併用する場合は注意が必要である[5]．

各種病態下における使用法（❻, ❼）

- シタグリプチンとアログリプチンは主に腎臓で排泄されるため，シタグ

リプチンは中等度以上の腎機能障害患者では1日1回25 mgから投与（最大50 mg）し，アログリプチンは中等度腎機能障害患者では通常12.5 mgで投与，高度腎機能障害患者および末期腎不全患者では通常6.25 mgで投与する．

- ビルダグリプチンは主に肝臓で代謝されるが，中等度以上腎機能障害患者では慎重投与（50 mg，1日1回が望ましい）することとされている．シタグリプチンは重度の腎機能障害患者への投与は禁忌である．
- リナグリプチン，テネリグリプチンは中等度以上の腎機能障害患者でも使用可能である．サキサグリプチンは腎機能に応じて減量を要する．
- ビルダグリプチンは主に肝臓で代謝されるため，軽度・中等度の肝機能障害患者では50 mg，1日1回が望ましいとされており，重度の肝機能障害患者では禁忌である．少なくとも3か月ごとの肝機能検査によるフォローアップも推奨されている．テネリグリプチンは慎重投与となっている．
- アログリプチンとビルダグリプチンでは心不全（NYHA〈New York Heart Association〉分類III〜IV）のある患者の場合ではともに慎重投与とされている．シタグリプチンでは添付文書上記載は特にない．
- その他のケースとして，妊娠中の患者，小児患者への投与の安全性は確立されておらず，授乳中の患者へ投与する場合は授乳を中止する．高齢者については生理機能低下のため慎重に使用すべきであるとされている．
- 経管投与時においては，各DPP-4阻害薬ともその使用における明確なエビデンスはないが，すべてのDPP-4阻害薬において特に吸湿性は高くなく，粉砕投与は問題ないといわれている．

（三ヶ田敦史，山田祐一郎）

> **MEMO**
>
> DPP-4阻害薬の大血管障害に関するエビデンスとしては，サキサグリプチンの心血管系における安全性についてプラセボを対照として検証した大規模臨床試験SAVOR-TIMI53にて，サキサグリプチンは心血管死・非致死性心筋梗塞のリスクを上昇させないことが明らかになった．ただし，心不全による入院がサキサグリプチン群で多く発生したがその詳細は不明である[6]．また，アログリプチンの大血管イベントを評価した大規模臨床試験EXAMINEでは，HbA1cを有意に低下させたが，心筋梗塞，脳卒中，低血糖などについてプラセボと変わらない結果が得られている[7]．
> これらは，比較的大血管イベントのリスクが高い群に対する臨床試験であるが，リスクの低い群に長期間使用して大血管イベント発症を減らすことができるかは今後の課題である．

文献

1) 日本糖尿病学会編・著．糖尿病治療ガイド2014-2015．文光堂；2014．
2) Del Prato S. In search of normoglycaemia in diabetes : Controlling postprandial glucose. Int J Obes Relat Metab Disord 2002 ; 26 (Suppl 3) : S9-17.
3) Narita T, et al. Miglitol induces prolonged and enhanced glucagon-like peptide-1 and reduced gastoric inhibitory polypeptide responses after ingestion of a mixed meal in Japanese Type 2 diabetic patients. Diabet Med 2009 ; 26 : 187-8.
4) インクレチン（GLP-1受容体作動薬とDPP-4阻害薬）とSU薬の適正使用に関する委員会．インクレチンとSU薬の適正使用におけるRecommendation（2011年2月23日修正）．
5) Brown NJ, et al. Dipeptidyl peptidase-IV inhibitor use associated with increased risk of ACE inhibitor-associated angioedema. Hypertension 2009 ; 54 : 516-23.
6) Scirica BM, et al. Saxagliptin and cardiovascular outcomes in patients with type 2 diabetes mellitus. N Engl J Med 2013 ; 369 : 1317-26.
7) White WB, et al. Alogliptin after acute coronary syndrome in patients with type 2 diabetes. N Engl J Med 2013 ; 369 : 1327-35.

SGLT2阻害薬

- SGLT2阻害薬は1日1回の投与で尿糖排泄を促し，インスリン非依存的に血糖降下作用を発揮する．
- どの糖尿病薬とも併用可能であるが，併用時には特に低血糖に注意する．
- 腎機能が低下すると，効果が減弱する．
- 重大な副作用として，脱水があげられ，水分摂取を含めた服薬指導を徹底する．
- 想定される種々の副作用を十分理解し，適正使用する．

● SGLT2阻害薬の作用

- Na^+/グルコース共輸送担体（sodium-dependent glucose transporter：SGLT）2阻害薬は，腎尿細管に作用する新たな経口血糖降下薬である．腎糸球体で濾過されたブドウ糖は，約90%がSGLT2で再吸収され，残りの10%はSGLT1で再吸収される．
- 一般に血糖値が180 mg/dL以上になると，再吸収の閾値を超えて，尿糖の排泄が認められるようになるが，糖尿病患者では再吸収閾値が高まっているために，高血糖になりやすいといわれている．
- SGLT2を選択的に阻害することで，ブドウ糖の再吸収を阻害し，尿糖排泄を促し，血糖値の低下と体重減少をもたらすSGLT2阻害薬は，これまでの経口糖尿病薬とは異なり，インスリン非依存性経路で血糖コントロールに寄与するユニークな薬剤である．

● SGLT2阻害薬の種類と投与方法

- 現在，わが国で使用可能なSGLT2阻害薬は❶に示すように6種類である．
- 2014年4月にイプラグリフロジンがSGLT2阻害薬として国内で初めて使用可能となり，5月からはダパグリフロジン，ルセオグリフロジン，トホグリフロジンの3種類が発売となり，9月にカナグリフロジンが，さらに2015年2月にエンパグリフロジンが発売となった．このように，同効の経口糖尿病薬が1年以内に多種類発売されたのは本薬剤が初めてである．
- このなかでわが国に先駆けて海外で臨床使用されているものは，ダパグ

❶ SGLT2阻害薬一覧（2015年3月現在）

一般名	商品名	国内の開発状況	海外の開発状況
イプラグリフロジン	スーグラ®	2014/1月承認 2014/4月発売	なし
ダパグリフロジン	フォシーガ®	2014/3月承認 2014/5月発売	米国：2014年1月承認 欧州：2012年11月承認
ルセオグリフロジン	ルセフィ®	2014/3月承認 2014/5月発売	なし
トホグリフロジン	デベルザ®, アプルウェイ®	2014/3月承認 2014/5月発売	なし
カナグリフロジン	カナグル®	2014/7月承認 2014/9月発売	米国：2013年3月承認 欧州：2013年11月承認
エンパグリフロジン	ジャディアンス®	2013/12月承認 2015/2月発売	米国：2014年8月承認 欧州：2014年5月承認

リフロジン，カナグリフロジン，エンパグリフロジンである．
- どのSGLT2阻害薬も，1日1回の内服で，24時間以上の作用を発揮する．
- 最高作用到達時間は約1時間程度と短く，半減期は約10時間以上である．
- 内服のタイミングとしては，朝食前または朝食後に内服することになっており，食事の影響はほとんど受けない．
- ダパグリフロジンは1日1回でいつでも内服が可能であるが，実際には内服後に尿量の増加が起こりうるために，夕方に内服すると夜間頻尿となる可能性がある．
- 適応は「2型糖尿病」であり，その他の糖尿病薬とも併用が可能である．実際には臨床試験の段階で，インスリンとの併用試験は行われておらず，GLP-1受容体作動薬との併用試験もダパグリフロジン以外は行われていない．特に注射薬と併用をする場合には，低血糖をはじめとする副作用の出現に十分に注意すべきである．
- 6種類の薬剤の薬理学的相違点について❷に示す．
- SGLT1に対するSGLT2への選択性については，各薬剤のインタビューフォームによるデータからは，エンパグリフロジンが最も選択性が高く，カナグリフロジンが最も選択性が低い．ただし，元祖SGLT阻害薬であるフロリジンに比較すると，どの薬剤も非常に高いSGLT2選択性を有しているために，SGLT1を阻害することで起こるような消化管での副作用はきわめて少ない．
- 市販の1錠剤あたりの用量は，ルセオグリフロジンが最も少なく，カナグリフロジンが最も多い．トホグリフロジン，カナグリフロジン以外で用量調整が可能である．

● SGLT2阻害薬の使用上の注意

- 糖尿病患者の増加に伴い，また従来の経口血糖降下薬では血糖の低下に

❷ SGLT2阻害薬の薬理学的比較

一般名	1日の常用量(最高用量)	血中半減期*(時間)	IC$_{50}$(50%阻害濃度 nmol/L)	SGLT2選択性(SGLT1との比較)	血漿蛋白結合率(%)	主な代謝経路
イプラグリフロジン	50 mg(100 mg)	14.97 単回投与	7.38	254	94.6~96.5	グルクロン酸抱合
ダパグリフロジン	5 mg(10 mg)	11.9 単回投与	1.12	1,242	92	グルクロン酸抱合
ルセオグリフロジン	2.5 mg(5 mg)	9.20 反復投与	2.26	1,283	96.0~96.3	グルクロン酸抱合,O-脱メチル化・水酸化
トホグリフロジン	20 mg	3.81 反復投与	2.9	2,900	82.3~82.6	カルボン酸化
カナグリフロジン	100 mg	11.8 反復投与	4.2	158	98	グルクロン酸抱合,水酸化
エンパグリフロジン	10 mg(25 mg)	14.3 反復投与	1.3	5,000	84.7	グルクロン酸抱合

＊：血中半減期は2型糖尿病に対する常用量投与時
(各薬剤インタビューフォームより抜粋)

伴い,体重増加を起こしやすい薬剤が多かったために,本薬剤への期待およびニーズも高く,発売以降の比較的短期間で多数の患者で使用された.
- その効果が評価される一方で,残念ながら数多くの副作用も報告された.本薬剤はその薬理学的特徴から,使用前より想定された有害事象が数々あり,特に65歳以上の高齢患者に対しては,各薬剤で発売後3か月間は全例を登録し,安全性に関する調査を行うことになっている.
- 本薬剤の禁忌は,一般的な経口糖尿病薬同様に,① 本剤の成分に対し過敏症の既往歴のある患者,② 重症ケトーシス,糖尿病性昏睡または前昏睡(輸液,インスリン製剤によるすみやかな高血糖の是正が必須となるので本剤の投与は適さない),③ 重症感染症,手術前後,重篤な外傷のある患者(インスリン製剤による血糖管理が望まれるので本剤の投与は適さない)である.
- 2型糖尿病のみの適応であり,1型糖尿病には投与しないこととなっている.
- 腎機能が低下すると,本薬剤の効果を十分には発揮できず,血糖低下作用が減弱する.これは,腎糸球体濾過量が低下すると,ブドウ糖の濾過量も低下するために,尿糖排泄量がもともと低下していることに関係する.
- ❸は正常から末期腎不全までの各腎機能障害がある2型糖尿病患者に,エンパグリフロジン50 mgを経口投与した場合の,血清中薬物濃度(❸a)と,各eGFR(estimated glomerular filtration rate)に対する尿糖排泄量(❸b)を示したものである[1].最高血清中薬物濃度は,腎機能障害別で著変はないが,血清中濃度の0~90分のAUC(area under the curve)は正常コントロールに比較して,軽度腎障害で18%,中等度腎

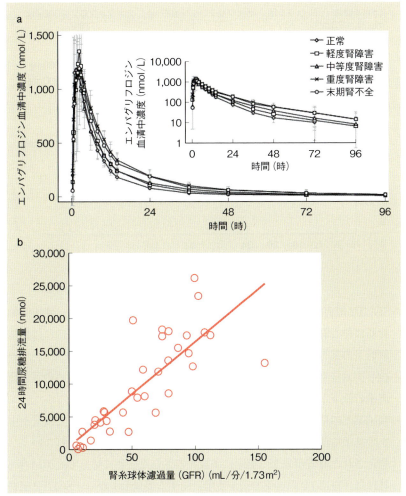

❸ 腎機能別のSGLT2阻害薬血清中濃度（a）と尿糖排泄量（b）
（Macha S, et al. Diabetes Obes Metab 2014[1]より）

障害で20％，重度腎障害で66％，末期腎不全で48％増加していた．
- 血中薬物濃度が高くなるにもかかわらず，実際の効果に関しては，eGFRが低下すると，尿糖排泄量が減少することが示されている．
- よって本剤は，重度の腎機能障害では禁忌とはなっていないものの，効能または効果に関連する使用上の注意として，「重度の腎機能障害のある患者または透析中の末期腎不全患者では本剤の効果が期待できないため，投与しないこと」，「中等度の腎機能障害のある患者では本剤の効果が十分に得られない可能性があるので投与の必要性を慎重に判断すること」と示されている．
- 最近ではeGFR 30～60 mL/分/1.73m^{2}の腎機能障害のある2型糖尿病患者で，カナグリフロジンが用量依存性にHbA1c低下や体重減少の効果を示したとする報告も認められている[2]．そのなかでも腎機能が45～60 mL/分/1.73 m^{2}とやや良い群のほうがその効果が強いことも示されている．

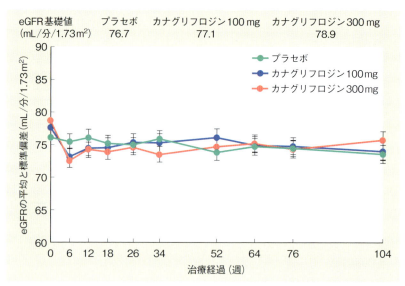

❹ 長期SGLT2阻害薬使用時の腎機能の推移

(Bode B, et al. Diabetes Obes Metab 2015[3]より)

- SGLT2阻害薬を104週間にわたって長期間使用した際には，使用開始初期にやや腎機能が低下する場合が認められるものの，最終的には腎機能低下の進行はほとんど認められないといった報告もある❹[3]．
- 投与開始後初期の腎機能低下は主に利尿作用が増強されるための腎血漿流量の低下が影響しているとされている．
- 利尿薬との併用に関しては，安全性が担保されておらず，また減量や中止の基準も決まっていないために，現時点での併用は推奨されない．
- 想定された有害事象が，実際に多数報告されたことに対して，2014年6月には「SGLT2阻害薬の適正使用に関する委員会」から「SGLT2阻害薬の適正使用に関するRecommendation」が発表され，同年8月に改訂された[4]．
- SGLT2阻害薬を使用する前には，このRecommendationを参考にして，慎重に使用することが推奨される．また，随時更新される安全性情報も意識しながら適正使用すべきである．

SGLT2阻害薬による主な副作用

- これまでに報告されている代表的な副作用は以下のとおりである．

脱水・口渇・体液量減少

- 尿糖排泄増加に伴い，浸透圧利尿が引き起こされ，尿量が増加する．そのために，一般的には口渇感を生じ，水分の摂取量が増量するが，口渇感がなくても十分な水分摂取をする必要がある．
- 高齢者では口渇を感じにくくなる場合が多いために，脱水を引き起こしやすい．
- 血液検査ではヘマトクリット（Ht）値が上昇することが認められるため

- に，定期的に検査し，内服前よりも Ht 値が高値となる場合には，十分な注意を要し，脱水が疑われるような場合には内服を中止すべきである．
- 下痢や発熱などのシックデイ時や，夏場の高温下での発汗などにより，通常よりも体液量が急激に減少する可能性があるときには，著明な脱水を起こす可能性が高くなり，休薬すべきである．
- これまでの副作用報告によると，重篤な脱水や脳梗塞などの症例では，何らかのシックデイ時であったり，または利尿薬を併用していた症例で多い．
- 利尿薬との併用に関しては，安全性が確立されておらず，利尿薬をどのように減量するべきかの基準も決定されていないために，現時点では併用は推奨されない．
- 利尿薬との併用で特に降圧薬で利尿薬配合の合剤を内服している症例では，利尿薬を見逃すこともあり，降圧薬の内容を再確認するべきである．さらに複数の病院から処方されている症例でも，他院からの処方内容を確認することを忘れないようにする．
- 重症の脱水例では脳梗塞や心筋梗塞などの症例も報告されている．特に脳血管障害は 65 歳以上の高齢者で多い傾向にあり，もともと全身の動脈硬化が強い症例では，使用を避けるべきである．
- 口渇感を生じていなくても，毎日十分な水分を摂取することを，患者に繰り返し指導することも忘れてはいけない．
- 目安としては，本薬剤内服前の水分摂取に，さらに少なくとも 500 mL は追加するように指導する．

低血糖症

- その他の糖尿病薬同様に，本薬剤でも重篤な低血糖の症例が報告されている．
- 重篤例は，特にスルホニル尿素（SU）薬との併用や，インスリンとの併用患者で認められている．特にインスリン併用例が多いことに関しては，SGLT2 阻害薬による糖毒性解除によって，インスリン抵抗性が改善していると考えられている．
- SU 薬内服中の患者に SGLT2 阻害薬を追加する場合には，インクレチン関連薬に関する Recommendation[5]と同様に，❺に示したように各 SU 薬の用量を減量すべきである．
- インスリン使用者の場合にも，使用量を減量することが推奨されており，使用早期にはできるだけ頻回の血糖自己測定（SMBG）により，低血糖を見逃さないようにすることも必要である．そして低血糖を繰り返す場合には，さらにインスリン使用量を早急に減量することが必要であり，患者に指導することが重要である．
- 既存の糖尿病薬とは作用経路が異なるために，基本的にはどの糖尿病薬

> **MEMO**
> 脱水に関連する副作用の報告や市販後調査の結果に基づき，2015 年 1 月より，本薬剤の添付文書内の使用上の注意に，「脱水を起こしやすい患者（血糖コントロールが極めて不良の患者，高齢者，利尿薬併用患者等）[本剤の利尿作用により脱水を起こすおそれがある]」と追記され，慎重投与となっている．

> **MEMO**
> 副作用欄の重大な副作用としても「脱水（頻度不明）：脱水があらわれることがあるので，適度な水分補充を行うよう指導し，観察を十分に行うこと．口渇，多尿，頻尿，血圧低下等の症状があらわれ脱水が疑われる場合には，休薬や補液などの適切な処置を行うこと．脱水に引き続き脳梗塞を含む血栓・塞栓症等を発現した例が報告されているので，十分注意すること」が追記となった．

⑤ SU薬の推奨用量

一般名	商品名	推奨用量
グリメピリド	アマリール®	2 mg/日以下
グリベンクラミド	ダオニール®，オイグルコン®	1.25 mg/日以下
グリクラジド	グリミクロン®	40 mg/日以下

(SGLT2阻害薬の適正使用に関する委員会．SGLT2阻害薬の適正使用に関するRecommendation[4]より)

とも併用が可能であり，開発時の臨床試験では，一般的にSGLT2阻害薬の追加によって約0.7％前後のHbA1c低下効果が示されている．
- すでに3剤以上の糖尿病薬を使用している症例における併用は，使用経験が少ないために推奨されていない．
- 低血糖は脱水と比較して高齢者に限らず，どの年代でも生じうることが特徴である．

尿路感染症・性器感染症

- 各SGLT2阻害薬の臨床試験において，特に海外では尿路感染症や性器感染症の報告が多く，尿糖増加に伴う直接的な副作用として注目されていた．
- わが国の臨床試験では，海外よりもその頻度はやや少なく，わが国の洗浄機能付き便座の普及が関係しているのではないかとの見方もある．ただし，市販後の副作用報告では，これら感染症は散見されており，重篤な腎盂腎炎に至った症例もみられる．
- SGLT2阻害薬使用前には必ず検尿を行い，すでに細菌尿であったり，膀胱炎を合併している症例では，感染症の治療を優先すべきである．
- 糖尿病患者では，慢性膀胱炎を合併していることは比較的多く，特に糖尿病罹病期間の長い症例では，自律神経障害の合併により，神経因性膀胱を合併している場合もある．
- 尿路感染症，性器感染症ともに，男性よりも女性で多く認められる．症状があっても，外来で訴えにくいために，発見が遅れてしまうケースもある．
- 感染症に関する説明のパンフレットを事前に配布したり，症状記載のアンケート用紙などを活用して，看護師など他スタッフの協力も得て，早期の発見を心がけるべきである．症状の訴えがあれば，早めに泌尿器科や婦人科に紹介することも重要である．

皮膚関連事象

- SGLT2阻害薬による皮膚症状は，臨床試験段階ではほとんど認められなかったが，実際に使用されるようになってから，相次いで報告された．
- わが国で最も早く使用された，イプラグリフロジンでは，2014年4月から10月にかけての市販後調査で最も多く報告されている副作用が，

皮膚関連事象であった．
- 年齢別では，どの年代でも同様に発現しており，発現までの日数は服用開始1週間以内が特に多い．
- 皮膚症状として多いものは，薬疹，発疹，湿疹，全身性皮疹であり，瘙痒感を伴うものや蕁麻疹に至るもの，紅斑も認められている．重篤例ではStevens-Johnson症候群に至ったものも報告されている．
- 現時点では，SGLT2阻害薬の皮膚関連事象の発現機序は明らかにはなっていない．皮膚細胞の水分量が減少することによる乾燥が，皮膚症状の一つの引き金になっている可能性が考えられている．
- SGLT2阻害薬のクラスエフェクトであるか否かも，まだ不明だが，あるSGLT2阻害薬で皮膚症状が出現し，中止後に改善してから，別のSGLT2阻害薬の内服で再度皮膚症状が出現する症例も認められる．
- SGLT2阻害薬で皮膚症状が出現した症例では，SGLT2阻害薬以外の糖尿病薬に変更することが推奨される．
- 患者に対しては，もしも何らかの皮膚症状や所見が出現した場合には，ただちに内服を中止するように説明しておくことが重要であり，また，すぐに皮膚科に相談するべきである．

ケトン体増加

- SGLT2阻害薬では，尿糖の排泄増加に伴い，脂肪酸代謝が亢進し，脂肪量が減少することが予想される．その結果，体重減少とケトン体の増加がみられる．
- 体重減少に伴う尿ケトン体の出現は，ある意味，本薬剤が効果的であることの結果でもあるといえる．
- 一方で，糖尿病で内因性のインスリン分泌が不足していたり，十分なインスリン補充できていない場合には，ブドウ糖利用が十分にできずに，脂肪酸代謝が亢進してケトン体の増加が起こることがある．
- SGLT2阻害薬を使用中には，尿ケトン体を必ず評価し，高血糖で尿ケトン体陽性の場合には，血中ケトン体も測定する．
- これまでに，少数ながら本薬剤使用中のケトアシドーシスの報告も認められている．インスリンの中止や，極端な糖質制限食，清涼飲料水の多飲など，特殊なケースでの報告が多い．
- もともとやせ型で，インスリン分泌能の低下している症例ではSGLT2阻害薬は使用すべきではない．
- インスリン使用患者では，低血糖予防のためにインスリン使用量を減量することがあるが，あくまで，内因性インスリン分泌能が保たれていることを確認することが好ましい．

● SGLT2阻害薬の適さない症例と効果が期待される症例

- SGLT2阻害薬の薬理学的特徴と，これまでの副作用の報告をもとに考えると，本薬剤の適さない症例としては以下のような症例があげられる．①高齢者，②腎機能低下者，③内因性インスリン分泌能低下者，④やせ，⑤動脈硬化性疾患の合併，⑥利尿薬内服，⑦尿路感染や性器感染の合併，⑧著明な高血糖時，⑨内服アドヒアランスの不良な患者・認知症合併，こういった症例では，他の糖尿病薬剤を選択することが推奨される．
- 上記とは逆に，①肥満，②高インスリン血症，③メタボリックシンドローム型，④若年者，⑤合併疾患や併発疾患が少ない，といった症例で，体重減量と血糖コントロール改善に伴い，インスリン抵抗性の改善やインスリン分泌能の温存なども期待されている．ただし，こういった症例であっても，体調不良時，特にシックデイ時，発汗の多いとき，マラソンなどの激しい運動をするときなどには，確実に休薬することができることが必要である．
- そのためにも，内服薬の種類の判別をできる症例であることも使用できる要件の一つであると考える．
- まだ使用経験期間の少ない薬剤であり，各薬剤の添付文書および「SGLT2阻害薬の適正使用に関するRecommendation」を確認のうえ，処方を検討している症例の病態を正しく評価したうえで，慎重に使用するべきである．
- 2015年春から長期処方が可能となったが，SGLT2阻害薬使用中の定期検査の継続や，服薬指導も，さらに徹底すべきである．

〔安孫子亜津子，羽田勝計〕

● 文献

1) Macha S, et al. Pharmacokinetics, pharmacodynamics and safety of empagliflozin, a sodium glucose cotransporter 2(SGLT2) inhibitor, in subjects with renal impairment. Diabetes Obes Metab 2014 ; 16 : 215-22.
2) Yamout H, et al. Efficacy and safety of canagliflozin in patients with type 2 diabetes and stage 3 nephropathy. Am J Nephrol 2014 ; 40 : 64-74.
3) Bode B, et al. Long-term efficacy and safety of canagliflozin over 104 weeks in patients aged 55-80 years with type 2 diabetes. Diabetes Obes Metab 2015 ; 17 : 294-303.
4) SGLT2阻害薬の適正使用に関する委員会．SGLT2阻害薬の適正使用に関するRecommendation.
http://www.jds.or.jp/modules/important/index.php?page=article&storyid=48
5) インクレチン(GLP-1受容体作動薬とDPP-4阻害薬)の適正使用に関する委員会．「インクレチン(GLP-1受容体作動薬とDPP-4阻害薬)の適正使用に関する委員会」から．
http://www.jds.or.jp/uploads/photos/797.pdf

GLP-1受容体作動薬

POINT

▶ 現在臨床で使用中のGLP-1受容体作動薬には1～2回/日で皮下注射する製剤と週1回投与する薬剤があり，2型糖尿病患者（インスリン非依存状態）を対象としている．

▶ 各薬剤とも腎機能低下者に投与する際には注意が必要である．

▶ GLP-1受容体作動薬の副作用として膵炎の発生が懸念されているが，現時点で明らかに有意差をもって多く発生するとした報告はない．

▶ 消化器症状の程度はおおむね強くなく，一過性で消失するが，いずれの薬剤も単独で1～3 kg程度の体重減少が報告されている．

● GLP-1受容体作動薬の種類と特性

- GLP-1（glucagon-like peptide-1）受容体作動薬にはこれまでに2種類の薬物が臨床応用されている[1]（❶）[1,2]．
- 構造の違いから大きく2種類に分けられ，さらに作用持続時間や薬物投与法，体内薬物分布，薬効，副作用の種類と頻度などそれぞれ異なる特徴を有している．
- エキセナチドとリキシセナチドは，ヒトGLP-1と50％以上相同性を有するアメリカ毒トカゲの毒腺から抽出されたexendin-4に由来した生合成品である[3]．これらは比較的短時間の半減期であるがヒトGLP-1（約2分の血中半減期）に比べ大幅に延長し，GLP-1作用は約6時間持続する[1]（❷）．
- エキセナチドとリキシセナチドの短時間作用型のGLP-1製剤は胃排出遅延に及ぼす影響が強く，血糖値の改善もこの作用に依存するところが大きいため，投与直後の食後血糖値は強く低下する[4]（❸）．
- リラグルチドをはじめ，ヒトGLP-1の構造をモチーフに作製された薬剤では，短時間作用型に比べより長時間安定的に，超生理的な濃度で長時間GLP-1受容体を活性化する[4]．このため，空腹時血糖値は短時間作用型に比べより低下させ，食後血糖値も低下させるので，全体的なHbA1cが改善する．
- エキセナチドLAR（long-acting release：徐放製剤）も長時間作用型であるが，これら長時間作用型は胃排出遅延作用は弱く，主にインスリン分泌促進およびグルカゴン分泌抑制を主体としたメカニズムで血糖値を

MEMO

インクレチン作用にはGIPとGLP-1による作用が考えられる．GLP-1受容体作動薬の場合は，純粋にGLP-1作用のみと考えられるが，DPP-4阻害薬の場合は，治療の経過中，GIPとGLP-1作用の両者を併せもつことが想定され，作用メカニズムが異なると考えられている．

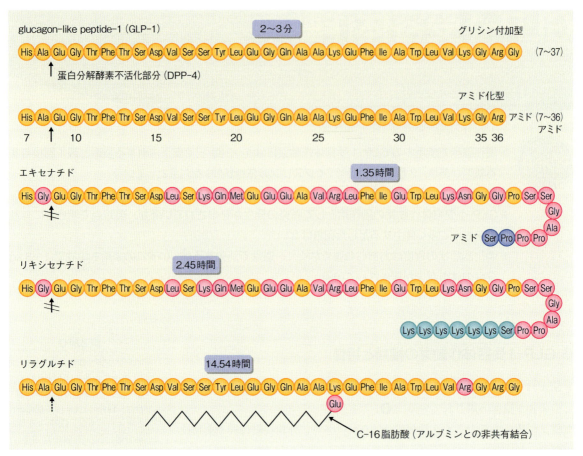

❶ GLP-1受容体作動薬の構造

■は半減期を表す．

(Trujillo JM, et al. Parmacotherapy 2014[1]/Nauck MA, et al. Regul Pept 2004；122：209-17[2] を参考に作成)

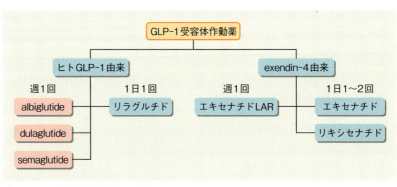

❷ GLP-1受容体作動薬の分類

■は既存の薬物，■は今後使用が見込まれる薬物を表す．

(Trujillo JM, et al. Parmacotherapy 2014[1] より)

❸ short-acting（短時間作用型）と long-acting（長時間作用型）の GLP-1 受容体作動薬の比較

	GLP-1 受容体作動薬	
	short-acting	long-acting
薬剤	エキセナチド リキシセナチド	リラグルチド エキセナチド LAR など
半減期	2～5 時間	12 時間～数日
効果　空腹時血糖値	軽度低下	低下
注射後の食後血糖値	強い低下	低下
胃排泄への影響	強い遅延	一過性，長期的に消失

（Yabe D, et al. Expert Rev Endocrinol Metab 2014[5] より）

改善すると考えられる[4]（❸）．

GLP-1受容体作動薬の対象患者

- 一部併用薬剤の必要性による保険適用の制限があるが，2 型糖尿病患者（インスリン非依存状態）が対象となる．
- インスリン非依存状態の判定についてはこれまで種々の方法が推奨されてきたが，一定の基準でインスリン非依存状態と判定しても，必ずしもGLP-1 受容体作動薬の有効性の指標とはならない．あくまでもインスリン非依存状態の判定の指標として用いられているので，これが有効性の判定に使えるわけではない．
- 空腹時 CPR（C peptide immunoreactivity）1.0 ng/mL 以上，食後 2 時間（グルカゴン負荷試験頂値）CPR 2.0 ng/mL 以上，尿中 CPR 30 μg/日以上が一応の目安であるが，これ以上でもまたこれ以下でも有用である場合やそうでない場合もある．ただ，このような基準を十分満たしておれば有用である可能性は高い．
- 1 型糖尿病患者でもこれまでの報告では，GLP-1 受容体作動薬はインスリン治療下にて有効であるが，現時点では保険適用外である．

GLP-1受容体作動薬の投与に際して

- エキセナチドは朝食前と夕食前（1 日のうち 2 回の主要な食事前で，少なくともおよそ 6 時間以上食事の間隔が離れている必要がある）それぞれ 60 分以内（これ以内ならいつでもよい）に注射する．わが国ではスルホニル尿素（SU）薬単独または SU 薬とメトホルミン，SU 薬とチアゾリジン薬の併用中の患者に適応となっているので，エキセナチド単独投与は行われない．
- リキシセナチドは作用持続がエキセナチドに比べやや長く（エキセナチドの半減期約 1.5 時間対リキシセナチド約 2.5 時間），1 日 1 回の注射薬

剤である．通常1日1回朝食前1時間以内の投与で食後血糖値の改善を認め，HbA1cも有意に低下する．SU薬単独またはSU薬とメトホルミン，または持効型もしくは中間型インスリン使用中の患者に適応になっている．

- リラグルチドはエキセナチドとは異なり，1日に1回投与で有効であり，しかも食事とは関係なくいつの時点でも投与可能である．最近，わが国ではリラグルチドは併用の制限がなくなり，2型糖尿病が適応となった．
- ビデュリオン®はエキセナチドをポリ乳酸・グリコール酸重合体のマイクロスフェア内に封入した徐放製剤で，週1回の皮下投与でエキセナチド1日2回投与と同等以上の効果が示されている．SU薬，ビグアナイド（BG）薬，チアゾリジン薬との併用が認められている．
- エキセナチドの開始用量は5 μg で目標投与量は5～10 μg である．投与ルートは皮下注射であり，大腿部，腹部，上腕部皮下に注射する．注射部位によるエキセナチドの血中への出現に差は認めない．
- エキセナチドは主に腎糸球体から濾過され，分解を受け除去される一方，肝機能には関連する副作用の報告はみられない．腎機能低下者では糸球体濾過率（eGFR）の低下度に応じて血中エキセナチド濃度の上昇がみられ，特に末期腎不全では8例中7例で制吐薬の使用が必要となるほど強い嘔吐がより長期にみられたため（対照の腎機能正常者では8例中1例に制吐薬が使用された），透析患者と重篤な腎機能低下者では禁忌となっている．
- リキシセナチドは1日1回10 μg から開始し，1週間ごとに漸増することにより胃腸障害の副作用を軽減させることが期待されている．15 μg，20 μg と適宜増減して用いる．胃腸障害の副作用が持続する場合は，休薬を考慮する．
- リキシセナチドも蛋白分解作用を受け，ペプチドないしアミノ酸にまで分解され，ペプチドは腎濾過後の再吸収および代謝を受け消失すると考えられている．重度の腎機能障害者（CCr 30 mL/分未満）や末期腎不全患者，また重度の胃腸障害のある患者では慎重投与が勧められる．
- リラグルチドはエキセナチドとは異なり，1臓器によって代謝を受けるわけではなく，尿中には完全な形のリラグルチドはみられていない．リラグルチドは血中で徐々に小分子のペプチドやアミノ酸，脂肪酸に分解され，肝臓あるいは腎臓にて除去されると考えられる．リラグルチドも大腿部，腹部，上腕皮下にいずれも注射可能で，薬物動態について性差，年齢差はみられない．
- リラグルチドを肝障害患者に投与した検討結果では，肝障害の程度に応じて生物活性が低下し，安全性のパラメーターに関して正常肝機能者とのあいだに差がなかった．また，腎機能低下においても正常腎機能者に

比べ生物活性は低下しており，リラグルチドは肝・腎機能低下者の場合禁忌ではなく，慎重投与すること（使用経験が少ないため）となっている．
- ビデュリオン®はエキセナチドとして2 mgを週に1回，皮下注射する．アセトアミノフェン試験による胃内容物排出遅延の検討では，ビデュリオン®はエキセナチドに比べ排出遅延が小さく，エキセナチドに多くみられる嘔吐は比較的に少ないが，投与部位の皮膚反応および抗体の産生についてはエキセナチドに比べ多かった．

GLP-1受容体作動薬の安全性

膵炎

- 2014年2月のNew England Journal of Medicineに発表されたEganらのレポートによると[6]，インクレチン治療中の患者における急性膵炎と膵癌に関する市販後の安全情報をFDA（米国食品医薬品局）とEMA（欧州医薬品庁）がともに独立して評価した．
- FDAはまず，非臨床研究の再評価を18,000以上の健常動物を用いた250の毒性試験に関して行った．これらの検討から明らかな病理学的な急性膵炎の所見は認められなかった．EMAも同様のレビューを行ったが，同様の結果が得られている．
- さらにおよそ41,000例を含む200件の臨床試験データベースを用いたFDAのレビューでも急性膵炎のわずかな発現の差はみられるものの，発現頻度は小さく，FDAおよびEMAともに現時点で得られているデータでは，急性膵炎および膵癌の発現がインクレチン関連薬によって増加するとはいえないとの見解に達している．今後も慎重な経過観察が必要である点も述べており，今後とも注意深い観察が必要である．

低血糖

- エキセナチドの使用による低血糖の発現は，併用薬剤に大きく依存している．エキセナチド単独投与では低血糖の発現は4～5％程度でプラセボと変わりがなく，かつ重篤な低血糖は発生していない．
- エキセナチドとメトホルミンあるいはチアゾリジン薬との併用でも低血糖の発現頻度は増加していない．しかしながら，SU薬との併用では軽度から中等度の低血糖の発現が増大しており，SU薬と併用する場合に特に注意が必要である．
- リキシセナチドはSU薬あるいは基礎インスリンとの併用が認められているが，臨床試験の段階でいずれもプラセボと比較して，低血糖の発現頻度は増加していたが，重症症候性低血糖の発現頻度は低く中止に至る例も少なかったと報告されている．
- リラグルチド単独投与での低血糖の発現はほとんどみられない．
- SU薬との併用では5～27％ほど発現頻度が増加する．第3相臨床試験

では，SU薬との併用あるいはインスリンとの併用時に重篤な低血糖が1例もしくは2.2％にみられており，対照薬のみに比べ発生が増加していた．
- 日本人を含むアジア人を対象とした臨床試験において，ビデュリオン®についてもBG薬，チアゾリジン薬との併用下での低血糖の発現は少なく，SU薬との併用で多かった（5.3％対22.3％）．

消化管症状
- エキセナチドの最もよくみられる副作用として悪心がある．患者の3～51％にみられるが，一般に一過性であり通常8週間後には和らぐとされており，これが原因で体重減少になるわけではない．
- 日本人2型糖尿病でリキシセナチドを投与された第3相臨床試験の患者の35.2％に悪心，10.8％に嘔吐がみられ，国内外の平均では悪心23.8％，嘔吐8.6％と日本人において発現頻度は高い傾向を示した．
- 第3相臨床試験データではリラグルチド使用例の10～29％に悪心の副作用がみられたが，治療後4週目までに10％未満に減少した．しかも，悪心の副作用は一過性であったにもかかわらず，体重減少は持続したので，悪心の直接効果で体重が減ったとは考えにくい．嘔吐は4～12％にみられたが，大きな副作用ではなかった．
- 日本人を含むアジア人の第3相臨床試験では，ビデュリオン®による悪心は12.7％，嘔吐7.6％とエキセナチド1日2回に比較して明らかに発現頻度は低下した．

抗体産生
- 24～30週の大規模臨床試験において24～49％のエキセナチド治療患者に，試験終了時に抗体産生が認められた．抗体が認められた患者の大半で，血糖コントロールは抗体産生のみられない患者とほぼ同等であった．
- エキセナチド投与を受けた6％の患者では高抗体価が認められ，このうちの50％（全体の3％）はエキセナチドに対する応答が減弱した．
- リキシセナチドの抗体産生頻度は24週時点で68.9％，76週時点で77.1％と高かったが，HbA1cの変化量について，抗体陽性，陰性者の間に明らかな差を認めなかった．一方，注射部位反応は抗体陽性者で相対的に高い結果を示した．
- リラグルチドに対する抗体産生は多くの報告で9～13％と低い発生率を示しており，また血糖降下作用には影響しないことが報告されている．これはエキセナチドに比べると低い値であり，おそらく構造的にリラグルチドはヒトGLP-1と高い相同性を示すことがその原因と考えられている．
- 国内第3相臨床試験での抗体陽性例の発現頻度は全体で61～68％で，低抗体価47～55％，高抗体価12～14％とエキセナチドに比べビデュ

リオン®では抗体産生の頻度が高かったが，HbA1cの低下については高抗体価においてばらつきが大きく，低下の予測に耐えるデータは得られなかった．

● GLP-1受容体作動薬と体重減少

- エキセナチドをSU薬単剤もしくはSU薬とメトホルミンまたはSU薬とチアゾリジン薬併用患者に投与した国内第3相臨床試験では，体重は24週後に，5 μg 1日2回投与患者で0.39 kg，10 μg 1日2回投与患者では1.54 kg低下した．52週まで長期投与し続けた際の体重変化は5 μg 1日2回投与患者で0.23 kg，10 μg 1日2回投与患者では1.61 kg低下した．
- 海外の報告ではエキセナチド単独投与試験が行われており，24週間後の体重はプラセボ群で1.4 kg低下したが，5 μg群で2.8 kg，10 μg群で3.1 kg低下した．
- リキシセナチドをSU薬に追加した試験ではリキシセナチド群でプラセボ群に比し有意に低下した．インスリンに追加投与するGet-Goal Duo試験においても24週間後にプラセボ群に比べ0.89 kg低い結果を示した．
- 海外のリラグルチドの単剤投与の検討では，1.9 mg/日投与14週間後に最大で2.9 kg減少した．LEAD試験と呼ばれる一連の試験により，SU薬に追加したLEAD1では26週間後0.2 kgの減少であったが，rosiglitazone併用群のみ2.1 kg体重が増加した．LEAD2ではメトホルミンとの併用で26週間後1.8 mg投与群で2.8 kg減少した．
- 糖尿病のない肥満症のみの患者へのリラグルチド単独投与試験では，1.2 mgから3.0 mgまで20週間投与され，1.2 mg投与群で4.8 kg，3.0 mg投与群で7.2 kgの体重減少が用量依存的に認められた．この際の悪心，嘔吐の副作用は2.4 mgおよび3 mg投与群でプラセボ群の7倍発生したが，いずれも軽度から中等程度で一過性であった．
- インスリングラルギンを対照にビデュリオン®を用いた国内第3相臨床試験では，26週後の体重変化はビデュリオン®で-1.67 kg，インスリンで0.34 kg増加した．一方，アジア地域での第3相比較試験ではエキセナチド1日2回を対照として，26週後の体重変化はビデュリオン®1週1回が-1.43 kg，エキセナチド1日2回が-1.12 kgと両群ともに体重は低下した．

〈黒瀬　健，清野　裕〉

● 文献
1) Trujillo JM, Nuffer W. GLP-1 receptor agonists for type 2 diabetes mellitus : recent developments and emerging agents. Pharmacotherapy 2014 ; 34 : 1174-86.

2) Nauck MA, et al. Secretion of incretin hormones (GIP and GLP-1) and incretin effect after oral glucose in first-degree relatives of patients with type 2 diabetes. Regul Pept. 2004 ; 122 (3) : 209-17.
3) Lund A, et al. Glucagon like peptide-1 receptor agonists for the treatment of type 2 diabetes : differences and similarities. Eur J Intern Med 2014 ; 25 : 407-14.
4) Meier JJ. GLP-1 receptor agonists for individualized treatment of type 2 diabetes mellitus. Nat Rev Endocrinol 2012 ; 8 : 728-42.
5) Yabe D, Seino Y. Defining the role of GLP-1 receptor agonists for individualized treatment of type 2 diabetes. Expert Rev Endocrinol Metab 2014 ; 9 (6) : 659-70.
6) Egan AG, et al. Pancreatic safety of incretin-based drugs-FDA and EMA assessment. N Engl J Med 2014 ; 370 : 794-7.

GLP-1受容体作動薬導入時の高血糖

2型糖尿病患者に対する新たな治療薬として，2010年6月，GLP-1受容体作動薬リラグルチドが上市された[1]．その後，エキセナチド，エキセナチド徐放製剤（LAR），リキシセナチドなども上市され，今後，週1回製剤に加えて経口的に投与可能なGLP-1受容体作動薬も順次登場することが予想され，GLP-1受容体作動薬の有効性だけでなく，適正使用についても考える必要がある．本項では特にGLP-1受容体作動薬導入後の高血糖について注意点を概説する．

切り替え時の有害事象

インスリン治療を中止し，GLP-1受容体作動薬リラグルチドに切り替えた症例で，糖尿病ケトアシドーシスを発症後，死亡に至ったケースが2件報告された[2]．加えて，インスリン治療からリラグルチドに切り替えた後，幸い死亡には至らなかったケトアシドーシス症例や著明な高血糖をきたした症例が複数報告された[2]．

こうした事例を受け，リラグルチドの製造・販売元であるノボ ノルディスク ファーマがブルーレターを配布，また，「インクレチン（GLP-1受容体作動薬とDPP-4阻害薬）の適正使用に関する委員会」がRecommendationを発表している．なお，6か月後に上市されたエキセナチドについても重篤な高血糖が報告されている[3]．

切り替えは専門医の管理下で

こうした事例をふまえ，GLP-1受容体作動薬が，インスリンと同じ注射薬であるが，インスリンの代替えにはならないことを改めて認識する必要がある．そして，インスリン治療からGLP-1受容体作動薬に切り替えるにあたり，患者がインスリン依存状態にあるのか，非依存状態にあるのか，十分検討を行ったうえで切り替えの可否を判断しなければならない（インスリン依存状態にある患者では切り替えは行うべきでない）．

インスリン依存状態とは，体内のインスリンが絶対的に欠乏し，生命維持のためインスリン治療が不可欠な状態と定義され，1型糖尿病に多くみられるが，2型糖尿病でも存在する（❶）[4]．その判定については血清Cペプチドの測定が有用であるが，腎機能低下により見かけ上，血清Cペプチドが高値に出る場合もあり，各種負荷試験（食事負荷，グルカゴン負荷など）や24時間蓄尿などによる総合的な判定が必要となり，また，鑑別が難しい場合も多い（❷）[5]．したがってインスリン治療からインクレチン関連薬への切り替えは糖尿病専門医に委ねるべき

❶ 糖尿病の病因・病態とGLP-1受容体作動薬の適応

	インスリン依存状態	インスリン非依存状態
1型糖尿病	多数	抗GAD抗体（＋）
2型糖尿病	まれにあり	多数 GLP-1受容体作動薬の適応

- インクレチンはインスリンの代替とはならない．インスリン依存状態にある患者ではインクレチン製剤への切り替えは行われるべきではない．
- インスリン治療患者のインスリン依存状態の鑑別は，症例によってはグルカゴン負荷試験などによる判定を必要とするなど，難しい場合が多く，専門医に委ねるべきと考える．

（インクレチン〈GLP-1受容体作動薬とDPP-4阻害薬〉の適正使用に関する委員会 Recommendation〈http://www.jds.or.jp/uploads/photos/797.pdf〉より抜粋）

❷ Cペプチド（CPR）によるインスリン依存性の目安

	空腹時血清CPR（ng/mL）	尿中CPR（μg/日）
インスリン依存性	0.6未満	20以下
劇症1型糖尿病におけるインスリン欠乏の基準	0.3未満	10未満

急性代謝障害時はこれらの値以上でもインスリン依存状態となっていることがあり，インスリン依存状態については総合的に判断する．

（日本糖尿病学会編．糖尿病専門医研修ガイドブック．改訂第6版．2014[5]）より）

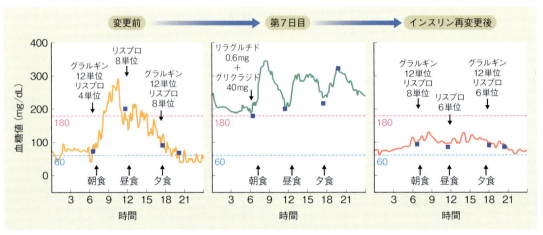

❸ インスリンからリラグルチドに切り替え後に高血糖をきたした2型糖尿病の一例

62歳女性，BMI 23.6 kg/m^2，罹病期間32年．父親と父方の祖母に糖尿病あり．抗GAD抗体，抗IA-2抗体は陰性．糖尿病を指摘され，しばらくはグリベンクラミド内服にて加療されるが，妊娠を契機にインスリン導入となる．以後，インスリン治療を続けてきたが，血糖コントロールは不良であった．過去5年間，HbA1cは8～9％台にて推移していた．合併症には神経障害と網膜症を認めるが，腎症はない．リラグルチド導入前，蓄尿Cペプチド11.8 μg/日，食事負荷試験にて，空腹時血糖90 mg/dL，空腹時Cペプチド0.20 ng/mL，食後2時間血糖値197 mg/dL，食後2時間Cペプチド1.49 ng/mLと内因性インスリン分泌能の著しい低下を認めた．入院のうえ，持続血糖モニター（continuous glucose monitoring：CGM）を行いながらインスリンからリラグルチドへの切り替えを行ったが，切り替え後，著明な高血糖を認めたため，インスリン治療に戻した．

であろう．

筆者らの施設における症例

筆者らの施設で，インスリンからリラグルチドへ切り替えた150症例のうち，Cペプチドに関する数値が，インスリン治療を必要とする目安以下では，切り替えにより血糖上昇をきたし再びインスリン治療に戻さざるをえないケースが多いこともわかってきた[6]（❸，❹）．切り替え前の1日あたりのインスリン注射回数に関して，1回，2回，3回以上のいずれの場合も，切り替え後に高血糖をきたした患者の割合が同等であることから，BOT（basal-supported oral therapy）なら安易に切り替えられるというものでなく，やはり十分な注意喚起が必要と考えられる．また，内因性インスリン分泌能が比較的保たれている患者でも，切り替え後，血糖上昇をきたすことがあり，インスリン非依存状態であるということが必須条件であるものの，十分条件ではないことを常に意識する必要があろう．

筆者らの施設ではインスリンからの切り替え症例は原則入院で行い，かつ，切り替え後，数週間は頻回に血糖自己測定を行い，著明な高血糖を認めた際は医療機関に連絡するよう指導している．

今後の課題

GLP-1受容体作動薬が，わが国で上市され

	CPR-0分	CRP-6分	ΔCPR	CPI
AUC	0.730	0.784	0.812	0.710
95％CI	0.602〜0.857	0.668〜0.901	0.703〜0.920	0.591〜0.830
カットオフ値	1.07	1.95	1.34	0.93
感度（％）	75	80	59	51
特異度（％）	63	68	95	83

❹ インスリン療法からGLP-1受容体作動薬に切り替え後に高血糖をきたして中断を余儀なくされた症例の膵β細胞機能評価

切り替え後，高血糖をきたす可能性についてROC（receiver operating characteristic）解析からグルカゴン負荷試験でΔCペプチド1.34 ng/mLがカットオフ値として算出された．
CPR：Cペプチド，CPI：Cペプチド・インデックス（空腹時CPR÷血糖値〔mg/dL〕×100），AUC：血中濃度-時間曲線下面積，95％CI：95％信頼区間

4年が経過した．実臨床においても十分な体重減少作用とHbA1c低下作用を発揮，また，血糖変動を平坦化することで良質なHbA1cを達成しうることが確認されつつある．しかし，長期的な血糖降下作用や糖尿病合併症の進展抑制効果については，さらなる臨床データの蓄積が肝心である．また，未知の有害事象が起こりうる可能性に対して細心の注意を払うとともに，適正使用により重篤な高血糖などの有害事象の発生を抑制することがなおいっそう重要と考える．

（矢部大介，清野　裕）

● 文献
1) Yabe D, Seino Y. Defining the role of GLP-1 receptor agonists for individualized treatment of Type 2 diabetes. Expert Rev Endocrinol Metab 2014；9：659-70.
2) ノボ ノルディスク ファーマ株式会社．ビクトーザ皮下注18mg「市販直後調査」副作用発現状況のご案内（平成22年6月〜平成22年12月）．http://novonordisk.co.jp/media/victoza_early_postmarketing_phase_vigilance_sideeffect_information_v6.pdf
3) 日本イーライリリー株式会社．バイエッタ皮下注適正使用のお願い．
https://www.lilly.co.jp/lillyanswers/data/doctor/other/BYT_guide_201107.pdf
4) 糖尿病診断基準に関する調査検討委員会．糖尿病の分類と診断基準に関する委員会報告．糖尿病 2010；53：454.
5) 日本糖尿病学会編．糖尿病専門医研修ガイドブック，改訂第6版．診断と治療社；2014.
6) Usui R, et al. Retrospective analysis of safety and efficacy of insulin-to-liraglutide switch in Japanese type 2 diabetes：A caution against inappropriate use in patients with reduced β-cell function. J Diabetes Investig 2013；4（6）：585-94.

Advice from Expert

インクレチンとα-GIの併用

　インクレチン関連薬がわが国で臨床応用されて5年以上が経過し，特にDPP-4阻害薬は2型糖尿病治療の中心的位置を占めつつある．膵炎などの副作用の可能性の問題，長期的な血糖コントロールに寄与するかはいまだ結論が出ていないが，インクレチン関連薬はすでに2型糖尿病治療を革命的に変革させたといっても過言ではない．GLP-1受容体作動薬も短時間作用型，長時間作用型，さらには長時間作用型のなかでも週1回投与製剤まで登場し，徐々に併用薬の保険適用の制限もなくなりつつあり，使用範囲が広がってきた．インクレチン関連薬の組み合わせとしてα-GIとの併用を考える場合，より意味をもつと考えられるのはDPP-4阻害薬である．本項ではインクレチン関連薬と併用する薬剤の一つとしてα-GIに焦点をあててその意義を検証する．

インクレチンとα-GIの併用の意味

　α-GIは消化管内で糖質の分解を抑制することによりグルコースの吸収を遅らせ，食後の急峻な血糖上昇を抑制するのがその主な作用である．わが国ではアカルボース，ボグリボース，ミグリトールが臨床応用されているが，前者2剤は基本的に吸収されないのに対しミグリトールは吸収型の薬剤であることから，消化管下部に到達する薬物濃度が減少していくという特徴をもつ．α-GIには，1995年のGökeらのボグリボースが血中のGLP-1濃度を上昇させたという報告以来，いずれの薬剤についても健常者や2型糖尿病患者を被験者としたいくつかの同様の報告があり[1-6]，活性型GLP-1の増加が認められていることから，GLP-1分泌の増加が示唆されている[5,6]．一方，GLP-1濃度が上昇するのに反して血中のGIP濃度は減少する[3-6]．このα-GIによるGLP-1とGIPの相反する反応は，α-GIの糖質吸収抑制作用と関連していると考えられている．GLP-1やGIPの分泌機構はいまだ完全に解明されたわけではないが，グルコースの吸収が分泌刺激の一つとなっていることが示唆されている[7]．α-GIは上部消化管での糖質の分解・吸収を抑制することから，十二指腸や上部小腸に分布するK細胞からのGIP分泌は低下し，下部消化管まで糖質が流入して下部消化管での糖質吸収が増加するため，下部消化管に多く分布するL細胞からのGLP-1の分泌が増加するのではないか，と考えられている（❶）．GLP-1，GIPはいずれもインスリン分泌を増強して食後の血糖上昇を抑制するが，GIPシグナルは脂肪細胞において脂肪蓄積作用をもつことから，インスリン分泌という点では重要であるものの（特に極早期），肥満抑制という観点からは糖尿病治療にはむしろ抑制したほうが好ましい可能性がある．DPP-4阻害薬はGLP-1，GIPいずれのシグナルも増強するため，α-GIと併用することは，GLP-1シグナルをさらに増強しつつGIPシグナルの増強は抑える，という効果につながることが期待される．なお，同じα-GI間においてもインクレチンに与える影響には差異がある可能性があり，ミグリトールは吸収型であるため上部消化管では高濃度で存在しつつ下部消化管では低濃度になることから，他の2剤よりもさらにGLP-1増加作用およびGIP減少作用が強いことも考えられる．実際ミグリトールとアカルボースの比較においてそれを裏づける報告

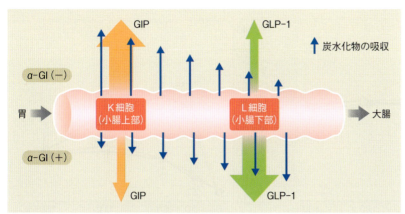

❶ α-GIのインクレチンに対する作用
α-GIはGIPを減少し、GLP-1を増加させる．

や[5]，ミグリトールが肥満2型糖尿病患者においてカロリー摂取量を低下させたという報告もあり[4]，筆者らの検討でも他のα-GIからの切り替えでわずかながら体重の減少が認められた[8]．

臨床上のインクレチンとα-GIの併用

α-GIは，食後の血糖上昇を抑制するとともにインスリン分泌も低下させるという，インスリン分泌の節約とでもいうべき効果があり，このことがSTOP-NIDDM（Study to Prevent Non-Insulin-Dependent Diabetes Mellitus）などでみられた糖尿病新規発症の抑制につながっている可能性もある[9]．一方のDPP-4阻害薬は活性型のGLP-1，GIPを増加し，スルホニル尿素（SU）薬などと比べると少ないながらもインスリン分泌を増加させる．この両者の併用効果を非糖尿病被験者に対してシタグリプチンとミグリトールの投与により検討した報告では，活性型GLP-1はさらなる増加がみられたのに対し，総GIPは併用でミグリトール単独投与より減少している[10]．一方，インスリン分泌はミグリトール単独投与時とほとんど変化がないながらも，血糖上昇はより抑制されており，両者の併用がより強い血糖降下作用を発揮することが示唆されている（❷）．同様の検討を2型糖尿病患者においてシタグリプチンとミグリトール[11]，ビルダグリプチンとボグリボース[12]で行った報告でも，α-GIとDPP-4阻害薬の併用は活性型GLP-1の増加を伴い，負荷後血糖上昇をそれぞれの薬剤単独投与時より強く抑制しており，その際のインスリン分泌はDPP-4阻害薬単独投与と比較して少し減少する結果となっている．GIPについても，DPP-4阻害薬は活性型GIPの分解を抑制して増加させるのに対し，α-GIがGIPの分泌を減少させる効果をもつことから，両者の併用により総GIPが減少している[11]．したがってDPP-4阻害薬とα-GIを併用することは，インスリン分泌を節約しβ細胞の負担を軽減しつつ，食後の血糖上昇をより強力に抑制することが可能となり，β細胞の保護，大血管合併症の予防のいずれの観点からも好ましい結果を期待できる，ということになる．

また，GIPに対する作用などを介して体重増加を抑制できる可能性もある．実際，シタグリプチンとミグリトールの24週併用投与により，GIPの減少，アディポネクチンの増加がみられ，内臓脂肪が減少した日本人データも報告されている[13]．

動物実験でもヒトと同様の結果が報告されているが[14,15]，興味深いのはDPP-4阻害薬と

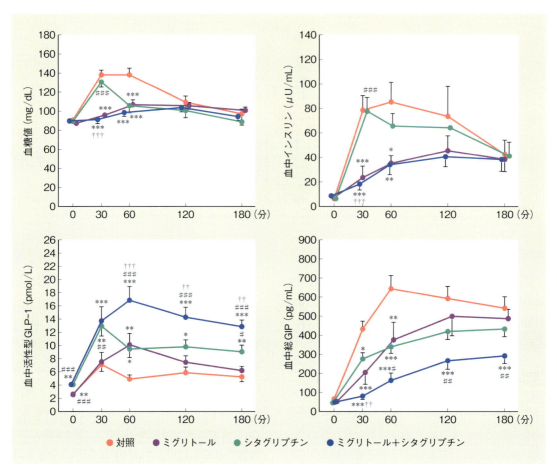

❷ α-GIとDPP-4阻害薬(シタグリプチン)の併用

$^*p < 0.05$, $^{**}p < 0.01$, $^{***}p < 0.001$ vs 対照, $^\#p < 0.05$, $^{\#\#}p < 0.01$, $^{\#\#\#}p < 0.001$ vs ミグリトール, $^\dagger p < 0.05$, $^{\dagger\dagger}p < 0.01$, $^{\dagger\dagger\dagger}p < 0.001$ vs シタグリプチン.
(Aoki K, et al. Endocr J 2010[10]をもとに作成)

α-GIを db/db マウスに6週間併用投与した結果，空腹時血糖の低下がみられ，ミールテストのみならず腹腔内ブドウ糖負荷試験(intraperitoneal gluose tolerance test：IPGTT)においても併用投与群で負荷後血糖が低下していた点である[14]．この検討では体重，インスリン耐性試験によるインスリン感受性には変化はなく，組織学的検討からβ細胞量に変化はみられなかったもののα細胞の減少が認められており，それが耐糖能の改善に寄与した可能性が示唆されている．

持続血糖モニター(CGM)を用いた検討では，ボグリボースやミグリトールをアログリプチンに追加併用した結果，SD値，MAGE(mean amplitude of glycemic excursion)などの血糖変動指標値を減少させたことが報告されている[16]．

これらの結果が，実際に臨床でDPP-4阻害薬の他剤との併用と比べてより血糖コントロールの改善に寄与した，ということを前向きにランダム化・盲検化して検討した研究はないが，DPP-4阻害薬の併用薬の承認申請のための併

用試験などのなかには，群間の背景も異なり群間比較などもできないもののやや強い併用効果があったことを推測できるものもある[17]．

α-GIやDPP-4阻害薬はインクレチン以外にも食欲に関与するオキシントモジュリンやpeptide YY（PYY），グレリン，オベスタチンなどの腸管ホルモンの分泌や分解にも影響を与えている可能性があり，健常被検者においてミグリトールが食欲抑制作用をもつPYYやオベスタチンの食後血中濃度を増加させ，ビルダグリプチンが食欲亢進作用をもつグレリンを減少させたことが報告されている[18]．ただ，同報告では両者の併用ではいずれのホルモンレベルも対照と差がなくなっている．加えて，PYYに関してはL細胞により分泌されるPYY1-36がDPP-4による切断を受けて活性型のPYY3-36へ変換されるため，DPP-4阻害薬の併用はPYYの食欲抑制作用に関しては逆効果となる可能性も理論上は残されている．

GLP-1受容体作動薬とα-GIの併用に関しては，GLP-1受容体作動薬による血中GLP-1濃度の上昇が薬学的濃度であるため，インクレチン濃度に対する影響という観点からはα-GIによるインクレチンの変化が大きな意味をもつとは考えにくく，その併用効果はもっぱらα-GIの本来の作用である食後高血糖の抑制効果を期待するだけに留まりそうである．食後血糖上昇の観点からは，GLP-1受動態作動薬は胃排泄を抑制することにより食後血糖の上昇を強く抑制するため，α-GIと併用することによりさらに食後の血糖上昇を抑制することが期待できる．

副作用からみたインクレチンとα-GIの併用

インクレチン関連薬は腹部膨満感や悪心，便秘・下痢などの消化管の副作用が多くみられる．一方，腹部膨満感は，α-GIでも頻繁にみられる副作用の一つである．便秘・下痢については，筆者らの経験ではDPP-4阻害薬，GLP-1受容体作動薬ともに便秘が多いが，一方のα-GIは便秘，下痢ともに認められ，併用する際には両者の副作用がうまく相殺してくれればよいが，互いに増強してしまう可能性について注意する必要がある．

インクレチン関連薬は，もはや2型糖尿病治療の中心的位置を占めつつあるが，まだ長期的臨床使用の知見の蓄積が十分でなく，長期的効果や安全性，併用薬剤は今後も引き続き検討すべき課題である．特に薬剤の併用に関しては，糖尿病治療薬には新たにSGLT2阻害薬も加わり，薬剤の組み合わせはより多様になりつつあるが，承認申請の併用試験は基本的に2剤程度に限られており，多剤の多様化した組み合わせには注意が必要である．わが国の2型糖尿病も比較的年齢の若い患者を中心に肥満が顕著な症例が増加しつつあり，体重増加をきたしにくい薬剤，あるいは体重を減少しやすくできる薬剤，その組み合わせは今後より一層その重要性を増すであろう．また，インクレチン関連薬，α-GI，いずれの薬剤も主に作用点は食後の血糖であり空腹時や食前の血糖降下作用は弱い．このことは低血糖を起こしにくいというメリットでもあるが，インスリン分泌が相対的に低下してきた症例やHbA1cが高い状態では空腹時血糖の低下も必要であることから，インスリンやSU薬との併用も必要なことがある．多様化した作用機序，作用点をもつ薬剤を，低血糖などの副作用に注意を払いながらうまく組み合わせて治療にあたりたい．

（浜本芳之）

● 文献

1) Göke B, et al. Voglibose is an efficient alpha-glucosidase inhibitor and mobilizes the endogenous GLP-1 reserve. Digestion 1995 ; 56 : 493-501.
2) Qualmann C, et al. Glucagon-like peptide 1 (7-36 amide) secretion in response to luminal sucrose from the upper and lower gut : A study using alpha-glucosidase inhibition (acarbose). Scand J Gastroentrol 1995 ; 30 : 892-6.
3) Seifarth C, et al. Prolonged and enhanced secretion of glucagon-like peptide 1 (7-36 amide) after oral sucrose due to alpha-glucosidase inhibition (acarbose) in type 2 diabetic patients. Diabet Med 1998 ; 15 : 485-91.
4) Lee A, et al. The effect of miglitol on GLP-1 secretion and appetite sensations in obese type 2 diabetes. Diabetes Obes Metab 2002 ; 4 : 329-35.
5) Arakawa M, et al. Miglitol suppresses the postprandial increase in interleukin 6 and enhances active glucagon-like peptide 1 secretion in viscerally obese subjects. Metabolism 2008 ; 57 : 1299-306.
6) Narita T, et al. Miglitol induces prolongedand enhanced glucagon-like peptide-1 and reduced gastric inhibitory polypeptide responses after ingestion of a mixed meal in Japanese Type 2 diabetic patients. Diabet Med 2009 ; 26 : 187-8.
7) Gribble FM, et al. A novel glucose-sensing mechanism contributing to glucagon-like peptide-1 secretion from the GLUTag cell line. Diabetes 2003 ; 52 : 1147-54.
8) 本庄祥子ほか．新規αグルコシダーゼ阻害薬ミグリトールの有用性および安全性―ボグリボースからの切り替え症例での検討．Progress in Medicine 2008 ; 28 (2) : 429-32.
9) Chiasson JL, et al. Acarbose for prevention of type 2 diabetes mellitus : The STOP-NIDDM randomized trial. Lancet 2002 ; 359 : 2072-7.
10) Aoki K, et al. Effects of miglitol, sitagliptin or their combination on plasma glucose, insulin and incretin levels in non-diabetic men. Endocr J 2010 ; 57 : 667-72 (2010 ; 57 : 1089).
11) Imai C, et al. Cotreatment with the α-glucosidase inhibitor miglitol and DPP-4 inhibitor sitagliptin improves glycemic control and reduces the expressions of CVD risk factors in type 2 diabetic Japanese patients. Metabolism 2014 ; 63 : 746-53.
12) Yamaguchi M, et al. Pharmacokinetic and pharmacodynamic interaction of vildagliptin and voglibose in Japanese patients with Type 2 diabetes. Int J Clin Pharmacol Ther 2013 ; 51 (8) : 641-51.
13) Mikada A, et al. Effects of miglitol, sitagliptin, and initial combination therapy with both on plasma incretin responses to a mixed meal and visceral fat in over-weight Japanese patients with type 2 diabetes. "the MASTER randomized, controlled trial". Diabetes Res Clin Pract 2014 ; 106 (3) : 538-47.
14) Ishibashi K, et al. Beneficial effects of vildagliptin combined with miglitol on glucose tolerance and islet morphology in diet-controlled db/db mice. Biochem Biophys Res Commun 2013 ; 440 (4) : 570-5.
15) Jones RB, et al. Effect of linagliptin, alone and in combination with voglibose or exendin-4, on glucose control in male ZDF rats. Eur J Pharmacol 2014 ; 729 : 59-66.
16) Kurozumi A, et al. Efficacy of α-glucosidase inhibitors combined with dipeptidyl-peptidase-4 inhibitor (alogliptin) for glucose fluctuation in patients with type 2 diabetes mellitus by continuous glucose monitoring. J Diabetes Investig 2013 ; 4 (4) : 393-8.
17) 小田原雅人ほか．2型糖尿病患者におけるビルダグリプチン併用投与の臨床評価―メトホルミン，チアゾリジン薬，α-GIまたはグリニドとの併用投与による52週間安全性試験．新薬と臨牀 2012 ; 61 : 2593-611.
18) Aoki K, et al. Effects of miglitol, vildagliptin, or their combination on serum insulin and peptide YY levels and plasma glucose, cholecystokinin, ghrelin, and obestatin levels. Endocr J 2014 ; 61 (3) : 249-56.

4章

糖尿病治療薬投与の実際

糖尿病治療薬処方のタイミングは？

- 個々の症例において，適切な当面の治療目標を設定すべきである．
- インスリン依存状態とインスリン非依存状態の鑑別を行い，糖尿病病態を把握することが重要である．
- 糖尿病の成因や病態，高血糖の程度，血管合併症の有無が，薬物療法開始時期の判断材料となる．
- 青壮年者と高齢者では，内服療法開始時期の判断が異なる場合がある．
- 治療方針の決定には，患者の心理面も考慮する必要がある．

● 2型糖尿病治療の目的

- 糖尿病の代謝異常に伴って起こってくる種々の合併症の発症を予防し，健康な人と変わらない生活の質（QOL）を維持し，健康な人と変わらない寿命を確保することである．
- 生活習慣の改善のためには，患者自身が，糖尿病の病態と治療継続の必要性を理解することが重要であり，糖尿病教室や糖尿病教育入院などを利用して糖尿病教育を十分に行うことが肝要である．
- 日本糖尿病学会では糖尿病診療の実態，合併症に関する国内外のエビデンスを踏まえて新しい血糖コントロール目標値を設定し，2013年に「熊本宣言2013」（❶）[1)]として発表した．個々の症例の病態や病像，年齢，合併症や併発症の有無，治療環境に応じて個別に適切な治療目標を設定すべきである．
- そこで，①糖尿病病態，②HbA1c値，③年齢，④患者心理のそれぞれの観点から糖尿病治療薬処方のタイミングを述べる．

● 処方のタイミング

① 糖尿病病態の観点から（❷）[1,2)]

- 初診時には，既往歴，家族歴，体重歴，現病歴（糖尿病の発症時期，過去の治療歴，血管合併症の有無），現在の血糖コントロール状況，高血圧や脂質異常症など他の疾患に対する処方薬の服薬状況などを把握する．
- インスリン依存状態とインスリン非依存状態の鑑別を行い，インスリン依存状態や糖尿病昏睡，重篤な感染症などのインスリン治療の絶対的適

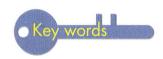

インスリン依存状態 ▶ インスリンが絶対的に欠乏し，生命維持のためにインスリン治療が不可欠な状態．

❶ 血糖コントロール目標

目標	血糖正常化を目指す際の目標 注1)	合併症予防のための目標 注2)	治療強化が困難な際の目標 注3)
HbA1c（%）	6.0未満	7.0未満	8.0未満

コントロール目標値 注4)

治療目標は年齢，罹病期間，臓器障害，低血糖の危険性，サポート体制などを考慮して個別に設定する．

注1) 適切な食事療法や運動療法だけで達成可能な場合，または薬物療法中でも低血糖などの副作用なく達成可能な場合の目標とする．
注2) 合併症予防の観点からHbA1cの目標値を7％未満とする．対応する血糖値としては，空腹時血糖値130 mg/dL未満，食後2時間血糖値180 mg/dL未満をおおよその目安とする．
注3) 低血糖などの副作用，その他の理由で治療の強化が難しい場合の目標とする．
注4) いずれも成人に対しての目標値であり，また妊娠例は除くものとする．

（日本糖尿病学会編・著．糖尿病治療ガイド 2014-2015. p.25. 文光堂；2014[1]）より）

応ならインスリン治療を開始する．インスリン非依存状態でも空腹時血糖値250 mg/dL以上または随時血糖値350 mg/dL，尿ケトン体陽性（+）以上になった場合，インスリン治療の相対適応ならインスリン治療を開始する．

- 個々の症例の病態や病像，年齢，合併症や併発症の有無，治療環境に応じて個別に適切な当面の治療目標を設定する．
- 2型糖尿病の治療としてまず行うのは，食事療法，運動療法を含めた生活習慣の改善，および肥満がある場合にはその是正（適正体重の維持）である．
- 糖尿病の病態として，インスリン分泌不全が主なのか，インスリン抵抗性が主なのかを見極めることが薬物療法開始の一助となる．
- インスリン非依存状態で食事・運動療法開始2～3か月後を目安とし，個別に設定された治療目標を達成できない場合は，食事・運動療法に加えて糖尿病病態に合わせた経口血糖降下薬の選択使用開始を検討する．

②HbA1c値の観点から

- DCCT[3]において，HbA1c値と各細小血管合併症の相対危険度を比較すると網膜症が最もHbA1c値と強く相関していることが報告された（❸）[4]．
- 細小血管合併症に関しては，Kumamoto study[5] 10年間のデータ解析においてHbA1cで6.9％未満では網膜症の発症・進展を認めないこと（❹），UKPDS 33[6]においては，糖尿病と診断された初期の段階から厳格な血糖コントロールを行うことにより細小血管合併症の進展リスクを下げることが認められた．
- 「糖尿病の分類と診断基準に関する委員会報告」では，網膜症の頻度は，

MEMO

DCCT
Diabetes Control and Complications Trialの略．1型糖尿病を対象に，厳格な血糖コントロールによる合併症抑制効果を検討するべく計画された研究．

Kumamoto study
日本国内のインスリン治療が必要な2型糖尿病を対象に，強化インスリン療法による合併症抑制効果を検討するべく計画された研究．

UKPDS
United Kingdom Prospective Diabetes Studyの略．新規発症の2型糖尿病を対象に，厳格な血糖コントロールによる合併症抑制効果を検討するべく計画された研究．

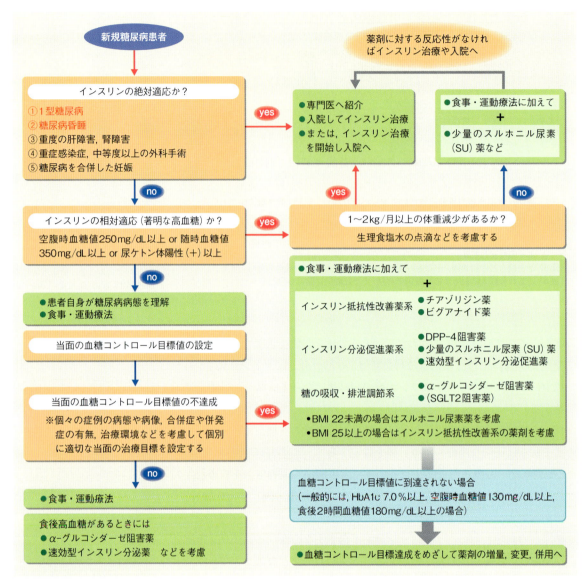

❷ 初回治療時の注意点と手順

(日本糖尿病対策推進会議編. 糖尿病治療のエッセンス 2012 年度版. 2012[2] /日本糖尿病学会編・著. 糖尿病治療ガイド 2014-2015. 2014[1] をもとに作成)

HbA1c 4.8 %以下では 0.06 %であったが，HbA1c の上昇に伴い網膜症頻度も上昇し，HbA1c 6.5〜6.9 %で明らかに上昇を認めており（❺）[7]，薬物療法開始時期の判断材料となると考えられる．

- 大血管合併症に関しては，UKPDS 試験終了時から 10 年間の追跡調査結果（UKPDS 80）[8]で，当初から強化療法を行った群において，試験終了後の経過では通常療法群と同等の HbA1c 値にもかかわらず，心筋梗塞や全死亡のリスクの有意な低下が確認され（❻），糖尿病発症後早期からの厳格な血糖コントロールが抑制につながることが示された．

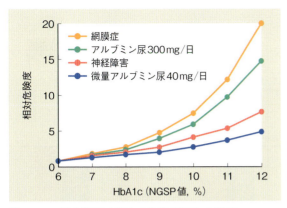

❸ HbA1c 値と糖尿病細小血管合併症との関係

1 型糖尿病患者を対象とした DCCT の結果，各細小血管合併症は HbA1c 増悪に伴い相対危険度増加を認める．
DCCT：Diabetes Control and Complications Trial
（Skyler JS. Endocrinol Metab Clin North Am 1996[4] より）

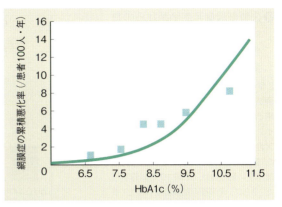

❹ 血糖コントロールと網膜症悪化率の関係

国内の 2 型糖尿病患者を対象とした Kumamoto study 10 年間のデータより解析し，HbA1c 6.9％未満では網膜症の発展・進展を認めなかった．

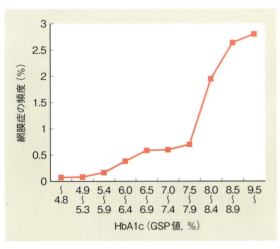

❺ HbA1c と糖尿病網膜症の頻度

日本人 36,267 例に関して糖尿病網膜症頻度（毛細血管瘤を除く）を HbA1c 別に比較すると，HbA1c 4.8％以下では，0.06％であったが，HbA1c の上昇に伴い網膜症頻度も上昇し，HbA1c 6.5～6.9％では 0.59％と明らかに高率となっている．
（清野　裕ほか．糖尿病 2010[7] より）

- DECODE Study の結果，特に大血管合併症は，食前血糖が正常で食後血糖のみ上がっている初期の段階から進行していることが示唆されており，HbA1c 値が正常であっても食後血糖が高値となった時点で薬物療法開始を検討することもありえる（❼）．
- 空腹時血糖異常（IFG）に比べて耐糖能異常（IGT）が心血管疾患発症イベントを上昇させることが報告されている．STOP-NIDDM[9]では，耐糖能異常に対し食後高血糖改善薬であるアカルボースを投与すると糖尿病発症に加えて心血管疾患イベントも抑制できること（❽）が示された．
- 血糖レベルが糖尿病域に達していない耐糖能異常患者にα-GI を投与することにより，糖尿病への進展が抑制できることが示されている．耐糖能異常患者において食事療法・運動療法を 3～6 か月間行っても改善さ

MEMO

DECODE Study

Diabetes Epidemiology：Collaborative Analysis of Diagnostic Criteria in Europe Study の略．1997 年にアメリカ糖尿病学会（ADA）が，空腹時血糖値のみによる糖尿病の診断基準を提唱したのに対して，従来の負荷後 2 時間血糖値を併せた診断基準に比べて，死亡リスクを反映するものであるか否かを，ヨーロッパでの 13 の前向きコホート試験から得たデータをもとに検討した．

❻ 2型糖尿病発症早期からの良好な血糖コントロールの重要性—10年後の心血管イベント抑制効果（legacy effect）

2型糖尿病患者5,102例を対象に、食事療法を主としてFPG<270 mg/dLを目標とする従来療法群1,138例と、SU薬、インスリン、一部症例ではメトホルミン、アカルボースを用いてFPG<108 mg/dLを目標とする強化療法群3,071例に無作為に割り付け、平均10年間観察した。さらに、その後追跡調査を行った（平均追跡期間：8.5年）。従来療法群と強化療法群におけるHbA1c値の差は介入中止後速やかに消失したにもかかわらず、介入中止から10年後もかつての強化療法群では細小血管障害のみならず、全死亡や大血管障害のリスク低下も維持されていることが確認された。
（UKPDS Group. Lancet 1998[6]／Holman RR, et al. N Engl J Med 2008[8]を参考に作成）

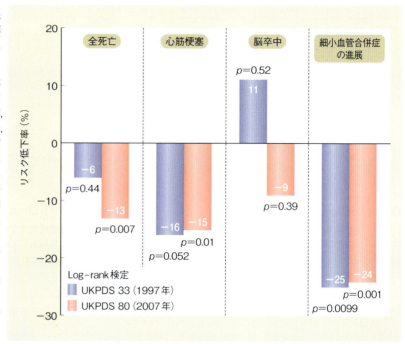

❼ 空腹時血糖と食後血糖からみた総死亡率の相対危険度

空腹時血糖値と死亡危険率の相関をみたとき、2時間値140mg/dL以下の耐糖能正常群でのみ両者に相関を認めた。一方、負荷後2時間値は、空腹時血糖値にかかわらず死亡危険度と相関し、独立した危険因子であることが示された。
（DECODE study Group. Glucose tolerance and mortality：Comparison of WHO and American Diabetes Association diagnostic criteria. Lancet 1999：354；617-21より作図）

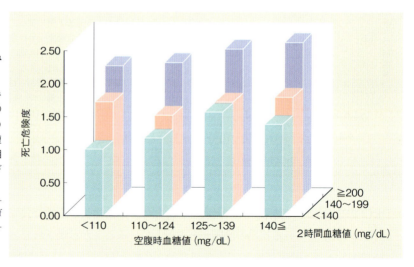

れず、かつ高血圧症、脂質異常症、肥満（BMI 25以上）、2親等以内の糖尿病家族歴のいずれかを有する場合に限り2型糖尿病の発症予防を目的としたボグリボース先発品のベイスン®錠（0.2 mg）の投与が保険上認められている。

③ 年齢の観点から

- 生活習慣は百人百様で、そこから発生する糖尿病病態もさまざまである。また、同じHbA1c値であっても青壮年者と高齢者（65歳以上）では意味が異なる。一方、高血糖が糖尿病網膜症、糖尿病腎症および大血管障害な

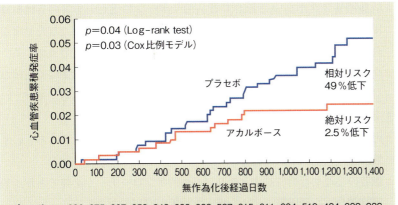

❽ STOP-NIDDM試験における心血管疾患の発症率

糖尿病の発症リスクの高い耐糖能異常（IGT）者1,400人を対象に，糖尿病の発症予防効果をみたサブ解析．プラセボあるいはアカルボース（1回量：100mg）を1日3回服用，平均3.3年後の予後を比較し，食後高血糖の是正がIGT患者の心血管疾患の発症リスクを減少した．
（Chiasson JL, et al. JAMA 2003[9]）より）

どの合併症のリスクであることは，青壮年者でも高齢者でも同様である．
- 生活習慣の変化に伴い糖尿病の発症年齢は低下しており，罹病期間が長期になるほど合併症を起こす可能性が高い．糖尿病と診断されたら早期から厳格な血糖コントロールが必要となる．どの程度のコントロールを目指すかについてはいまだ議論があり，現在，糖尿病合併症を抑制するための介入試験（J-DOIT3）が行われている．
- 高齢者には，生活習慣を変えることは肉体的，精神的に大きなストレスになるため，多くの場合難しい．また，認知症がある場合などは内服コンプライアンスも低くなる．臓器の機能低下もあり副作用のリスクも高くなる．
- 高齢者糖尿病は，個人差が大きく，多様性があるので，①病歴・治療歴の把握，②現在の病状把握，③未来の予後推定をもとに個々の患者に治療目標を設定する必要がある．
- 高齢者の場合においては，糖尿病治療ガイドにも「高齢になって発症した者と青壮年発症の糖尿病で高齢になった者に分けて考えるべきであり，患者の年齢と罹病期間，慢性合併症の発症に要する年月を考慮して，血糖コントロールの目標を決定する」と明記されており[1]，発症時期・罹病期間の推定のため，定期健診の結果や家族などからの情報も含めた詳細な過去の把握が重要である．
- 日本糖尿病学会は「科学的根拠に基づく糖尿病診療ガイドライン2013」のなかで，高齢者の治療目標に関して，「高齢者でも正常化をはかることが望ましい．それが難しい場合には，空腹時血糖値：140 mg/dL未満，HbA1c（JDS値）：7%未満を目標とする」と提示している．
- 「糖尿病専門医研修ガイドブック改訂第6版」のなかでは，「高齢者でも①認知症を合併した患者，②併発疾患やADL低下が多い患者，③

> **MEMO**
>
> **J-DOIT3**
> 厚生労働省の研究事業「糖尿病予防のための戦略研究 課題3」として，強化療法群（HbA1c 6.2%未満が目標）と従来治療群（HbA1c 6.9%未満が目標）のあいだで合併症発生率差の有無を検討している介入試験である．

低血糖リスクが高い患者，④社会的サポートの乏しい患者の目標値はHbA1c 8.0％未満となる．一方，認知機能や身体機能が保たれた健康な高齢糖尿病患者の目標値はHbA1c 7.0％未満となる」と記されている．

- 高齢者糖尿病ではRCT（randomized controlled trial）に基づく明確な目標設定が示されていないので，さらなる検討が必要である．

④ 患者心理の観点から

- 患者が医療機関を訪れる状況はさまざまであり，患者の「こころ」の準備段階も人それぞれである．
- 患者の心理や行動に対する援助（心理的アプローチ）が必要であり，多理論統合・心理段階モデルを用いた分析が有用である．
- 治療法の選択についていくつかの選択肢を提示し，患者の同意に基づく具体的な治療法と目標を共同で選択することで達成感，自己効力感（セルフエフィカシー）を高める．それにより服薬アドヒアランスを得ることが大切である．

〔久木留大介，荒木栄一〕

文献

1) 日本糖尿病学会編・著. 糖尿病治療ガイド2014-2015. 文光堂；2014.
2) 日本糖尿病対策推進会議編. 糖尿病治療のエッセンス2012年版. 文光堂；2012. http://dl.med.or.jp/dl-med/tounyoubyou/diabetesp2012.pdf
3) The Diabetes Control and Complications Trial Research Group. The effect of intensive treatment of diabetes on the development and progression of long-term complications in insulin-dependent diabetes mellitus. N Engl J Med 1993；329：977-86.
4) Skyler JS. Diabetic complications：The importance of glucose control. Endocrinol Metab Clin North Am 1996；25：243-54.
5) Ohkubo Y, et al. Intensive insulin therapy prevents the progression of diabetic microvascular complications in Japanese patients with non-insulin-dependent diabetes mellitus：a randomized prospective 6-year study. Diabetes Res Clin Pract 1995；28：103-17.
6) UK Prospective Diabetes Study (UKPDS) Group. Intensive blood-glucose control with sulphonylureas or insulin compared with conventional treatment and risk of complications in patients with type 2 diabetes (UKPDS 33). Lancet 1998；352：837-53.
7) 清野　裕ほか. 糖尿病の分類と診断基準に関する委員会報告. 糖尿病 2010；53：450-67.
8) Holman RR, et al. 10-year follow-up of intensive glucose control in type 2 diabetes. N Engl J Med 2008；9：359：1577-89.
9) Chiasson JL, et al；STOP-NIDDM Trial Research Group. Acarbose treatment and the risk of cardiovascular disease and hypertension in patients with impaired glucose tolerance. JAMA 2003；290：486-94.

まず最初に何を投与するか？

- ▶ 口渇，多飲，多尿などの高血糖症状，随時血糖 400 mg/dL 以上，尿ケトン体強陽性，GAD抗体陽性，中等度以上の手術の前後，糖尿病合併妊娠がある場合などはインスリン治療が第一選択となる．
- ▶ インスリン抵抗性がある場合には，ビグアナイド薬，チアゾリジン薬がよい適応である．
- ▶ SGLT2 阻害薬，DPP-4 阻害薬，GLP-1 受容体作動薬にもインスリン抵抗性改善効果がある．
- ▶ インスリン分泌が低下している場合は，DPP-4 阻害薬，GLP-1 受容体作動薬，スルホニル尿素（SU）薬がよい適応である．
- ▶ 空腹時血糖は良好だが食後高血糖がある場合には，速効型インスリン分泌促進薬（グリニド薬），α-グルコシダーゼ阻害薬（α-GI），DPP-4 阻害薬がよい適応である．
- ▶ 糖尿病の病態に最も適した血糖降下薬を最初に投与し，血糖改善効果と副作用を注意深く観察しながら，必要に応じて薬物の増減，変更，追加を行う．

● 専門医でも難しい血糖降下薬の選択

- 現在臨床で用いられている血糖降下薬には，スルホニル尿素（SU）薬，ビグアナイド薬，α-グルコシダーゼ阻害薬（α-GI），チアゾリジン薬，速効型インスリン分泌促進薬，DPP-4 阻害薬，SGLT2 阻害薬，GLP-1 受容体作動薬，インスリン製剤の 8 系統の薬物がある．
- 糖尿病治療薬をどのように使い分けたらよいのかは専門医にとっても難しい問題である．その理由は，① 大規模臨床試験によるエビデンスが少ない，② 食事・運動療法が十分に行われなければ効果が乏しい，③ 長期間使用していると薬物効果が減少することが多い，④ 使い方を誤ると重篤な副作用が起こりうる，などがあげられる．
- 以上のような限界をふまえると，患者の病態に最も合致した血糖降下薬を最初に投与するのが妥当である．

● インスリン治療の必要性の判断 ❶

- 血糖降下薬の選択にあたって最初に行うべきことは，インスリンをすぐに投与すべきかを判断することである．
- 口渇，多飲，多尿などの高血糖症状，随時血糖 400 mg/dL 以上，尿ケトン体強陽性，GAD 抗体陽性，中等度以上の手術の前後，糖尿病合併

> **COLUMN 糖尿病の発症と進展**
>
> 1型糖尿病はインスリン分泌が枯渇することにより発症し，自己免疫学的機序が関与していることが多い．数日で枯渇する劇症型から数年で枯渇する緩徐進行型まである．
>
> 2型糖尿病は，インスリン分泌低下あるいはそれにインスリン抵抗性が加わって発症する．初めに食後血糖が高くなる時期があり，やがて空腹時血糖も高くなる．著しい高血糖が起こると，インスリン分泌が低下したりインスリン抵抗性が悪化し，血糖値がさらに上昇するという糖毒性が起こる（❸参照）．
>
> 高血糖状態が数年間持続すると，細小血管障害や大血管障害などの合併症が起こり，QOLが低下する．

❶ 直ちにインスリン治療を開始する病態

- 1型糖尿病
- 随時血糖：400 mg/dL 以上
- 尿ケトン：強陽性
- GAD抗体陽性
- 高血糖性の昏睡（糖尿病ケトアシドーシス，高浸透圧高血糖症候群，乳酸アシドーシス）
- 重症の肝障害，腎障害を合併しているとき
- 重症感染症，外傷，中等度以上の外科手術（全身麻酔施行例など）のとき
- 糖尿病合併妊婦（妊娠糖尿病で，食事療法だけでは良好な血糖コントロールが得られない場合も含む）

GAD：glutamic acid decarboxylase

妊娠がある場合などはインスリン治療が第一選択となり，その他の血糖降下薬による治療は行うべきではない．

- インスリン治療がすぐに必要でない場合は，食事・運動療法が有効である場合がほとんどであるので，初診時にその他の血糖降下薬を投与する必要はない．むしろ，食事・運動療法を中心とした糖尿病患者教育を行い，2, 3回の外来診察や検査を通じて患者の病態を把握することに重点をおく．

インスリン分泌低下・抵抗性と食後高血糖の評価（❷）

- 血糖降下薬の選択においては，インスリン分泌低下・インスリン抵抗性と食後高血糖の評価が重要である．
- 高血糖の程度が軽く糖尿病の確定診断がついていない場合は，75g経口ブドウ糖負荷試験（75gOGTT）を行う．糖尿病の確定診断がついている場合は，空腹時および食後2時間の血糖値と血中インスリン値（もしくは血中CPR値）を測定して，病態を把握する．
- 日本人の2型糖尿病患者の平均BMIは23〜24であり，インスリン分泌低下が主体となっていることが多い．この点，平均BMIが30を超え，

COLUMN 欧米のガイドラインと日本のガイドラインの相違点

欧米のガイドラインでは，2型糖尿病と診断したら，食事・運動療法とともにビグアナイド薬（メトホルミン）を直ちに開始する，と記載されているものが多い．その理由としては，欧米人の2型糖尿病は，平均BMIが30 kg/m^{2}以上あってインスリン抵抗性が主体であること，メトホルミンは大血管障害抑制のエビデンスがあること，薬価が非常に安いことなどがあげられる．

日本人の2型糖尿病は，平均BMIが23～24でインスリン分泌低下が主体であるので，メトホルミンだけを第一選択薬としてあげるのは疑問がある．日本のガイドラインは，どの薬物を最初に用いるべきかが明確に書かれていないものが多いので，実地医家にとっては参考にしづらいかもしれない．

❷ 病態を把握するための指標

食後高血糖	・空腹時血糖＜126 mg/dL かつ食後2時間血糖値≧180 mg/dL
インスリン抵抗性	・HOMA-IR＝空腹時血糖値（mg/dL）×空腹時インスリン値（μU/mL）/405≧2.5 ・空腹時インスリン値≧15 μU/mL ・BMI≧25
インスリン分泌低下	・75gOGTT：Δ血中インスリン値（30分値－0分値）/Δ血糖値（30分値－0分値）＜0.4 ・食時2時間後血中インスリン値＜40 μU/mL ・空腹時血中Cペプチド＜1 ng/mL ・食事2時間後血中Cペプチド＜2 ng/mL

HOMA-IR：homeostasis model assessment for insulin resistance，BMI：body mass index，75gOGTT：75g oral glucose tolerans test（75g 経口ブドウ糖負荷試験）

インスリン抵抗性が強い欧米人の病態とは異なる．
- 罹病期間，合併症・併発疾患，併用薬，年齢，心理・精神状態，社会・経済状況なども，血糖降下薬の選択や有効性に影響がある．

病態に応じた血糖降下薬の選択 ❸

- インスリン抵抗性がある場合には，ビグアナイド薬，チアゾリジン薬がよい適応である．
- SGLT2阻害薬，DPP-4阻害薬，GLP-1受容体作動薬にもインスリン抵抗性改善作用がある．
- インスリン分泌が低下している場合は，DPP-4阻害薬，GLP-1受容体作動薬，SU薬がよい適応である．
- 空腹時血糖は良好だが食後高血糖がある場合には，速効型インスリン分泌促進薬，α-GI，DPP-4阻害薬がよい適応である．
- 薬物は単独かつ少量投与から開始する．血糖改善効果と副作用を注意深く観察しながら，必要に応じて薬物の増減，変更，追加を行う．病態に適した血糖降下薬を選択しても，あまり効果がみられない場合もある．

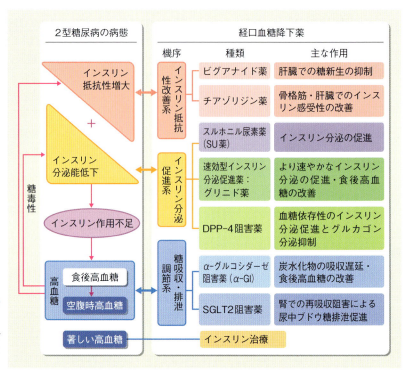

❸ 病態に合わせた血糖降下薬の選択

(日本糖尿病学会編・著. 糖尿病治療ガイド 2014-2015. 文光堂；2014[1]）をもとに作成)

- 以下に，注意すべき副作用についてあげる（❹）．

低血糖

- インスリン製剤，SU薬，速効型インスリン分泌促進薬の順に，低血糖を起こしやすい．その他の系統の血糖降下薬は単独投与ではほとんど低血糖は起こらない．
- 初診時にすぐにインスリン製剤，SU薬，速効型インスリン分泌促進薬を開始すると，食事・運動療法との相加的な効果で低血糖が起こりやすい．
- HbA1cが6.0％未満になると低血糖が起こりやすくなるが，インスリン製剤による治療の場合は，それ以上のHbA1c値でも低血糖に注意すべきである．
- 中等度以上の肝障害，腎障害がある場合は，低血糖が起きやすく，かつ遷延しやすい．
- 高齢者では低血糖の自覚症状が現れにくい．時に認知症と誤診されることもある．
- 重篤な低血糖は大血管障害や突然死をきたしうるので，その危険性がある患者には，投薬を慎重に行う．

体重増加・減少

- インスリン製剤，SU薬は空腹感による食事量増加などにより体重が増加しやすい．

❹ 血糖降下薬の主な副作用

種類	低血糖	体重増加	その他
スルホニル尿素薬	○	○	
ビグアナイド薬			乳酸アシドーシス 胃腸障害
α-グルコシダーゼ阻害薬			消化器症状（膨満，放屁，便秘，下痢）
チアゾリジン薬		○	浮腫，心不全，骨折
速効型インスリン分泌促進薬	△	△	
DPP-4 阻害薬			食欲不振
SGLT2 阻害薬			脱水症，頻尿，尿路・性器感染症，サルコペニア，ケトーシス，皮膚障害
GLP-1 受容体作動薬			食欲不振
インスリン製剤	◎	○	

- チアゾリジン薬は体液貯留により，体重増加が起こりやすい．程度が重くなると，浮腫，心不全が起こる可能性がある．心不全またはその既往がある場合は禁忌である．
- ビグアナイド薬と GLP-1 受容体作動薬は体重減少効果がある．
- SGLT2 阻害薬は体重減少効果がある．程度が重くなると，脱水症や急性腎不全が起こる可能性がある．

その他の副作用

- ビグアナイド薬は，まれに致死的な乳酸アシドーシスを起こしうる．中等度以上の心・肝・腎機能障害，ミトコンドリア異常症がある場合は，禁忌である．造影剤検査前から検査後 48 時間までは，投与を中止する．高齢者は慎重に投与する．
- ビグアナイド薬は，用量依存性に胃腸障害が起こりやすい．重篤になることはまずないが，症状が強い場合は減量または中止する．
- α-GI は，腹部膨満感，放屁過多，下痢などの消化管障害が起こりやすい．重篤になることはまれで，次第に症状が軽減することが多いが，中止せざるをえない場合もみられる．腹部手術の既往がある場合はイレウスを起こしうるので，慎重に投与する．
- チアゾリジン薬は骨折や膀胱癌の頻度がやや高いとの報告があるので，慎重に投与する．
- DPP-4 阻害薬と GLP-1 受容体作動薬は，食欲不振をはじめとする消化器症状が起こりやすい．
- SGLT2 阻害薬は，頻尿，尿路・性器感染症，サルコペニア，ケトーシス，皮膚障害などの副作用を起こしうる．高齢者は慎重に投与する．
- その他，各薬剤ともに頻度の低い副作用はあるので，特に投与開始 6 か月以内は有害事象が生じたら，添付文書を参照し，必要に応じて投薬を

中止する．

血糖降下薬のエビデンス ❺

- 経口血糖降下薬による治療を行う目的は，単に血糖コントロールを改善することではなく，合併症を抑制することにより，高い QOL を維持することにある．それゆえ，プライマリーエンドポイントを指標にした長期にわたる大規模臨床試験が重要であり，薬物を選択するうえにおいても当然重視されなければならない．
- 細小血管障害抑制効果については，SU 薬に最も明確なエビデンスがあるが，良好な血糖コントロールが達成できるならば薬物間の差はあまりないと考えられる．
- 大血管障害抑制効果については，血糖コントロールレベルに関連するものの，薬物間の差があると考えられている．肥満患者に対するビグアナイド薬（メトホルミン）の発症抑制のエビデンスが最も明確である．
- α-GI（アカルボース）とチアゾリジン薬（ピオグリタゾン）についても一定のエビデンスがある．SU 薬は当初大血管障害抑制効果がないとされてきたが，長期間のフォローアップの結果，大血管障害抑制がある程度期待できることが示された．速効型インスリン分泌促進薬に関しては，耐糖能異常を対象とした試験で大血管障害抑制効果がみられなかったが，2 型糖尿病に対する効果は不明である．

血糖降下薬開始後の患者管理

- 第一選択薬を少量から始めて，血糖コントロールや副作用を観察しながら，経過をフォローする．通常，投与開始 3〜6 か月まで HbA1c が低下し，一定のレベルに達する．
- 少量で効果が不十分な場合は徐々に増量していく．一般的には血糖コントロールの第一目標を HbA1c 7.0 ％未満におき，それが達成できたならば，低血糖が起こらないことを確認しながら，食後高血糖の正常化と HbA1c 6.0 ％未満を目指すのが妥当である．
- ただし，最近の大規模臨床試験において，体重増加や低血糖が死亡率の上昇を起こしうる危険性が指摘されている．特に，高齢者，肝・腎・心機能が低下している症例，合併症が進行している症例に対しては急激あるいは厳格すぎる血糖コントロールを避けるなど，血糖コントロールの目標は患者の病態に応じて 6.0〜8.0 ％の範囲で個別に設定すべきである．

血糖コントロールが不十分な場合の対応

- 第一選択薬を増量しても良好な血糖コントロールに達しない場合は，作用機序の異なる経口血糖降下薬を併用すると，多くの場合，血糖コント

❺ 大規模臨床試験のエビデンス

系統	細小血管障害抑制*	大血管障害抑制
スルホニル尿素薬	○	○
ビグアナイド薬	△	◎
α-グルコシダーゼ阻害薬	?	○
チアゾリジン薬	?	○
速効型インスリン分泌促進薬	?	×？
DPP-4 阻害薬	?	?
SGLT2 阻害薬	?	?
GLP-1 受容体作動薬	?	?
インスリン製剤	○	○

＊：大規模臨床試験のエビデンスにかかわらず，細小血管障害抑制については，血糖コントロールが改善すれば，いずれの系統の薬物でも抑制効果があると考えられている．

ロールは改善する．
- 症例によっては，3種類の経口血糖降下薬を用いてはじめてよい血糖コントロールが得られる場合もある．
- 経口血糖降下薬の単剤あるいは併用療法を行っても十分なコントロールが得られない場合，あるいはいったん良好なコントロールが得られていたのに次第にコントロール状態が悪化した場合に，漫然と同じ処方を継続すべきではない．
- 食事・運動療法の不徹底や悪性腫瘍など予期せぬ疾患の併発など血糖コントロール悪化の原因を探索し，対処する必要がある．それでも，血糖コントロールが不十分な場合，基礎インスリンの追加投与や，インスリン治療への変更を考慮すべきである．
- 血糖降下薬の日本人の長期予後に関するエビデンスはまだ乏しい．また，薬物の効果の個人差が非常に大きく，試行錯誤で薬物の選択や併用をしていく面も強い．

（佐倉　宏）

● 文献
1) 日本糖尿病学会編・著. 糖尿病治療ガイド2014-2015. 文光堂；2014. pp.46-66.
● 参考文献
- 日本糖尿病学会編. 科学的根拠に基づく糖尿病診療ガイドライン2013. 南江堂；2013. pp.53-84.

多剤併用の基本

POINT
- 多剤併用のためにはまず2型糖尿病の病態把握が必要である．
- 各血糖降下薬の特性を理解し，多剤併用の組み合わせを考えていく．
- 薬剤選択には肥満，腎障害などの合併症も考慮しなければならない．
- 多剤併用の効果を上げるためには，患者のアドヒアランスや経済的負担にも配慮する必要がある．

Key words

インスリン抵抗性改善薬 ▶ 肥満などに伴うインスリン抵抗性を改善する薬剤の総称である．糖脂質代謝に関与する酵素であるAMPキナーゼを作用点の一部とし，主に肝臓に働くビグアナイド薬と，核内受容体であるPPARγ（peroxisome proliferator-activated receptor γ）に結合し，主に筋肉と脂肪細胞に作用するチアゾリジン薬がある．

インスリン分泌促進薬 ▶ 膵β細胞に働いてインスリン分泌を促す薬剤の総称である．K_{ATP}チャネルに結合してインスリン分泌を刺激するSU薬（長時間作用型）やグリニド薬（短時間作用型）があり，またそのインスリン分泌刺激を増幅するGLP-1の血中濃度を上昇させるDPP-4阻害薬やGLP-1受容体作動薬がある．

α-グルコシダーゼ阻害薬（α-GI） ▶ 小腸刷子縁に存在し，二糖類を単糖に分解する酵素であるα-グルコシダーゼを競合阻害し，糖質の消化・吸収を遅延することにより食後血糖の上昇を抑える．

● 多剤併用への進め方（❶）[1]

- 糖尿病治療の基本はまず食事療法，運動療法，生活習慣改善に向けての患者教育である．
- これらを徹底してもまだ血糖コントロール不十分である場合は薬物療法を開始することになるが，その際には糖尿病患者の病態の把握，つまりインスリン抵抗性が主体なのか，またはインスリン分泌低下が主体なのかを判断することが必要になる．
- インスリン抵抗性が主体の場合は，ビグアナイド薬などのインスリン抵抗性改善薬で，またインスリン分泌不十分例ではスルホニル尿素（SU）薬などのインスリン分泌促進薬で治療を開始することが多い（❷）[1]．
- 単剤で十分な血糖コントロールが得られない場合は，経口血糖降下薬の増量や多剤併用を行う．
- 多剤併用を行う際には作用機序の異なる薬剤を組み合わせて用いたほうが有効であることが多いが，保険診療上認められた組み合わせであるかに注意すべきである（❸）．
- 多剤併用を行っても十分な血糖コントロールが得られない場合はインスリンやGLP-1受容体作動薬の導入を考慮する．

● 血糖変動パターンによる多剤併用の仕方（❹）

- 空腹時高血糖が主体の場合はSU薬やビグアナイド薬で治療を開始し，それでもHbA1c低下が十分でない場合は食後高血糖があるかどうかを調べ，α-グルコシダーゼ阻害薬（α-GI）やグリニド薬（速効型インスリン分泌促進薬）の追加を考慮する．特にHbA1cが10％を超えるような著しい高血糖では空腹時高血糖が顕著であることが多く，血糖コントロールが急がれる場合はまずSU薬で開始し，その後必要であれば他系

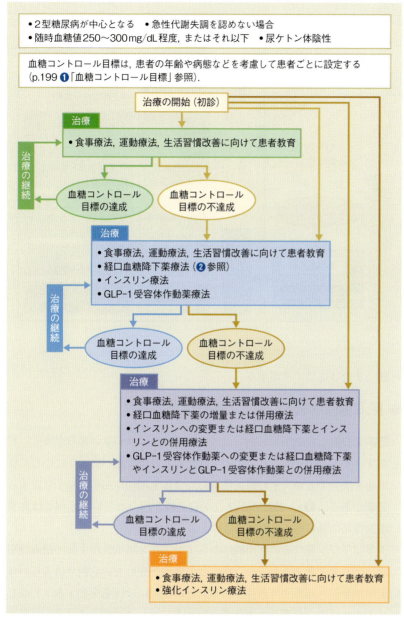

❶ インスリン非依存状態にある2型糖尿病の治療指針
(日本糖尿病学会編・著.糖尿病治療ガイド 2014-2015. p.28. 文光堂;2014[1])より)

MEMO

HbA1c が10％を超えるような著しい高血糖状態や尿ケトン体が出現しているような場合は，経口血糖降下薬で治療を開始するよりも可能ならまずインスリンを使用して糖毒性を解除するほうが望ましい．そうするとインスリン分泌能が保たれている場合は少量の経口血糖降下薬やその併用で血糖コントロールができるようになることが多い．

統の薬剤の併用を行う．
- 空腹時血糖の上昇が軽度で食後高血糖が著しい場合はグリニド薬やα-GIで開始し，改善が不十分であれば両者を併用することも検討する．
- DPP-4（dipeptidyl peptidase-4）阻害薬，SGLT2（sodium-glucose co-transporter 2）阻害薬やチアゾリジン薬は食後血糖だけでなく食前血糖も低下させるので，食前・食後両者の血糖低下が望まれるときは単

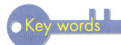

❷ 病態に合わせた経口血糖降下薬の選択

(日本糖尿病学会編・著. 糖尿病治療ガイド 2014-2015. p.29. 文光堂：2014[1]より)

Key words

GLP-1（glucagon-like polypeptide-1）▶下部小腸のL細胞から分泌されるペプチドであり，2型糖尿病において血糖降下作用を示すが，DPP-4によりすみやかに分解されてしまう．よって臨床ではGLP-1の半減期を延長させるDPP-4阻害薬や，DPP-4抵抗性のGLP-1アナログであるGLP-1受容体作動薬が用いられる．

SGLT2阻害薬▶近位尿細管からのグルコース再吸収を担うSGLT2を選択的に阻害することにより，尿糖を排泄して血糖を低下させる．

独，または併用で使用する．

● 肥満糖尿病患者に対する多剤併用の実際

- 肥満を合併した2型糖尿病ではインスリン抵抗性が強い場合が多く，ビグアナイド薬を基本とした治療を考える．血糖変動パターンに応じて併用薬を決定するが，その際併用薬のもつ体重増加作用の有無を考慮する必要がある（❺）．特にインスリン分泌能が保たれている症例では体重増加作用の強いSU薬の併用は控えるべきである．
- チアゾリジン薬はその作用機序からインスリン抵抗性が主体の肥満糖尿病には有効と考えられるが，特に食事療法が守れない症例では著しい体重増加を引き起こす可能性があり，その使用には注意を要する．しかしメトホルミンと併用すると体重が増加しにくいとの報告もあり[2]，インスリン抵抗性が顕著な症例では考慮すべき組み合わせと思われる．
- 食事療法が守れず体重および血糖コントロールが困難な患者には，GLP-1受容体作動薬がよい適応になる．GLP-1受容体作動薬は糖尿病治療薬では唯一食欲低下作用を示す薬剤で，体重減少効果も強いことからこのような症例には最適と考えられるが，注射薬であることと一部の製剤で併用薬が限定されていることが問題点としてあげられる．
- SGLT2阻害薬も体重減少効果に優れた薬剤であり肥満糖尿病患者にはよい適応になるが，脱水によると思われる脳梗塞を引き起こすことがあるので，比較的罹病期間が短く合併症の少ない65歳までの症例を投与

❸ 血糖降下薬の併用可能な組み合わせ

製品名	一般名	SU薬	グリニド薬	α-GI	ビグアナイド薬	チアゾリジン薬	DPP-4阻害薬	SU薬+ビグアナイド薬	SU薬+チアゾリジン薬	インスリン
SU薬										
オイグルコン®/ダオニール®	グリベンクラミド			○	○	○	○			○
グリミクロン®	グリクラシド			○	○	○	○			○
アマリール®	グリメピリド			○	○	○	○			○
グリニド薬										
ファスティック®/スターシス®	ナテグリニド			○	○	○				△
グルファスト®	ミチグリニド			○	○	○				△
シュアポスト®	レパグリニド			○	○	○	○			○
α-グルコシダーゼ阻害薬(α-GI)										
ベイスン®	ボグリボース				経口血糖降下薬との記載					○
グルコバイ®	アカルボース									○
セイブル®	ミグリトール	○	△		○	△				○
ビグアナイド薬										
メトグルコ®/グリコラン®/メデット®等	メトホルミン	○	△	△		△				△
チアゾリジン薬										
アクトス®	ピオグリタゾン	○	△	○	○					○
DPP-4阻害薬										
スイニー®	アナグリプチン	○		○	○	○				
上記以外のDPP-4阻害薬		○	○	○	○					○
GLP-1アナログ製剤										
ビクトーザ®	リラグルチド	○	○	○	○	○				○
バイエッタ®	エキセナチド	○						○	○	
ビデュリオン®	エキセナチド	○			○			○	○	
リキスミア®	リキシセナチド	○						○		○

○：添付文書の効能・効果に明記があり併用可能.
△：添付文書の併用注意に明記があり併用可能と思われる.

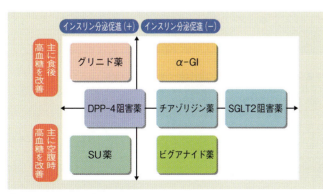

❹ 各種経口血糖降下薬の特性

❺ 糖尿病治療薬の体重への影響

	体重変化
SU薬	増加
チアゾリジン薬	増加
グリニド薬	やや増加
インスリン	増加
α-グルコシダーゼ阻害薬(α-GI)	維持
ビグアナイド薬	維持
DPP-4阻害薬	維持
GLP-1受容体作動薬	減少
SGLT2阻害薬	減少

欧米での2型糖尿病治療アルゴリズム ❶

肥満糖尿病が多い欧米で発表された，American Diabetes Association（ADA）と European Association for the Study of Diabetes（EASD）による2型糖尿病における治療ガイドライン[3]はわが国の肥満糖尿病治療でも参考になる．ただし，日本の現状に合わない点もある．たとえばわが国で汎用されているα-GIは有効性に乏しく副作用が問題になるとされ，通常のアルゴリズムからは除外されている（グリニド薬は食事時間が不規則な場合やSU薬で食後血糖が顕著な場合に使用を考慮すべきと記されている）．よって現時点ではこのガイドラインをそのままわが国の肥満糖尿病治療に適用するには注意が必要である．

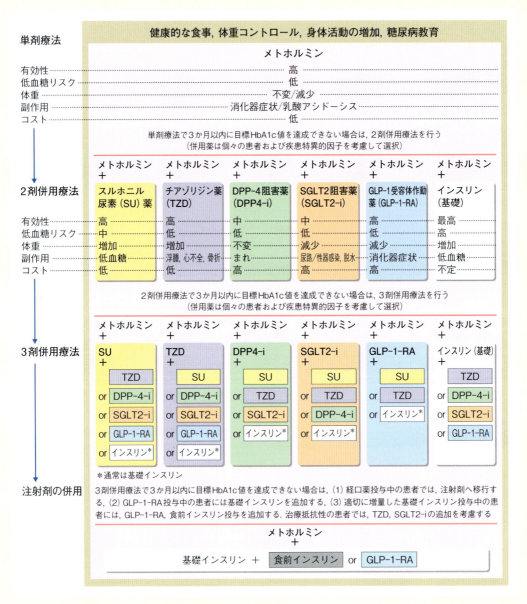

❶ 2型糖尿病治療アルゴリズム（ADA/EASD）

（Inzucchi SE, et al. Diabetes Care 2015[3] より）

❻ 高度腎障害を有する場合にも使用可能な経口血糖降下薬

分類	一般名	備考
グリニド薬	ミチグリニド，レパグリニド	少量より開始
α-グルコシダーゼ阻害薬（α-GI）	ボグリボース，アカルボース	減量必要なし
DPP-4 阻害薬	リナグリプチン，テネリグリプチン	減量必要なし
	上記以外	減量必要

対象とすべきである．また摂食量が増加する場合があり，食事療法が守れない患者には注意が必要である．

● 腎不全時の多剤併用

- 腎不全時の血糖コントロールは基本的に（超）速効型インスリンを中心としたインスリン療法が望ましいが，インスリン拒否例や軽度の血糖コントロール不良例では経口血糖降下薬が使われる．しかしその場合には遷延性低血糖に注意すべきである．
- 代謝・排泄経路が主として腎臓である SU 薬などは使用を控えるべきであり，たとえ肝臓で代謝される経口血糖降下薬であっても，代謝物が血糖降下作用を有しており腎排泄であれば（ナテグリニドなど），同様に使用に慎重にならなければならない．特にビグアナイド薬は乳酸アシドーシスの危険性があり，中等度以上の腎障害例では禁忌である．
- 腎不全合併例では一部のグリニド薬，α-GI，DPP-4 阻害薬の使用が可能であり，いずれも食後高血糖改善には効果が期待できるが，空腹時高血糖を伴う著明な血糖コントロール不良例ではインスリン療法が必須となる（❻）．

● SU 薬を中心とした多剤併用

- SU 薬はインスリン分泌のさらなる上昇が必要なインスリン非依存型 2 型糖尿病でよく用いられ，特にやせ型ですみやかな血糖低下が望まれる患者の第一選択薬として適している．
- SU 薬をある程度（グリベンクラミドで 2.5 mg/日，グリクラジドで 80 mg/日，グリメピリドで 3 mg/日）使用しても十分な血糖コントロールが得られない場合はそれ以上増量してもあまり効果が期待できないので，α-GI，ビグアナイド薬，チアゾリジン薬，インクレチン関連薬（DPP-4 阻害薬，GLP-1 受容体作動薬），SGLT2 阻害薬の併用を考慮したほうがよい．
- SU 薬は主に空腹時血糖を下げるので，SU 薬投与後も食後高血糖が顕著な場合は α-GI や DPP-4 阻害薬を併用することが多い．
- ビグアナイド薬は体重増加作用がないため SU 薬との併用に適している．

MEMO
メトホルミンによる乳酸アシドーシスの頻度は 10 万人・年あたり 3 人程度とまれであるが，いったん発症すると致死率が高いので注意が必要である．特に腎障害，高齢，アルコール多飲，脱水などが危険因子となる．ヨード造影剤を用いた検査や嘔吐・下痢がある場合は中止するよう指導しておく必要がある．

MEMO
α-GI もメトホルミンと同様 GLP-1 分泌を促すため[4] DPP-4 阻害薬との併用は有効と考えられる．

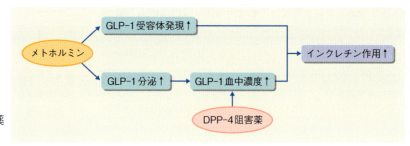

❼ メトホルミンとDPP-4阻害薬の併用効果

MEMO
SU薬にインクレチン関連薬やSGLT2阻害薬を追加する場合は予想以上の血糖降下作用を示すことがあるため、「インクレチンの適正使用に関する委員会」[5]や「SGLT2阻害薬の適正使用に関する委員会」の勧告[6]通りにSU薬を減量して併用療法を開始したほうがよい。

- チアゾリジン薬との併用は抗動脈硬化作用が期待できるものの体重増加には注意を要する.
- インクレチン関連薬はSU薬のインスリン分泌作用を増強するため、併用すると強い血糖降下作用が期待できるが、特に高齢者、腎機能低下例では低血糖に注意が必要である.
- SGLT2阻害薬はSU薬の体重増加作用を抑制することができるため併用は効果的と考えられるが、やはり低血糖には注意すべきである.

● ビグアナイド薬を中心とした多剤併用

- 肥満の著しい2型糖尿病患者ではインスリン抵抗性が顕著であることが多く、ビグアナイド薬が第一選択薬となる.
- 従来メトホルミンは1日750 mgまでしか処方できなかったが、近年発売されたメトグルコ® では1日2,250 mgまで増量可能である。しかしある程度増量しても十分な血糖コントロールが得られない場合は併用療法を考慮する.
- 食後高血糖が目立つ症例ではグリニド薬、α-GIの併用を考慮する.
- SU薬、チアゾリジン薬、DPP-4阻害薬も併用効果が期待できる薬剤である。特にメトホルミンは小腸L細胞からのGLP-1の分泌を促したり、GLP-1受容体の発現を増加させるとの報告があり[7]、DPP-4阻害薬との併用は有効であると考えられる（❼）.
- SGLT2阻害薬も特に肥満患者には併用されることが多いが、脱水を助長するため乳酸アシドーシスの発生には注意すべきであり、シックデイにはビグアナイド薬だけでなくSGLT2阻害薬も中止するよう指導する

患者▶「どうして糖尿病の薬を何種類も飲まなければならないの？」
アドバイス▶糖尿病の薬にはインスリンの分泌を良くしたり、インスリンの効きを良くしたりするものがあり、また食前の血糖値を下げたり、食後の血糖値を下げたりするものがあり、薬によって効果が違います。だから患者さんの血糖値悪化の原因や血糖上昇のパターンによっていろいろな薬を組み合わせて使い分ける必要があるのです.

❽ 経口血糖降下薬の内服タイミング

食直前投与が必要	厳格な規程なし
グリニド薬 α-グルコシダーゼ阻害薬（α-GI）	SU薬 ビグアナイド薬 チアゾリジン薬 DPP-4阻害薬 SGLT2阻害薬

❾ 経口血糖降下薬の1日投与回数

基本的に1回投与可能	基本的に頻回投与必要
SU薬 チアゾリジン薬 DPP-4阻害薬 SGLT2阻害薬	グリニド薬 ビグアナイド薬 α-グルコシダーゼ阻害薬（α-GI）

必要がある．

● 患者の立場に立った多剤併用のコツ

- 多剤併用の際にはアドヒアランスの低下を防ぐために内服時間の工夫が必要である．内服忘れが多い患者に食直前の投与が必要なグリニド薬やα-GIを併用薬として処方する際には，すべての経口血糖降下薬を食直前投与にするとよい（❽）．
- 認知症があり内服管理が必要な場合は，なるべく1日投与回数の少ない薬剤を選択することが望まれる．その点ではSU薬，チアゾリジン薬，DPP-4阻害薬を用いた併用療法が適している（❾）．
- 多剤併用は数種類の薬剤を使用するため，どうしても患者の経済的負担が大きくなる．よって患者負担軽減という観点からは比較的薬価の安いSU薬やビグアナイド薬を中心とした併用療法が望ましい．

（中村嘉夫）

> **MEMO**
> 認知症のある高齢者ではSGLT2阻害薬の併用は避ける．

● 文献

1) 日本糖尿病学会編・著. 糖尿病治療ガイド2014-2015. 文光堂；2014.
2) Kawai T, et al. Effect of pretreatment with low-dose metformin on metabolic parameters and weight gain by pioglitazone in Japanese patients with type 2 diabetes. Intern Med 2008；47：1181-8.
3) Inzucchi SE, et al. Management of hyperglycemia in type 2 diabetes, 2015：a patient-centered approach：update to a position statement of the American Diabetes Association（ADA）and the European Association for the Study of Diabetes（EASD）. Diabetes Care 2015；38：140-9.
4) Narita T, et al. Miglitol induces prolonged and enhanced glucagon-like peptide-1 and reduced gastric inhibitory polypeptide responses after ingestion of a mixed meal in Japanese type 2 diabetic patients. Diabet Med 2009；26：187-8.
5) 日本糖尿病協会. インクレチンとSU薬の適正使用について. 2010.
   http://www.nittokyo.or.jp/kinkyu_incretin100408m.html
6) 日本糖尿病学会. SGLT2阻害薬の適正使用に関するRecommendation. 2014.
   http://www.jds.or.jp/common/fckeditor/editor/filemanager/connectors/php/transfer.php?file=/uid000025_7265636F6D6D656E646174696F6E5F53474C54322E706466
7) Maida A, et al. Metformin regulates the incretin receptor axis via a pathway dependent on peroxisome proliferator-activated receptor-α in mice. Diabetologia 2011；54：339-49.

どの時点でインスリン導入を考えるか？

POINT
- 2型糖尿病においては膵β細胞機能が進行性に低下して、経過とともに治療法の強化が必要となる。
- 患者・医師ともにインスリン治療が最終手段であるという認識で、インスリン導入には障壁があり導入が遅れている。
- 早期のインスリン導入による厳格なコントロールは、血糖値の正常化やインスリンの休薬も可能となるなど膵β細胞の回復を期待できる。
- 併発疾患に伴う急激な高血糖、重症入院患者、経口血糖降下薬の禁忌・無効例には積極的なインスリン導入が望ましく、導入や継続にしても利便性のある製剤機器が利用可能である。
- 患者プロフィールを考慮して個別の血糖コントロールを目標とするテーラーメードなインスリン導入が必要であり、QOL、治療満足度も改善するオプションを選択する。

Key words

血糖コントロール ▶ 2型糖尿病では、大規模臨床試験であるUKPDS（United Kingdom Prospective Diabetes Study）において、インスリン治療を含めた強化療法でHbA1c 1％の低下により細小血管障害が37％、糖尿病関連イベントが21％低下することが実証された。

MEMO

インスリンはわが国では1923年から臨床応用されているが、ここ15年ほどでヒトインスリンの構造を改造した種々のアナログインスリンが利用できるようになった。皮下注射のインスリンの吸収を促進したり遅延させたりして、血中インスリン濃度の生理的パターンを再現することを目標としている。

● 2型糖尿病の血糖コントロールにおけるインスリン治療

- 2型糖尿病が進行性の疾患であることは、時間の経過とともに血糖コントロールが悪化することや、コントロールのために経口血糖降下薬（OHA）の併用とインスリン治療の必要性が増してくることからも明らかである（❶）[1]。膵β細胞からのインスリン分泌能が進行性に低下するからであるが（❷）[2]、補充療法としていつからインスリン治療を始めるかについて定まった見解はない。

- インクレチン関連薬やSGLT2阻害薬の登場とさまざまなインスリン製剤が開発され、糖尿病治療の選択肢は増えている。現在の2型糖尿病治療は段階的アプローチが一般的であるが、そのステップアップに手間取ると、不十分な血糖コントロールが長期間にわたる。当初は、生活習慣修正やOHA、GLP-1アナログでの単独あるいは併用でコントロールは可能である場合が多い。しかし、次の段階にあたるインスリン治療は後回しになることが多い。

- インスリン製剤の利便性は増しているが、種々の誤解や不安（❸）[3]のために、糖尿病診断時から使われることは少ないし、導入が遅れがちである。インスリンを患者や医師は最終手段の治療選択と考えているが、インスリン導入でコントロール目標を達成維持できる患者は多い。

- OHAだけで至適なコントロールを維持できないときには、罹病年数に関係なく、血糖コントロールの個別目標を達成するために、低血糖を頻

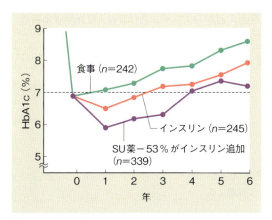

❶ 2型糖尿病患者におけるHbA1cの推移
（Wright A, et al. Diabetes Care 2002[1]）より）

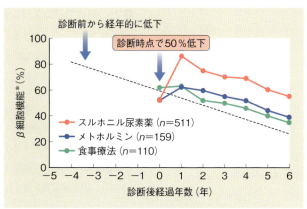

❷ 2型糖尿病患者における膵β細胞機能の経年的低下
＊：HOMA-β（homeostasis model assessment for beta cell function）を指標としている.
（UKPDS Group. Diabetes 1995[2]）より）

❸ 医師と患者のインスリン導入に対する障壁

医師の障壁	・低血糖リスクについての不安 ・医療資源の使用増加（たとえば，受診回数，臨床検査） ・インスリンの治療効果の不確実性 ・指示された注射法を患者が遵守するかどうかの不安 ・体重増加 ・最終手段の治療という見方 ・複雑な治療法という見方 ・心血管疾患リスクを増加させるという考え ・低血糖発作の頻度や重症度が増して余分な時間が必要となるという考え
患者の障壁	・インスリン治療を開始するということは病気が重くなったという見方と重症な合併症への不安（たとえば，臓器障害，失明） ・インスリン開始は自己管理の失敗とする考え ・注射の痛みに対する不安 ・正しい注射手技に対する不安 ・毎日の注射という面倒さ/融通性の低下 ・低血糖の可能性についての不安 ・インスリンの臨床的効果に関する不確実性 ・過去に他の治療法で効果があったのでインスリンは必要ないという誤解 ・家族，友人，同僚のなかで烙印を押される不安 ・治療費用 ・体重増加の不安

（Vinik A. Clin Ther 2007[3]）より）

発させない範囲で積極的にインスリンを使用することが望ましい（❹）.

● インスリン導入や治療強化の遅れ

・日本の医師は自分が糖尿病患者の場合，インスリン導入を考えるHbA1cの数値を8.2％（平均）と答え，診療している患者の場合は平均8.7％，そして実際に患者にインスリン治療を勧めたHbA1cは平均9.6％という（DAWN JAPAN調査，❺）[4]）. 医師の感情や考えが実行に移

MEMO

DAWNはDiabetes Attitudes, Wishes and Needsの略で，日本ではDAWN JAPANとしてインスリン治療に対する心理的障壁を具体的に明らかにするための調査を2004年8月から2005年8月にかけて実施し，得られたデータからインスリン導入のヒントを教材化している．

❹ どの時点でインスリン導入を考えるか（1）―インスリン導入に期待する背景

- 血糖コントロールの改善を通じて合併症の予防または遅延をもたらす
- 早期導入で膵β細胞機能を回復させる
- 実行可能な注射法が利用できる（障壁を低くする）
    簡便で痛みの少ない注射法，少ない注入回数，生活習慣や好みに合致，サポート体制
- 低血糖を回避して安全に継続できる
- 空腹時・食後の血糖上昇を抑制する
- 心血管リスクを増悪させない
- 短期間の強力介入で離脱できる
- QOL，治療満足度を悪くしないか改善する

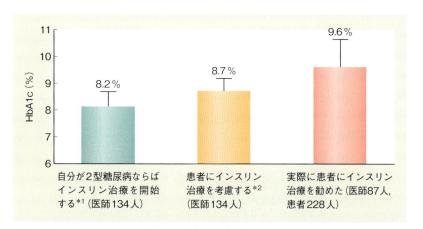

❺ 日本人医師のインスリン導入を考える時期（DAWN JAPAN 調査 2005）

*1：Q．もし，ご自分が経口血糖降下薬使用中の2型糖尿病であったと仮定して，どのくらいのHbA1cであれば，インスリン治療を始められますか？
*2：Q．経口血糖降下薬治療中で，ご高齢でなく進行した合併症もない患者さんの場合，HbA1cがどの程度になればインスリンの導入を考えられますか？
（Ishii H, et al. PLoS One 2012[4] より）

されるまでには時間的ずれがある．

- OHA単剤治療，たとえば，メトホルミンあるいはスルホニル尿素（SU）薬でHbA1c 8％以上が続いているにもかかわらず，追加あるいは新たな治療を始めるまでに，それぞれ平均14.5か月，20.5か月要した[3]．そして，専門医や一般医が薬物治療の強化を図ったのはそれぞれ45.1％と37.4％程度であり（$p = 0.009$），併用薬の追加や用量の増量は20％

患者▶「血糖が高くても症状はないし，インスリン打つって本当に糖尿病じゃないですか？」
アドバイス▶インスリン治療に対する障壁を探り出し，不安を解消する説明をします．実際の器具を供覧して，試しに打つ練習をして，身近なものに感じて行動に一歩踏み出せるように支援します．医療者の熱意は大事ですが，無理強いは逆効果です．

- 以下で，インスリンへの移行に至ってはそれぞれ 8.5 % と 1.7 % であった（$p<0.001$）．
- 治療強化は大仕事であるが，血糖コントロールが達成されない限り，不十分な OHA 治療が遷延することになる．SU 薬とメトホルミンの併用者で，次に何を追加するかを考えた場合，基礎インスリン注射とチアゾリジン薬を比較したときに，HbA1c が 9.5 % を超えているとインスリンによる改善作用が大きかった．OHA の 3 剤併用で最大 3 % の低下を期待して 6.5 % 以下の目標を考慮すると，HbA1c が 9.5 % 以下であれば 3 剤併用を試してもよいが，それ以上であればインスリンを追加するほうがよいことになる[3]．しかし，経口薬 3 剤併用はよりよい血糖コントロールにつながらないだけでなく，長期的な経費節減にもならない[5]．
- インクレチン関連薬や SGLT2 阻害薬の長期効果は不明だが，糖尿病は進行性であり，OHA の効果は時間とともに減弱し，多剤併用でも十分な血糖コントロールが得られなくなる．2 剤併用でも HbA1c の低下は最大 2 % であり，3 剤目の追加効果は実際には限られている．アメリカとヨーロッパの糖尿病学会の勧告（2015 年版）では，メトホルミン投与と生活習慣の改善を行っても HbA1c の個別目標を達成しない場合，基礎インスリン注射を始めることを一つの選択肢として勧めている[6]（p.216 **1** 参照）．しかも，3 か月ごとに治療の見直しを謳っている．

インスリン導入の個別的決断

- 導入にあたり要因として考えるのは，患者の準備状態，高血糖の程度，他薬と比較したインスリンの副作用，GLP-1 アナログの併用・非併用時の OHA の効果，患者の仕事時間や生活習慣，費用，インスリン治療の実施・経過観察にかかわる医療者・療養指導士・家族の協力などである．導入時には実際に療養指導士から確認指導を行う（**❻**）．
- さらに，患者の治療を実行可能にする因子には，毎日必要なインスリン注射回数，血糖測定回数，副作用，治療による生活習慣の制限，そして費用がある．多くの患者は血糖値コントロールが良くなれば，症状の改善を自覚し元気になる．また，自己測定の血糖値の低下を目の当たりにし，インスリンの開始と遵守の大きな動機づけとなる．新しいインスリン製剤や器具の登場によりインスリン治療は受け入れやすくなっている．
- 教育がアドヒアランスを向上させる．患者は 2 型糖尿病が進行性であり，時間経過とともに治療の強化，つまり，薬剤の変更，用量の増加やインスリンを含む薬物の併用の必然性について理解しておく必要がある．この治療過程は軽度の高血糖の時期や診断時点など，早期の段階で知らせたほうがよい．

❻ インスリン導入時の指導項目

1. インスリン治療の受容
2. 生活リズムの確認
3. インスリンの作用
4. インスリン注入器の使用方法の説明
5. 注射時間と注射部位
6. 低血糖とその対処
7. インスリン保管方法
8. 針・その他廃棄方法
9. 緊急時連絡について
10. コストについて

指導は適宜数回に分け，反復して行う．

❼ インスリン導入の選択肢

1. 基礎インスリン注射を経口血糖降下薬に追加（BOT：basal-supported oral therapy）	持効型インスリンを1日1回注射で，空腹時血糖を下げてHbA1cを改善する．0.1〜0.2 U/kg 体重より開始する
2. 2相性混合型インスリンの1日1〜3回注射	中間型と超速効型インスリンの混合製剤で，食直前に注射する．基礎と追加のインスリン分泌を補うことで，食前と食後の血糖を下げる．規則正しい食事をする人に向く
3. （超）速効型インスリン3回注射	食事のたびに注射して，2型糖尿病に特徴的な食後高血糖を改善する．食事量（特に糖質量）に合わせて用量調整しやすい
4. 基礎・追加インスリン療法（強化インスリン療法）	食事のたびの超速効型インスリン3回注射と持効型インスリン1〜2回/日注射で，生理的インスリン分泌を模倣する．生活習慣の変化に柔軟に対応しやすい

● 血糖コントロールの個別目標とインスリン導入

- 血糖コントロールが悪化するとか，HbA1cが目標より高いときには治療が見直される．コントロール目標は，罹病年数，合併症，心血管リスク，年齢，余命，低血糖の頻度，無自覚性低血糖，仕事のスケジュール，他の生活習慣因子，社会的サポート，費用などに左右される．インスリン治療も個々人のコントロール目標により投与プランを考える（❼）．

- 顕著な高血糖の時には不明確だった長期的な目標は，経過観察中に明らかになる．発症早期で高血糖の場合は正常に近い血糖コントロールの達成やインスリン治療からOHAへ移行できる可能性もある．何年も無治療で高血糖の場合は，進行した状態で治療は難しくなる．患者の経過をみてはじめて正常に近い血糖値を達成できるかどうかがわかる．

- 目標血糖は定期的に再評価し，時間とともに調整する必要がある．OHAに基礎インスリン注射を追加することは治療を進めるうえでは合理的な選択肢であり，インスリン導入の方法として普及している．頻回注射より単純で患者や医療者にも労が少なくてすむ．しかし，高血糖の程度，罹病年数，併発症によっては，厳格なコントロール目標を目指して，食後や空腹時の血糖値の改善のために頻回注射を始める必要がある．インスリン治療のオプション（❼）が増えることで，患者の受け容れ，ニーズ，好み，低血糖，費用等に応じた治療の個別化ができる．

● インスリン製剤とインスリン導入への障壁

- 生活習慣と治療の柔軟性についての患者の不安，たとえば食事時間についての誤解，インスリンのバイアル，針，シリンジを持ち歩くイメージはインスリン導入の障壁となる．
- ヒトのインスリン製剤は薬物動態的に再現性が悪く，食事後のインスリン濃度が変動すると低血糖や体重増加が起こる．これでは満足度は低く，アドヒアランスも不良となる．

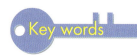

生理的インスリン分泌パターン▶
臨床的に評価できるのは末梢血中のインスリン濃度の推移であるが，もともと膵臓から分泌されるインスリンは門脈血中で最も高い濃度を示す．全身投与となるインスリン皮下注射では末梢と門脈中のインスリン濃度が同じという前提だが，インスリン依存性の1型糖尿病ではそうであっても非依存性の2型糖尿病では同じとは限らない．皮下注射の限界である．

COLUMN 個別の治療目標とインスリン導入

1型糖尿病（DCCT）や2型糖尿病（UK-PDS）を対象にした大規模臨床試験で，厳格な血糖コントロールは網膜症をはじめとする細小血管合併症を抑制することが実証された．また，介入後の長期フォローアップにより，早期に血糖コントロールを改善した強化療法群は介入終了後血糖コントロールが従来治療群と同等になっても，長期間にわたり，細小血管合併症だけでなく大血管合併症も抑制することが示された（metabolic memory あるいは legacy effect）．

しかし，60歳代で罹病期間約10年，すでに心血管疾患を併発しているような高リスク群の2型糖尿病を対象に，厳格な血糖コントロールを目指した大規模臨床試験では，心血管疾患の抑制につながらなかったことが次々と報告された．厳格コントロール群のインスリンを含む多剤併用の問題，低血糖の頻度や体重の増加が原因として取り沙汰された．サブ解析では，若年層で罹病期間も短く，心血管リスクもそれほど高くない群では，厳格なコントロールにより心血管疾患の抑制が示されている．メタ解析でも血糖コントロールの有用性が支持されている．

合併症抑制に一番有効なのはどの薬剤かというのではなく，インスリンをはじめ集約的治療で，低血糖を限りなく抑え，体重増加をさせない厳格な血糖コントロールの方針が良いということに変わりはない．使用経験も長く，最大の血糖降下作用を示すインスリンであるが，注射ということもあり敬遠されることが多い．個々の病状とプロフィール，そして準備度や生活習慣の目標に合わせた，積極的で合理的なインスリン導入が求められる．

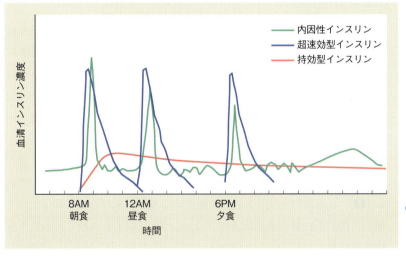

❽ 生理的インスリン分泌パターンとアナログインスリン（超速効型，持効型）の薬物動態

- 種々のアナログインスリンの登場により，生理的なインスリン分泌パターンに近くなっている（❽）．作用ピークのない持効型インスリンで低血糖や体重増加は少なくなり，食直前注射で有効な超速効型インスリンで食事時間の柔軟性は増して，QOL，満足度，アドヒアランスに好影響を与えている．

❾ 新規2型糖尿病に対する強化インスリン療法の効果

研究	n	年齢(歳)	BMI(kg/m²)	病歴	HbA1c*(%)	治療	期間(日)	正常血糖達成率(%) 治療後	6か月	1年
Li*1	138	49	25.0	新規	10.1	CSII	14	91	67	47
Ilkova*2	13	50	26.9	新規	11.0	CSII	14	92	69	—
Park*3	91	54	—	7.2年	13.2	CSII	53.6	34	～34	～34
Ryan*4	16	52	30.8	新規	11.8	MDI	14～21	88	—	44
Weng*5	137	51	25.0	新規	9.8	CSII	14～35	97	—	51
Weng*5	124	51	25.0	新規	9.7	MDI	14～35	95	—	45
Weng*5	121	51	25.0	新規	9.5	OHA	14～35	84	—	27

＊：NGSP値，CSII：持続皮下インスリン注入療法，MDI：頻回注射療法，OHA：経口血糖降下薬
(＊1：Li Y, et al. Diabetes Care 2004[7]／＊2：Ilkova H, et al. Diabetes Care 1997[9]／＊3：Park S, et al. Diabetes Metab Res Rev 2003[10]／＊4：Ryan EA, et al. Diabetes Care 2004[11]／＊5：Weng J, et al. Lancet 2008[8]より)

発症早期の糖尿病に対する強化インスリン療法の効果

- 糖尿病と診断されたばかりの患者に短期間の血糖コントロールの強化療法を行うとβ細胞機能保持と長期間の血糖コントロールに好影響を与える．SU薬やチアゾリジン薬などのOHAによる強化療法でもその傾向があるが，強化インスリン療法による効果はより大きい．
- 2型糖尿病と新規に診断された138人がインスリンポンプによる強化療法を行うことで，91.3％の人が優良な血糖コントロール（空腹時血糖＜109.8 mg/dL，食後血糖＜144 mg/dL）を達成した．そのうち42％は2年後もその血糖コントロールを維持していた[7]．また，持続皮下注入療法や頻回注射で強化療法1年後の血糖値が約50％も正常寛解域にあり，OHA治療よりも優れていた[8]（❾）．
- 短期間の強化インスリン療法による糖尿病の寛解は，インスリンによって血糖値が正常化している間にβ細胞機能が回復したことを示唆している（❹）．2週間の強化インスリン療法によりインスリンの初期分泌が改善し，HOMA-βの著明改善やプロインスリン/インスリン比の低下も認められた．
- これらのことから，新規に高血糖（たとえば，HbA1c≧10％，空腹時血糖≧200 mg/dL）と診断された人は，正常血糖を目標にする一時的な強化インスリン療法の対象と考える（❿）．

経口血糖降下薬でコントロール不良例に対するインスリン導入の効果

- 2型糖尿病早期で，OHA（2剤まで）内服中の405人（HbA1c 7.5～11％）を対象にしたとき，OHAの追加より夜にインスリングラルギンを加え

Key words

HOMA-β ▶ 空腹時の血中インスリン濃度と血糖値で計算したインスリン分泌指標（膵β細胞機能を表す）である．計算式は空腹時インスリン値（μU/mL）×360/{空腹時血糖値（mg/dL）−63}である．欧米白人の正常を100％としており，UKPDSでは糖尿病診断時点で50％で，時間経過とともに低下した．

❿ どの時点でインスリン導入を考えるか（2）

インスリン導入の必要な時期（妊娠期を除く）	・高血糖を伴う重症入院患者 ・急激な高血糖（急性疾患や併発疾患等）をきたす時 ・診断早期で血糖コントロールの正常化を目標とする時 ・経口血糖降下薬が禁忌の時 ・経口血糖降下薬2剤併用でもコントロール目標を達成しない時
インスリン導入の留意点	・高度の心血管リスクも少なく罹病年数も短い時は厳格なコントロールを目指すために導入を考慮する．元気な高齢者もこれに準ずる ・インスリン治療は血糖コントロールの最終手段ではない ・余命や予後を考慮して高血糖の弊害を減らす導入オプションを考慮する ・患者のプロフィール，身体機能，認知機能に基づいて治療ニーズに合うテーラーメード治療が必要となる ※個別の治療目標を患者と医療者の同意のうえで導入することが望まれる

たほうが6か月後のHbA1c≦6.5％の達成率は高くなった（17.5％ vs 10.1％，$p = 0.032$）[3]．インスリングラルギン投与で空腹時血糖が70.02 mg/dL低下し，OHA群では41.58 mg/dL低下した．両群のあいだに低血糖の頻度の差はなかった．

- チアゾリジン薬とメトホルミンにインスリンを加えた併用療法は，OHAのみで調整するより良い血糖コントロールを達成した[3]．つまり，OHAの最大量の半分量で目標を達成できないときに，OHAを最大量まで増量するよりはインスリンを加えたほうがより良い戦略となる．
- 最大量のSU薬でコントロール不良例に強化インスリン療法をすると，空腹時血糖もHbA1cも改善し，3か月前後でインスリン必要量も減量でき，インスリンを休薬しても3か月以上HbA1cが正常化している症例が50％に達した．また，非肥満の2型糖尿病で3か月間の強化インスリン療法の後でSU薬の効果が回復したことから，短期間のインスリン治療も試みる価値がある（❿）．

● 重症入院患者のインスリン導入

- インスリンの血糖降下以外の作用として，抗炎症作用，抗動脈硬化作用の報告がある．この作用にはICAM-1，MCP-1，NF-κBなどの因子の抑制，酸化ストレスの低下が関連しており，血管内皮細胞からのNO分泌亢進がかかわっているようである．つまり，インスリンは動脈硬化，プラーク破裂，血栓形成に対して抑制効果が期待されている．
- 重症入院患者の血糖コントロールには低血糖を起こさない範囲での強化インスリン療法が勧められる（❿）．

MEMO

ICAM-1，MCP-1，NF-κBは慢性炎症や細胞増殖にかかわるサイトカイン（接着因子，走化性因子，転写因子）として，生活習慣病・動脈硬化・癌などにおける種々の生体反応やアポトーシスに関与している．

● 高齢者の血糖コントロールの必要性と目標

- 2型糖尿病は不均一な集団であるが，特に高齢者では病歴の長い糖尿病

患者もあれば新規に糖尿病と診断される患者も増える．全般に死亡率も高く，併発疾患（心血管疾患，心不全等）も多い．高齢者でも効果的な血糖管理は重要であるが，若い世代に比べてその症状はさらにわかりにくく，合併症は重症化する[12]．

- 高齢者の高血糖には感染や創傷治癒の遅延，視力障害，腎障害，尿路障害だけでなく，認知障害や日常生活の活動低下まで伴う．入院機会は増加し，肺炎，手術創の感染，再手術，死亡のリスクが高くなって，入院も長期化する．
- 健康に動ける高齢者もいれば，多数の併発症を抱えて脆弱で機能障害に陥っている人などさまざまであり，糖尿病治療の目標は患者の余命，健康状態，好みにより個別化する必要がある．
- 2型糖尿病に特徴的なβ細胞機能の進行性低下のために，多くの人が血糖コントロールのためにインスリンを必要とするようになる．多くの人はインスリンの継続が必要であるが，併発疾患のために短期間のインスリン治療になることもある．しかし，高齢者においてもインスリン治療を最終手段と考えてはいけない（⑩）．

● 高齢者のインスリン導入

- 強化療法に伴う低血糖の増加は，特に高齢者や病歴が長く合併症の進行している人において，心血管に対する利益よりもリスクのほうが上回る．ほかにも癌などの余命にかかわる疾病を抱えていることが多く，多剤併用と薬物相互作用にも留意する必要がある．
- 高齢者に限らないが急性にインスリン治療を必要とするのは，著明な高血糖症状を伴い，高度の体重減少，高浸透圧状態，ケトアシドーシスなどの場合である．その他，肺炎等の急性疾患，手術，肝・腎の機能不全，ステロイド使用時にインスリンが必要となる（⑩）．
- インスリン治療の長期継続が必要になるのは，食事・運動療法が十分に功を奏さなかったりOHAの禁忌があったり，または，OHA最大量でも目標を達成しない場合である．高齢者でもインスリン導入により，血糖コントロールが改善し，QOL，治療満足度，活力やうつ気分も改善することが示されている（❹）．
- ただし，患者の身体機能，認知機能に基づいて治療ニーズに合う個別治療が必要である（⑩）．自己注射，血糖自己測定の手技の獲得，インスリン量の調整，低血糖の認識と対処が求められる．視力，巧緻性，認知の障害はインスリン使用を制限する要因になる．ペン型注入器の進歩によりインスリンは使いやすくなっている．また，インスリン自己注射が難しい高齢者では家族，在宅看護，介護士を含めたネットワークを活用する．

（辻井　悟）

> **MEMO**
> 高齢者でもインスリン導入を考える場面が増加しているが，虚弱状態で長い余命も見込めない高齢者に対して，低血糖の危険性も少ないインクレチン関連薬が，緩めのコントロールを目標に追加可能な血糖降下薬の役割を担っている．

● 文献
1) Wright A, et al. Sulfonylurea inadequacy: Efficacy of addition of insulin over 6 years in patients with type 2 diabetes in the U.K. Prospective Diabetes Study (UKPDS 57). Diabetes Care 2002;25:337-41.
2) U.K. Prospective Diabetes Study Group. U.K. prospective diabetes study 16. Overview of 6 years' therapy of type II diabetes: A progressive disease. Diabetes 1995;44:1249-58.
3) Vinik A. Advancing therapy in type 2 diabetes mellitus with early, comprehensive progression from oral agents to insulin therapy. Clin Ther 2007;29:1236-53.
4) Ishii H, et al. An exploration of barriers to insulin initiation for physicians in Japan: findings from the Diabetes Attitudes, Wishes And Needs (DAWN) JAPAN study. PLoS One 2012;7(6):e36361.
5) Levin PA, et al. Outcomes and treatment patterns of adding a third agent to 2 OADs in patients with type 2 diabetes. J Manag Care Spec Pharm 2014;20:501-12.
6) Inzucchi SE, et al. Management of hyperglycemia in type 2 diabetes: a patient-centered approach: Update to a position statement of the American Diabetes Association (ADA) and the European Association for the Study of Diabetes (EASD). Diabetes Care 2015;38:140-9.
7) Li Y, et al. Induction of long-term glycemic control in newly diagnosed type 2 diabetic patients is associated with improvement of β-cell function. Diabetes Care 2004;27:2597-602.
8) Weng J, et al. Effect of intensive insulin therapy on β-cell function and glycaemic control in patients with newly diagnosed type 2 diabetes: A multicentre randomised parallel-group trial. Lancet 2008;371:1753-60.
9) Ilkova H, et al. Induction of long-term glycemic control in newly diagnosed type 2 diabetic patients by transient intensive insulin treatment. Diabetes Care 1997;20(9):1353-6.
10) Park S, Choi SB. Induction of long-term normoglycemia without medication in Korean type 2 diabetes patients after continuous subcutaneous insulin infusion therapy. Diabetes Metab Res Rev 2003;19(2):124-30.
11) Ryan EA, et al. Short-term intensive insulin therapy in newly diagnosed type 2 diabetes. Diabetes Care 2004;27(5):1028-32.
12) Tanwani LK. Insulin therapy in the elderly patient with diabetes. Am J Geriatr Pharmacother 2011;9:24-36.

● Further reading
- Ismail-Beigi F, et al. Individualizing glycemic targets in type 2 diabetes mellitus: Implications of recent clinical trials. Ann Intern Med 2011;154:554-9.
  本総説では，最近の大規模臨床試験より鑑みて，血糖コントロールの目標に対する個別化の考え方を説いている．

腎機能障害を有する患者における投与の実際

POINT

- 腎不全環境では，①インスリン抵抗性による耐糖能障害と，②腎臓での糖新生障害およびインスリンの排泄障害に伴う低血糖傾向の両者が存在することが特徴的である．
- 経口血糖降下薬のうち，スルホニル尿素薬，ビグアナイド薬，チアゾリジン薬および速効型インスリン分泌促進薬のうちナテグリニドは，重篤な腎障害のある患者で禁忌である．
- 最近わが国でも使用可能となったDPP-4阻害薬8剤は，いずれも透析患者に対しても処方可能である．
- 1型糖尿病患者およびインスリン分泌が高度に低下した2型糖尿病透析患者では，インスリン注射が第一選択である．

● 血糖管理における問題点

- 腎臓は肝臓とともに糖新生を担う重要な臓器であり，腎機能が低下すると腎臓での糖新生が障害される．
- 腎排泄性の経口血糖降下薬や皮下注射されたインスリンは，腎機能低下に伴いそれらの血中濃度が上昇する．その結果，腎機能障害を有する糖尿病患者では，低血糖の危険性が高くなる．
- 一般の糖尿病治療では，食事および運動療法が原則であるが，腎不全患者ではたんぱく質制限のため糖尿病に適した食事療法を行えず，また種々の理由で運動が制限されるため，はじめから薬物療法が必要となる場合が多い．

● 経口血糖降下薬の使用制限（❶）[1, 2]

- 経口血糖降下薬の多くは，重篤な腎障害のある患者あるいは透析患者で禁忌とされている．
- ビグアナイド薬は，腎機能低下時に致死性の乳酸アシドーシスを起こす危険性が高くなるため注意が必要である．添付文書上，メトグルコ®を除くビグアナイド薬は腎機能障害患者で禁忌，メトグルコ®は中等度以上の腎機能障害がある場合禁忌である．日本糖尿病学会ビグアナイド薬の適正使用に関する委員会からの「ビグアナイド薬の適正使用に関するRecommendation」では，血清クレアチニン（酵素法）が男性1.3 mg/dL，女性1.2 mg/dL以上の患者にはビグアナイド薬の投与を推奨しな

MEMO

HbA1cは，腎性貧血や赤血球造血刺激因子製剤治療により低値となる．一方，グリコアルブミン（GA）は，透析患者において，透析前平均血糖値との相関[3]や，生命予後および入院との関連[4]も，HbA1cに比べてより強いことから，糖尿病透析患者の血糖管理の指標は，HbA1cではなくGAを用いることが推奨される[5]．

❶ 各経口血糖降下薬および GLP-1 受容体作動薬の重篤な腎機能障害のある患者あるいは透析患者における添付文書の記載

	一般名	商品名	添付文書の記載
スルホニル尿素薬	グリベンクラミド	オイグルコン®/ダオニール®	禁忌
	グリクラジド	グリミクロン®	禁忌
	グリメピリド	アマリール®	禁忌
ビグアナイド薬	メトホルミン	グリコラン®/メデット®	禁忌
		メトグルコ®	禁忌
	ブホルミン	ジベトス®	禁忌
α-グルコシダーゼ阻害薬	アカルボース	グルコバイ®	慎重投与
	ボグリボース	ベイスン®	慎重投与
	ミグリトール	セイブル®	慎重投与
チアゾリジン薬	ピオグリタゾン	アクトス®	禁忌
速効型インスリン分泌促進薬	ナテグリニド	スターシス®/ファスティック®	禁忌
	ミチグリニド	グルファスト®	慎重投与
	レパグリニド	シュアポスト®	慎重投与
DPP-4 阻害薬	シタグリプチン	ジャヌビア®/グラクティブ®	慎重投与
	ビルダグリプチン	エクア®	慎重投与
	アログリプチン	ネシーナ®	慎重投与
	リナグリプチン	トラゼンタ®	記載なし
	テネリグリプチン	テネリア®	記載なし
	アナグリプチン	スイニー®	慎重投与
	サキサグリプチン	オングリザ®	慎重投与
	トレラグリプチン	ザファテック®	禁忌
SGLT2 阻害薬	イプラグリフロジン	スーグラ®	投与しない
	ダパグリフロジン	フォシーガ®	投与しない
	ルセオグリフロジン	ルセフィ®	投与しない
	トホグリフロジン	アプルウェイ®/デベルザ®	投与しない
	カナグリフロジン	カナグル®	投与しない
	エンパグリフロジン	ジャディアンス®	投与しない
GLP-1 受容体作動薬	リラグルチド	ビクトーザ®	慎重投与
	エキセナチド	バイエッタ®/ビデュリオン®	禁忌
	リキシセナチド	リキスミア®	慎重投与

いとされている．
● ピオグリタゾンは腎機能障害患者においても海外では使用されている．わが国では重篤な腎機能障害のある患者で禁忌とされている．
● スルホニル尿素（SU）薬は，重篤な腎機能障害のある患者において遷延性低血糖を発症しやすく，やはりわが国では禁忌である．
● 結果的に，最近までわが国で腎機能障害時に使用可能であった経口薬は，α-グルコシダーゼ阻害薬（α-GI〈アカルボース，ボグリボース，ミグ

糖尿病性腎症の病期分類と慢性腎臓病（CKD）のステージ分類

糖尿病患者に長期にわたって高血糖が持続すると，まず微量ではあるが正常範囲を超えるアルブミン尿が出現する（微量アルブミン尿）．さらにアルブミン尿が増加すると尿蛋白が持続性に陽性となり，その時期から腎機能が低下し，さらに末期腎不全・透析療法に至る，というのがこれまで考えられてきた糖尿病性腎症の自然経過である．そのため従来腎症は，主として尿中アルブミン排泄量によって，その病期が分類されてきた．すなわち第1期（腎症前期）は正常アルブミン尿，第2期（早期腎症期）は微量アルブミン尿，第3期（顕性腎症期）は持続性蛋白尿と定義されている．なお第4期は（保存期）腎不全，第5期は透析療法期である．

一方，近年の内外のガイドラインで提唱されている慢性腎臓病（chronic kidney disease：CKD）は，主として推算糸球体濾過量（eGFR）によって，ステージが分けられている．このように両者の病期（ステージ）分類に整合性がなく，若干の混乱が生じていた．そこで，日本糖尿病学会，日本腎臓学会，日本透析学会，さらには日本病態栄養学会からなる糖尿病性腎症合同委員会で，糖尿病性腎症病期分類2014[6)]が策定された．

1に，東京女子医科大学糖尿病センター外来で血清クレアチニンおよび尿中アルブミン（早朝第1尿，クレアチニン補正値）を同時に測定した腎症1期から4期の成人糖尿病患者10,328人における，アルブミン尿とeGFRとの散布図を示す[7)]．顕性腎症期（尿中アルブミン300 mg/g Cr以上）においてもeGFRは広く分布しており，eGFR 60 mL/分/1.73 m^2 以上と腎機能が保たれている患者が35.8％存在した．一方正常アルブミン尿（尿中アルブミン30 mg/g Cr未満）であっても，eGFRが60 mL/分/1.73 m^2 未満に低下した患者の割合は10.8％であった．このようにアルブミン尿とeGFRが乖離する糖尿病患者が存在することから，それら腎パラメーター異常の病態や，対応する腎病理所見が異なることが予想される．

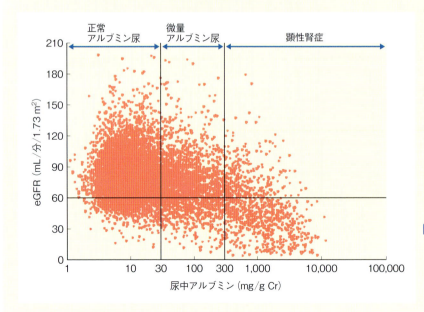

1 成人糖尿病患者における尿中アルブミンと推算糸球体濾過量（eGFR）の散布図

❷ インスリン治療からビルダグリプチンへの変更が可能であった2型糖尿病患者

週数	−32	−24	−12	0	4	11	15	19	28	31
インスリン投与量（単位/日）	12	12	12	−	−	−	−	−	−	−
ビルダグリプチン投与量（mg/日）	−	−	−	25	25	25	25	25	25	25
随時血糖値（mg/dL）	97	95	143	104	133	171	127	148	129	124
グリコアルブミン（%）	21.7	22.2	22.7	21.3	20.9	22.6	21.9	22.1	22.6	23.4
HbA1c（%）	5.7	5.8	5.8	5.4	5.5	5.7	5.7	5.8	5.5	5.2

血液透析導入後3年経過した69歳の女性2型糖尿病患者．混合型インスリン製剤（ペンフィル30R®）を朝食前8単位（透析日は3単位へ減量），夕食前4単位，計12単位/日（透析日は7単位/日）使用していたが，外来受診時の朝食後血糖値100 mg/dL前後，グリコアルブミン22.0％前後（参考値としてHbA1c 5.0％台前半）と，糖尿病は良好にコントロールされていたため，これを中止しビルダグリプチン25 mg（50 mg 0.5錠）分1朝へ変更した．変更後も血糖値およびGA，HbA1cとも著変なく，低血糖症状も認めず，インスリン皮下注射から経口薬へ安全に切り替えることが可能であった．

リトール〉）と，速効型インスリン分泌促進薬のミチグリニドおよびレパグリニドのみであった．
- 最近使用可能となったSGLT2阻害薬は，腎糸球体から濾過されたブドウ糖の近位尿細管からの再吸収を抑制し，尿に排泄することで血糖を低下させる．その作用機序から腎機能低下例での効果は期待されず，各製剤の添付文書にも，「重度の腎機能障害のある患者または透析中の末期腎不全患者では本剤の効果が期待できないため，投与しないこと」と記載されている．

● **DPP-4阻害薬の有効性および安全性（❷）**

- 2015年6月現在わが国では，8剤のDPP-4阻害薬が使用可能である．
- 8剤中，シタグリプチン，アログリプチン，アナグリプチン，サキサグリプチン，トレラグリプチンは腎機能に応じた用量調節が必要であり，そのなかでトレラグリプチンは高度の腎機能障害患者または透析中の末期腎不全患者で禁忌とされているが，ビルダグリプチン，リナグリプチン，テネリグリプチンは添付文書上腎機能による調節の記載はない．
- DPP-4阻害薬単剤での使用であれば，低血糖を起こしにくいとされるが，腎不全患者では，分泌されたインスリンの血中濃度が遷延し，さらにDPP-4阻害薬がグルカゴン分泌を抑制することから，低血糖，特に反応性低血糖を起こす可能性に留意する必要がある．
- ただし腎不全患者においても，経験上DPP-4阻害薬単剤使用による低血糖の危険はきわめて少ないといえる．
- DPP-4阻害薬は2型糖尿病に対してのみ，その効果が期待される．インスリン分泌が枯渇した1型糖尿病には無効であり，各薬剤とも禁忌である．1型糖尿病患者に対して，インスリン治療を中止したうえでDPP-4阻害薬が投与された場合，ケトアシドーシスを起こし，生命に危険が及ぶことになる．

MEMO

透析導入後における血糖管理の意義についてはいまだ不明な点が多いが，現段階では，網膜症などの血管合併症の進行阻止[8]と，感染症に関連した死亡率低下[9]の点で，この時期においても良好な血糖値を維持する必要性があると考えられる．ただし糖尿病薬を使用している場合には，低血糖を極力起こさないように注意が必要である．

> **MEMO**
>
> 血液透析では，透析液の糖濃度が100〜150 mg/dLであり，拡散により血液中のブドウ糖が透析液側に移行するため，インスリンや経口薬を使用中の糖尿病患者では，透析中の低血糖に注意する必要がある．また透析中の急激な血糖値の低下が，Somogyi効果により透析後血糖値の反動的な上昇を起こすという報告がある[10]．

> **MEMO**
>
> 糖尿病性腎症を原疾患とする透析導入患者の増加は周知の通りであるが，直近の日本透析医学会の統計調査[11]によると，2010年の導入患者数は初めて前年を下回り，以後緩徐であるが減少傾向にある．

インスリン治療

- インスリン分泌が枯渇した1型糖尿病患者では，腎機能障害の有無にかかわらず，インスリン注射の絶対的適応である．インスリン分泌が高度に低下した2型糖尿病透析患者に対しても，インスリン注射が第一選択となる．
- 1型糖尿病では，朝あるいは就寝前に持効型溶解インスリン，各食前に超速効型あるいは速効型インスリンの頻回注射（強化インスリン療法）が必要である．
- 頻回投与法で十分な血糖コントロールが得られない場合には，持続皮下インスリン注入療法（continuous subcutaneous insulin infusion：CSII）を試みてもよい．
- 2型糖尿病患者では，インスリン分泌能や血糖値に応じて，インスリンの種類，注射回数，投与量を決める．実際には，各食前（超）速効型インスリン3回注射，混合型インスリンの朝夕2回注射ないしは各食前3回注射，あるいは1日1回の持効型溶解インスリン注射で維持できる場合が多い．

インスリン以外の注射薬―GLP-1受容体作動薬

- リラグルチドおよびリキシセナチドは，腎機能障害のある2型糖尿病患者においても慎重に投与可能であるが，DPP-4阻害薬同様，1型糖尿病患者に対しては禁忌である．
- エキセナチド（バイエッタ®，ビデュリオン®）は，透析患者を含む重度腎機能障害のある患者で禁忌である（本剤の消化器系副作用により忍容性が認められていない）．

（馬場園哲也）

文献

1) Snyder RW, Berns JS. Use of insulin and oral hypoglycemic medications in patients with diabetes mellitus and advanced kidney disease. Semin Dial 2004；17：365-70.
2) Abe M, et al. Antidiabetic agents in patients with chronic kidney disease and end-stage renal disease on dialysis：Metabolism and clinical practice. Curr Drug Metab 2011；12：57-69.
3) Inaba M, et al. Glycated albumin is a better glycemic indicator than glycated hemoglobin values in hemodialysis patients with diabetes：Effect of anemia and erythropoietin injection. J Am Soc Nephrol 2007；18：896-903.
4) Freedman BI, et al. Glycated albumin and risk of death and hospitalizations in diabetic dialysis patients. Clin J Am Soc Nephrol 2011；6：1635-43.
5) 中尾俊之ほか．一般社団法人日本透析医学会．血液透析患者の糖尿病治療ガイド2012．透析会誌 2013；46：311-57.
6) 羽田勝計ほか．糖尿病性腎症病期分類2014の策定（糖尿病性腎症病期分類改訂）につい

7) 馬場園哲也ほか．糖尿病性腎症病期と CKD ステージの使い分け．腎と透析 2009；67：173-7.
8) 石井晶子ほか．糖尿病透析患者における網膜症の年次的変化．糖尿病 2002；45：737-42.
9) Morioka T, et al. Glycemic control is a predictor of survival for diabetic patients on hemodialysis. Diabetes Care 2001；24：909-13.
10) Abe M, et al. Evaluation of the hemodialysis-induced changes in plasma glucose and insulin concentrations in diabetic patients：Comparison between the hemodialysis and non-hemodialysis days. Ther Apher Dial 2007；11：288-95.
11) 日本透析医学会 統計調査委員会．図説 わが国の慢性透析療法の現況―2013 年 12 月 31 日現在．日本透析医学会；2014. http://www.jsdt.or.jp/overview_confirm.html

（注：最初の項目「て．糖尿病 2014；57：529-34．」は前ページからの続き）

高齢者糖尿病患者における投与の実際

- 高齢者糖尿病への経口血糖降下薬療法に際しては，画一的治療は避け，症例の病態に合わせた薬剤選択をする．
- 高齢者糖尿病における低血糖の重要性を認識して治療にあたる．
- 血糖コントロール指標は，対象症例ごとに個別に設定する．
- 薬物有害作用や服薬アドヒアランスに常に留意する．

● 経口血糖降下薬開始にあたっての一般的原則

- 2型糖尿病では，食前の血糖値の上昇幅よりも，食後血糖値の上昇幅が大きいことが特徴である．最初に経口血糖降下薬開始に際しての薬剤選択について概説するが，治療の評価には治療変更2か月後に測定したHbA1c値を用いる（❶，❷）．

食前血糖値

- 最初に食前血糖値を目標値にまで下げる．目標とする食前血糖値の目安は108〜126 mg/dL である[1]．
- 使用する薬剤は，作用時間の長い，1日1回ないし2回服用の薬剤である．
- 高血糖の機序に応じて，選択する薬剤を使い分ける．血糖上昇の機序が不明の場合には，まずインスリン抵抗性に対する治療を行う．
- 病態の主因がインスリン分泌不全の場合は，スルホニル尿素（SU）薬やDPP-4（dipeptidyl peptidase-4）阻害薬が第一選択となる．
  ① SU薬の使用に際しては低血糖に十分注意し，最少量より開始する．
  ② DPP-4阻害薬はSU薬やグリニド薬（速効型インスリン分泌促進薬）と併用しなければ低血糖は起こさない．
  ③ SU薬やDPP-4阻害薬による治療はインスリン分泌不全のみならずインスリン抵抗性による血糖上昇例にも血糖降下作用を発揮する．
  ④ インスリン分泌不全を示唆する臨床的指標は，空腹時CPR（C-peptide immunoreactivity）＜1 ng/mL，尿中CPR＜40 μg/日である．
- 病態の主因がインスリン抵抗性の場合は，メトホルミン，ピオグリタゾンが第一選択となる．
  ① インスリン抵抗性改善薬は作用機序が異なるため，一つの薬剤が無効でも他剤により血糖降下作用が得られる場合がある．

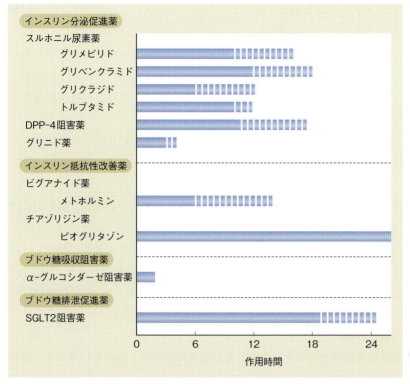

❶ 経口血糖降下薬の種類と作用時間

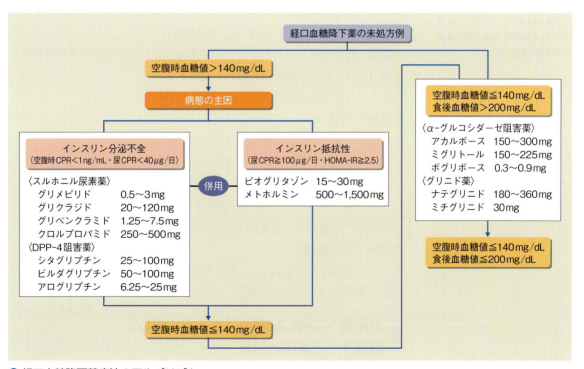

❷ 経口血糖降下薬療法のアルゴリズム

② メトホルミンやピオグリタゾンは，インスリン分泌低下による血糖上昇例には無効である．
③ メトホルミンやピオグリタゾンは，SU薬やグリニド薬と併用しなければ低血糖は起こさない．
④ グリメピリドはSU薬に分類されるが，インスリン抵抗性改善作用も併せもっている．
⑤ インスリン抵抗性を示唆する臨床的指標は，尿中CPR＞100 μg/日，HOMA-IR（homeostasis model assessment for insulin resistance）≧2.5である．

- SGLT2阻害薬は病態に関係なく血糖降下が期待できるが，高齢者には原則として使用しない．
  ① SGLT2阻害薬は尿糖排泄促進作用に付随し尿量が著明に増加し，高齢者では脱水や電解質異常，血管障害の危険性が高くなる．
  ② SGLT2阻害薬による体重減少により高齢者のフレイル（虚弱状態）が悪化する可能性がある．

食後血糖値
- 食後高血糖が残存する場合に食後高血糖に対する加療を行う．食後血糖値の目標値は200 mg/dL以下である[1]．
- 使用する薬剤は，作用時間の短い1日3回服用の薬剤で，α-グルコシダーゼ阻害薬（α-GI）かグリニド薬である．
- 病態の主因がインスリン分泌不全である場合にはグリニド薬を選択する．
- α-GIは，病態に関係なく効果を発揮する．
- インスリン抵抗性を改善する短時間作用薬はない．

低血糖に留意
- 低血糖を避けつつ，血糖降下を図るのが原則である．
  ① 低血糖はSU薬やグリニド薬の使用により起こる．
  ② SU薬は作用が強力なので，比較的薬効の弱いグリメピリド0.5 mgないしグリクラジド40 mgから開始し，漸増する．
- 低血糖の指標には，自覚症状に加え，各食前血糖値を用いる．

血糖降下薬の薬効
- 経口血糖降下薬の薬効は，一般に短時間作用型の薬剤よりも長時間作用型の薬剤のほうが強力である．

高齢者への経口血糖降下薬投与に際して留意すべき事項と対策

高齢者糖尿病の病態の多様性と特殊性
- 加齢に伴い個人差が大きくなる．薬物動態に関係する代謝，排泄のいずれも加齢とともに低下するが，その程度には個体差があり，これに合併

Key words

フレイル（frail） ▶高齢者の虚弱な状態のこと．英語ではfrailtyと表記されるがわが国ではフレイルと呼ぶことが多い．要介護状態と関連する感覚器・中枢神経・呼吸器系などのさまざまな症候を伴う．米国老年医学会は高齢者糖尿病に関係するフレイルの症候として，多剤併用，うつ状態，認知機能低下，尿失禁，外傷を伴う転倒，慢性疼痛をあげている．

❸ 高齢者糖尿病の管理に際して留意すべき症候

	米国老年医学会[*1]	Kirkman MS, et al[*2]	Cigolle CT, et al[*3]
認知機能障害	○		○
うつ状態	○	○	
多剤併用	○	○	
失禁	○		○
転倒	○		○
慢性疼痛	○		
ADL低下		○	
併存疾患		○	
視力障害		○	○
聴覚障害		○	○
栄養障害		○	○
眩暈			○

(*1：Brown AF, et al. Guidelines for improving the care of the older person with diabetes mellitus. J Am Geriatr Soc 2003；51（5 Suppl Guidelines）：S265-80／*2：Kirkman MS, et al. Diabetes in older adults. Diabetes Care 2012；35（12）：2650-64／*3：Cigolle CT, et al. Geriatric conditions and disability：the Health and Retirement Study. Ann Intern Med 2007；147（3）：156-64 より．本成績は「糖尿病」ではなく「高齢者一般」についてのものである）

疾患と治療法の個人差が加わる．
- 食事療法の効果が乏しくなり，低栄養の重要性が増すために厳格な食事療法の適応例が減少する．
- サルコペニアや転倒への配慮が問題になり，運動療法の重要性が増す．

低血糖の臨床的重要性（❸）．
- 高齢者では低血糖症状が出にくいため，発見が遅れ重症化しやすい．
- 低血糖により，心血管障害や死亡例が増加するが，この傾向は低血糖後2年間持続するとの報告もある（❹）[2]．
- 高齢者では，HbA1c 6％台の良好な血糖コントロールにより認知症様の症状を呈する「慢性低血糖」がみられることがある[3]．

高齢者の低血糖回避策
- 経口血糖降下薬の併用順序を考慮する．
  ①インスリン抵抗性改善薬とSU薬を併用する場合には，インスリン抵抗性改善薬を先に使用し，効果不十分の場合にSU薬を追加する．
  ②DPP-4阻害薬とSU薬を併用する場合には，DPP-4阻害薬を先に使用し，効果不十分の場合にSU薬を追加する．
- 低血糖により心血管病変を合併しやすい高齢者の特徴として「フレイル（虚弱状態）」があげられ，フレイルに関連する症候の数が増加するほど低血糖により心血管障害の合併や死亡率が増加すると考えられる．このような例ではHbA1c 8％の比較的高目の血糖コントロールを行い極力低血糖を回避する．

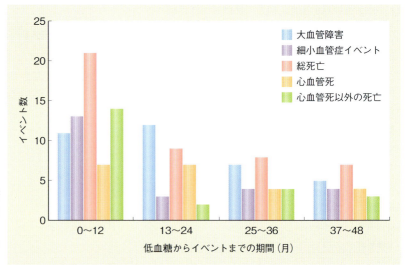

❹ 50 mg/dL以下の重症低血糖発作後から合併症が起きるまでの期間とイベント数
（Zoungas S, et al. N Engl J Med 2010[2]）より）

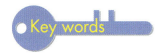

軽度耐糖能異常 ▶ 耐糖能が正常型でも糖尿病型でもない例（空腹時血糖値が110 mg/dL以上126 mg/dL未満，75 gブドウ糖負荷後2時間血糖値が140 mg/dL以上200 mg/dL未満）を指す．以前は「境界型」と呼ばれていた軽度耐糖能異常は，空腹時血糖値が110 mg/dL以上126 mg/dL未満であるIFGと，75 gブドウ糖負荷試験での負荷後2時間血糖値が140 mg/dL以上200 mg/dL未満であるIGTに分類される．

- 高齢者で予期せぬ低血糖を惹起することが多いSU薬を使用しないアルゴリズムが提唱されている[1]（❺）．わが国の高齢者に多い，長期罹病に伴う内因性インスリン分泌減少例は，本アルゴリズムではインスリン療法の適応になることを留意し，症例ごとに使用を検討すべきである．

軽度耐糖能異常例の増加（❻）

- 加齢とともに軽度耐糖能異常が増加するが，その主因は耐糖能異常（impaired glucose tolerance：IGT）の増加である．
- 心血管障害の合併頻度は，空腹時血糖異常（impaired fasting glucose：IFG）では増加しないが，IGTでは増加する．
- 食後高血糖のみが臨床上の問題となる例へは，グリニド薬，α-GIが適応となる．α-GIは心血管障害の予防効果やIGTから糖尿病型への進展抑止効果が報告されている．

高齢者糖尿病で配慮すべき薬物有害作用

- 複数の疾患を併せもつことの多い高齢者糖尿病では多剤併用が問題となり，薬剤数が増加すると，服薬過誤も増加する．
- 経口血糖降下薬では，1日3回の食前服用が必要なグリニド薬や，α-GIを処方する際には服薬アドヒアランスに十分配慮すべきである．
- ピオグリタゾンの投与に際しては心不全，浮腫，膀胱癌の合併に留意すべきである．高齢者では，既往に心不全を有する例も多いため，定期的なBNP測定が勧められる．また，定期的な尿検査で血尿を認めた場合には泌尿器科を紹介する．
- 高齢者の血清クレアチニン上昇例へのメトホルミン投与に際しては，乳酸アシドーシスに留意し，乳酸値を定期的に測定すべきである．

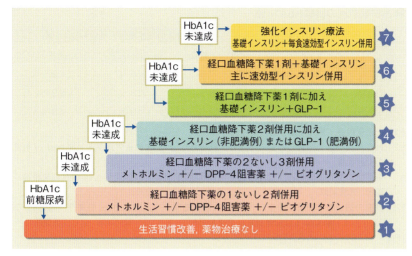

❺ 高齢者糖尿病治療の低血糖予防を念頭においた7段階アルゴリズム

（Tsigos C, et al. Targets for body fat, blood pressure, lipids, and glucose-lowering interventions in healthy older people. Diabetes Care 2013；36（Suppl 2）：S292-300 より）

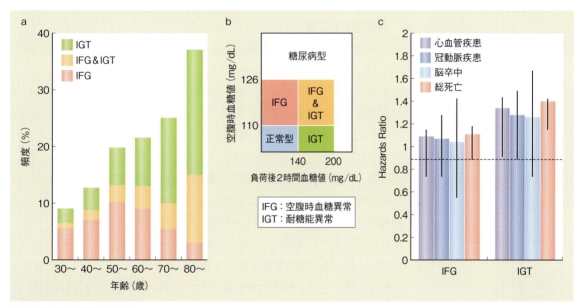

❻ 軽度耐糖能異常の疫学

a：年代別の軽度耐糖能異常の頻度.
b：75g経口ブドウ糖負荷試験結果の軽度耐糖能異常の定義.
c：耐糖能別・死因別のハザード比. 細い棒は95％信頼区間を示す.

（a：The DECODE Study Group. Age- and sex-specific prevalences of diabetes and impaired glucose regulation in 13 European cohorts. Diabetes Care 2003；26：61-9を参考に作成／c：The DECODE Study Group. Glucose tolerance and cardiovascular mortality. Arch Intern Med 2001；161：397-404 を参考に作成）

● 高齢者糖尿病の血糖コントロール指標

- 治療開始に際しての血糖コントロール目標値は既述のとおりである.
- 血糖コントロール指標には壮年者と同様に HbA1c 値が用いられる.
- 高齢者糖尿病の多様性や低血糖の臨床的重要性などの理由で, 画一的な数値を目標値としないのが一般的で, 現在は以下の2つの考え方がある.

❼ 合併疾患別の目標HbA1c値

主要合併疾患*1	生命予後	細小血管症の重症度別の推奨HbA1c値		
		なし/軽症*2	中等症*3	重症*4
なし	15年以上	7%	<8%	<9%
あり	5〜15年	<8%	<8%	<9%
高度	5年未満	<9%	<9%	<9%

*1：心血管疾患，慢性閉塞性肺疾患，慢性肝疾患，脳卒中，悪性腫瘍など
*2：軽度の細小血管障害；初期の単純糖尿病網膜症 and/or 微量アルブミン尿 and/or 軽症の神経障害
*3：中等度の細小血管障害；前増殖糖尿病網膜症 or 持続性蛋白尿 and/or 顕性の末梢神経障害（知覚鈍麻）
*4：高度の細小血管障害；重症の非増殖 or 増殖糖尿病網膜症 and/or 腎不全（血清Cr＞2.0 mg/dL）and/or 下肢知覚消失 or 自律神経障害（胃無力症，発汗障害，起立性低血圧など）

(Pogach LM, et al. Diabetes Care 2004[5]より)

① 基本となる指標を示して，対象症例の状態に応じてこの基準を主治医が変更する方法

- 日本糖尿病学会では血糖コントロール指標として対象症例の病態にあわせHbA1c 6%, 7%, 8%をあげている．
- アメリカ老年医学会は，余命が5年以内で厳格な血糖コントロールによる利益より低血糖による不利益が上回るような虚弱高齢者ではHbA1c 8%を指標にすべきとし，関連する老年症候群として❸の症候をあげている[4]．
- 国際老年医学会（EDWPOP），欧州高齢者糖尿病ワーキンググループ（EDWPOP）は，HbA1c 7.0〜7.5%を勧めている[1]．

② 症例の状態により異なるコントロール基準を設ける方法

- 米国国防省の退役軍人研究報告では，主要合併疾患と生命予後により3種類，細小血管症の重症度別に3種類の計9個のカテゴリーに症例を分類し，カテゴリー別の治療目標としてのHbA1cを7〜9%に設定している（❼）[5]．

（松村典昭，中野博司）

● 文献

1) Sinclair A, et al. Diabetes mellitus in older people: position statement on behalf of the International Association of Gerontology and Geriatrics (IAGG), the European Diabetes Working Party for Older People (EDWPOP), and the international Task Force of Experts in Diabetes. J Am Med Dir ASSOC 2012;13:497-502.
2) Zoungas S, et al. Severe hypoglycemia and risks of vascular events and death. N Engl J Med 2010;363:1410-8.
3) 中野博司. インスリン治療中に慢性低血糖を併発したⅡ型糖尿病. Geriat Med 2010; 48:679-82.
4) American Geriatrics Society. Guidelines for improving the care of the older person with diabetes mellitus. J Am Geriatr Soc 2003;51:S265-80.
5) Pogach LM, et al. Development of evidence-based clinical practice guidelines for diabetes. Diabetes Care 2004;27(Suppl 2):B82-9.

肥満患者における投与の実際

- 糖尿病治療薬を効果的に用いるには，個々の患者の病態を的確に評価する必要がある．
- 2型糖尿病の病態は，インスリン抵抗性と相対的インスリン分泌不全であり，一般的に肥満患者においてはインスリン抵抗性が主体である．
- 食事・運動療法を基本として体重管理を行うとともに，抵抗性改善薬を中心に，その他薬剤を必要に応じて用いる．
- 肥満患者は糖尿病のほか，脂質異常症，高血圧症，高尿酸血症，睡眠時無呼吸症候群などを合併していることが多く，併せて治療を進める必要がある．

肥満2型糖尿病患者における糖代謝異常の病態および治療の要点

- 肥満患者においては，エネルギー摂取過多，運動不足に起因する内臓脂肪の蓄積が糖代謝異常の根底に存在することが多いため，まずはこれら生活習慣の改善が肝要である．
- 病態の正確な評価のためには，糖毒性を軽減後に評価する必要がある．当院では具体的には，入院後，空腹時血糖126 mg/dL以下を目標として，食事療法と必要に応じてインスリン療法を用いる．血糖コントロールを行い糖毒性を軽減した後，各種負荷試験を行い病態評価を行い薬剤選択を行う（❶）．
- インスリン抵抗性の評価にはHOMA-IR（homeostasis model assessment for insulin resistance），クランプ試験，インスリン負荷試験，Matsuda Indexなどが用いられる．一方，インスリン分泌能の評価には，HOMA-β（homeostasis model assessment for beta-cell function），血中Cペプチド，Cペプチドindex，一日尿中Cペプチド，経口ブドウ糖負荷試験，グルカゴン負荷試験などを行っている（❷）．
- 肥満患者における糖代謝異常の主たる病態は，肝臓および末梢（筋肉，脂肪）におけるインスリン抵抗性であり，ビグアナイド薬，チアゾリジン薬が有効である．当科（大阪大学医学部附属病院内分泌・代謝内科）では糖毒性軽減後にインスリン負荷試験を行い，糖消失速度であるK値が1.56以下ではこれら薬剤が有効であることを報告している[1]．
- インクレチン関連薬のなかで，GLP-1受容体作動薬は食欲抑制作用を

MEMO

日本人2型糖尿病患者において，内臓脂肪蓄積型の肥満であるメタボリックシンドロームの合併例は男性で45.9％，女性で28％との報告もあり，日本人においても肥満を合併した糖尿病患者の治療は重要な課題となっている．

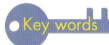

内臓脂肪蓄積 ▶腹腔内の脂肪蓄積に伴い，脂肪細胞からインスリン抵抗性促進作用を有する遊離脂肪酸，TNF-αなどの分泌が促進され，インスリン抵抗性改善作用を有するアディポネクチンの分泌低下がみられる．結果として，インスリン抵抗性が増悪する．

インスリン抵抗性 ▶組織（筋肉，脂肪などの末梢組織と肝臓が主体）におけるインスリン感受性が低下し，インスリン作用が十分に発揮できない状態．インスリン分泌が抵抗性を代償している場合には，高インスリン血症となるが，糖尿病を発症しインスリン分泌不全を合併する場合には，低インスリン血症を示すこともある．

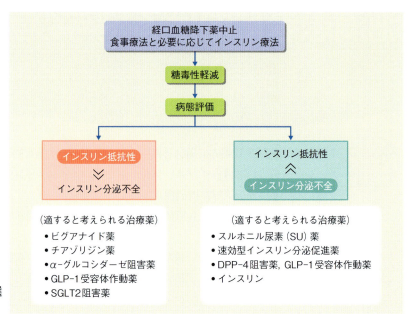

❶ 肥満2型糖尿病患者の薬剤選択の実際（当科入院例）

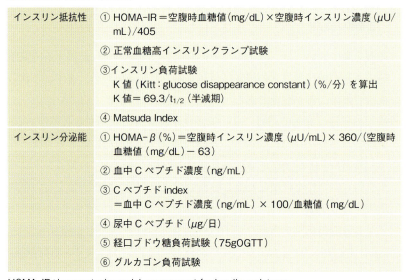

❷ 糖尿病の病態評価方法

HOMA-IR：homeostasis model assessment for insulin resistance
HOMA-β：homeostasis model assessment for beta-cell function

Key words

糖毒性▶高血糖状態が持続することで，インスリン抵抗性の増悪，インスリン分泌能の低下が認められ，病態が修飾される．したがって，正確な病態評価を行うためには，血糖コントロールを行い，糖毒性を軽減した後に評価する必要がある．

通じて，肥満の改善，内臓脂肪の減少効果が期待される[2]．

- 治療薬剤の種類によっては治療とともに肥満が増強されることがあり，注意が必要である（スルホニル尿素〈SU〉薬，チアゾリジン薬，インスリン）[3-5]．
- 新規経口糖尿病薬であるナトリウム依存性グルコース共輸送体2（SGLT2）阻害薬では，脂肪分解促進による脂肪量の減少が示されている[6]．

COLUMN

肥満2型糖尿病患者における糖尿病治療の今後の展望

これまで，欧米の肥満2型糖尿病患者を対象とした大規模臨床研究からはスルホニル尿素（SU）薬，インスリン療法での体重の増加が問題となってきた．一方，ビグアナイド薬では体重増加が認められにくく，UKPDS 34, UKPDS 80[3,4]における長期経過観察での合併症進展予防効果などが示され，欧米では食事療法と並んで治療の第一選択肢となっている．安価であること，フェンホルミンで認められた乳酸アシドーシスは現在のメトホルミンではきたしにくいこと，単独では低血糖をきたしにくいことから，肥満2型糖尿病患者の治療において中心的な役割を担っていると考えられる．

しかしながら日本人を含めアジア人は，欧米人と異なり，インスリン分泌の低下を病初期から呈しており，欧米人とは異なる治療戦略が必要であると考えられる．しかも，長期間の過食と多量のインスリン皮下注射を繰り返している症例では，内因性インスリン分泌が低下しているにもかかわらず，肥満していることがある．したがって，肥満例においてもインスリン分泌不全を合併する場合には，SU薬，インスリンを用いたBOT（basal-supported oral therapy）や，新たに登場したDPP-4阻害薬，GLP-1受容体作動薬などの併用も必要に応じて検討されるべきである．

DPP-4阻害薬は体重増加がなく，GLP-1受容体作動薬は体重減少作用を有していることから，肥満患者に対して有効な治療選択肢となりうると考えられるが，どんな患者に対しても有効というわけではなく，無効例が存在する．したがって，今後，各患者の病態評価を行い，薬剤有効性の評価を積み重ねることで，これら薬剤を効果的に使う臨床的指針を明らかにしていく必要がある．

各種糖尿病治療薬の特徴

ビグアナイド薬

- 主に肝臓での糖新生を抑制することにより血糖降下作用を発揮する．
- メトホルミンとブホルミンがある．
- 肥満患者にとっては，体重増加をきたしにくい点でメリットがあり[3,4]，安価である．
- 欧米の肥満2型糖尿病患者を中心としたMulticenter Metformin Studyにおける血糖改善効果[7]，United Kingdom Prospective Diabetes Study（UKPDS）34，UKPDS 80での合併症予防効果[3,4]，Diabetes Prevention Programにおける肥満非糖尿病患者における糖尿病発症予防効果[8]など多くの大規模臨床研究においてその有効性が示されている．
- American Diabetes Association（ADA）とEuropean Association for the Study of Diabetes（EASD）の治療アルゴリズムのなかでは，食事・運動療法とならび第一選択肢に含まれている[9]．
- 用量依存性に血糖降下作用を有しているが，これまでは欧米と比較して，低用量での使用が行われてきた．2010年から高用量（750 mg/日→最大2,250 mg/日まで）の使用が可能となり，今後の新たな展開が期待される．
- 中等度以上の腎機能障害，高度肝機能障害，アルコール多飲者への投与

> **MEMO**
> ビグアナイド薬には，腸管からのGLP-1分泌促進作用や，膵β細胞におけるGLP-1受容体，GIP受容体発現の上昇作用が報告されており，インクレチン関連薬の効果を増強する作用も期待されている．

は禁忌．造影剤投与時には前後での一時投与・中止が必要．高齢者には慎重投与などの注意点がある．

チアゾリジン薬
- 日本ではピオグリタゾンのみである．
- 肝臓と末梢の両者のインスリン抵抗性を改善する作用を有する．
- 抗動脈硬化作用が示されている[10]．
- これまでの多くの臨床試験では，体重増加が認められやすく，肥満の助長に注意を要する[5,10]．
- 浮腫をきたしやすく，心不全例では禁忌である．
- 女性，高齢者では少量からの投与開始が勧められる．

α-グルコシダーゼ阻害薬（α-GI）
- 体重増加をきたしにくい薬剤である．
- 食後高血糖例に対して有効である．
- 耐糖能異常における2型糖尿病の発症抑制効果が示されており，発症抑制のための投与に保険が適用される唯一の糖尿病治療薬である（ボグリボース）．

DPP-4阻害薬
- 体重増加作用はない．
- 単独使用では低血糖の頻度はきわめて低いが，SU薬との併用で，低血糖の発現リスクが高まるため，SU薬の減量が必要である（特に65歳以上の高齢者，および血清Cr 1.0 mg/dL以上の腎機能低下者）．

GLP-1受容体作動薬
- 消化管運動低下作用，視床下部の摂食中枢に対する抑制作用を通じて食欲を低下させることにより体重減少作用を有する．
- リラグルチドを用いた欧米のLEAD-2 studyでは，体重減少とともに内臓脂肪減少効果も有することが示された[2]．
- 低血糖をきたしにくく，食前および食後高血糖の改善が期待できる．
- 便秘を中心とした消化器症状の発現のほか，DPP-4阻害薬と同様，SU薬との併用での低血糖に注意する必要がある．
- リラグルチドおよびリキシセナチドはインスリンとの併用が可能である．

スルホニル尿素（SU）薬，速効型インスリン分泌促進薬（グリニド薬）
- 肥満例でも相対的インスリン分泌不全を合併している場合には適応となる．
- SU薬では肥満を助長する可能性があるので注意が必要である[3,4]．
- 食後の高血糖例では速効型インスリン分泌促進薬が適応となる．
- SU薬ではDPP-4阻害薬，GLP-1受容体作動薬との併用が有効であるが，低血糖の発現に注意する必要がある．

MEMO
α-グルコシダーゼ阻害薬投与により小腸におけるGLP-1分泌が増加し，DPP-4阻害薬と併用することで，DPP-4阻害薬の効果が増強する可能性がある．

SGLT2阻害薬

- 日本人2型糖尿病患者においても体重減少効果が認められる．
- インスリンやSU薬との併用での低血糖，脱水，ケトアシドーシス，尿路性器感染症，薬疹の発現に注意する必要がある．

（小澤純二，下村伊一郎）

●文献

1) Kozawa J, et al. Insulin tolerance test predicts the effectiveness of insulin sensitizers in Japanese type 2 diabetic patients. Diabetes Ther 2010；1：1-10.
2) Nauck M, et al. Efficacy and safety comparison of liraglutide, glimepiride, and placebo, all in combination with metformin, in type 2 diabetes：The LEAD (liraglutide effect and action in diabetes)-2 study. Diabetes Care 2009；32：84-90.
3) UK Prospective Diabetes Study (UKPDS) Group. Effect of intensive blood-glucose control with metformin on complication in overweight patients with type 2 diabetes (UKPDS 34). Lancet 1998；352：854-65.
4) Holman RR, et al. 10-year follow-up of intensive glucose control in type 2 diabetes. N Engl J Med 2008；359：1577-89.
5) Kahn SE, et al. Glycemic durability of rosiglitazone, metformin, or glyburide monotherapy. N Engl J Med 2007；356：1387-8.
6) Bolinder J, et al. Effects of dapagliflozin on body weight, total fat mass, and regional adipose tissue distribution in patients with type 2 diabetes mellitus with inadequate glycemic control on metformin. J Clin Endocrinol Metab 2012；97：1020-31.
7) DeFronzo RA, Goodman AM. Efficacy of metformin in patients with non-insulin-dependent diabetes mellitus. The Multicenter Metformin Study Group. N Engl J Med 1995；333：541-9.
8) Knowler WC, et al. Reduction in the incidence of type 2 diabetes with lifestyle intervention or metformin. N Engl J Med 2002；346：393-403.
9) Nathan DM, et al. Medical management of hyperglycaemia in type 2 diabetes mellitus：A consensus algorithm for the initiation and adjustment of therapy：A consensus statement from the American Diabetes Association and the European Association for the Study of Diabetes. Diabetologia 2009；52：17-30, Diabetes Care 2009；32：193-203.
10) Dormandy JA, et al. Secondary prevention of macrovascular events in patients with type 2 diabetes in the PROactive Study (PROspective pioglitAzone Clinical Trial In macroVascular Events)：A randomized controlled trial. Lancet 2005；366：1279-89.

網膜症を有する患者における投与の実際

POINT
- 網膜症の進展を抑制するためには積極的な血糖管理が重要である．
- コントロール不良の糖尿病患者においては急激な血糖コントロールは一時的に網膜症を悪化させる可能性があるので，注意深い観察が必要である．
- 糖尿病治療薬による低血糖，血糖変動も網膜症を悪化させる可能性がある．
- 血圧，脂質の管理も網膜症の進展を防ぐためには重要である．
- GLP-1濃度を上昇させる糖尿病治療薬は網膜症の発症，進展を抑制する可能性がある．
- 網膜症を有する患者に投与してはいけない糖尿病治療薬は基本的にないが，並存する腎機能障害などの合併症に注意して糖尿病薬物療法を考慮しなければいけない．

網膜症一次予防 ▶ 研究開始時に網膜症を有していなかった患者における網膜症の発症に及ぼす血糖コントロールの影響．

網膜症二次介入 ▶ 研究開始時にすでに網膜症を有していた患者における網膜症の進展に及ぼす血糖コントロールの影響．

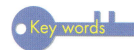

early worsening ▶ すでに網膜症がある症例で，急速な血糖コントロールにより網膜症が悪化すること．

網膜症の進展を抑制するためには積極的な血糖管理が重要である

- アメリカのDiabetes Control and Complications Trial（DCCT）では1型糖尿病患者を対象に網膜症の一次予防，二次介入群に分け，従来インスリン療法群と強化インスリン療法群で平均6.5年間の観察がなされた．その結果，強化インスリン療法にて厳格な血糖コントロールを施行した群で有意に網膜症の発症，進展を抑制した[1]．
- わが国で施行された熊本スタディ（Kumamoto study）は2型糖尿病患者を対象にしているが，このスタディにおいても厳格な血糖コントロールにより，網膜症の発症（一次予防），進展（二次介入）を有意に抑制した（❶）[2]．

コントロール不良症例の急激な血糖コントロールは一時的に網膜症を悪化させる場合があり，注意深い観察が必要

- DCCTで二次介入群においては，開始当初1年目は従来インスリン療法に比べて，強化インスリン療法群のほうで網膜症の進行が認められた症例（early worsening）が多かった（❷）[1]．しかしながら，2年目以降は網膜症の累積悪化率は従来インスリン療法に比べて，強化インスリン療法群で低値であった．
- DCCTで網膜症の悪化として認められた所見は軟性白斑と網膜内細小血管異常が主体で，調査開始時から最初の1年で多くみられ，18か月

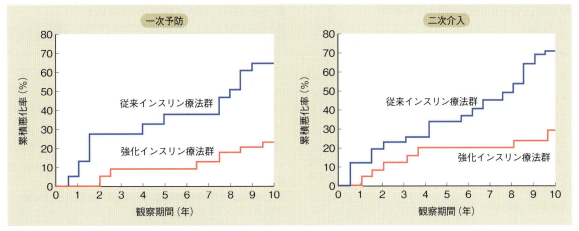

❶ 熊本スタディにおける糖尿病網膜症の推移

厳格な血糖コントロール（強化インスリン療法）により，網膜症の発症（一次予防），進展（二次介入）を有意に抑制した．
（Ohkubo Y, et al. Diabetes Res Clin Pract 1995[2] より）

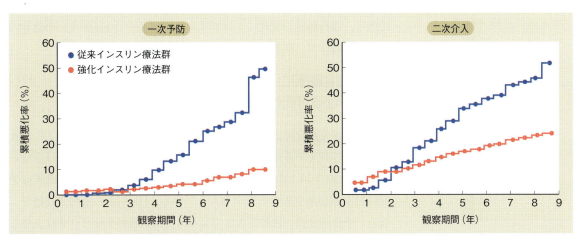

❷ DCCTにおける糖尿病網膜症の推移

DCCTで二次介入群においては，開始当初1年目は従来インスリン療法に比べて，強化インスリン療法群のほうで網膜症の進行が認められた症例が多かった．しかしながら，2年目以降は網膜症の累積悪化率は従来インスリン療法に比べて，強化インスリン療法群で低値であった．
（The Diabetes Control and Complications Trial Research Group. N Engl J Med 1993[1] より）

以降は消失したと報告されている．本所見はあくまでも一時的な網膜症の悪化であり，強化療法を否定するには値しないと結論づけられた．

- しかしながら，罹病期間が長く，進行した合併症（網膜症では前増殖期や増殖期）を有し，長期間無治療または血糖コントロール不良な患者に対して，特に若年症例において，急激に血糖コントロールを改善すると，網膜症の悪化・進展をきたすことがあるので，眼科と密に連絡をとりあい，治療前，経過中頻回に眼底検査を行いながら，血糖コントロールのスピードを調整することが望ましい（❸）[3]．そのような症例では，HbA1cを1か月に0.5％程度の速度で下げるのがよいといわれている．

❸ 糖尿病治療後網膜症の悪化する要因

1. 血糖コントロール不良（HbA1c 9.4％以上）
2. 血糖コントロール不良期間が長い（3年以上）
3. 糖尿病罹病期間が長い（10年以上）
4. インスリン治療が必要
5. 前増殖網膜症または増殖網膜症を有する
6. 単純網膜症であるが網膜症の活動性が高い

上記の2つ以上を有している症例に対して短期間（6か月以内）に急激な血糖是正（HbA1c 3.0％以上）を行うことは避けるべきである．
（船津英陽．眼科 1994[3]より）

❹ 多変量解析による網膜症発症規定因子

因子	ハザード比	95％ CI
平均 HbA1c（％）	2.73	1.62〜4.61
空腹時血糖 SD（＋10 mg/dL）	1.51	1.01〜2.25
低血糖発作	0.13	0.04〜0.42
年齢（＋10年）	0.86	0.46〜1.63
性別（女性/男性）	1.68	0.76〜3.72
糖尿病歴（＋10年）	2.32	0.97〜5.57

SD：standard deviation（標準偏差），CI：confidence interval（信頼区間）
平均 HbA1c，空腹時血糖の変動，低血糖発作が有意な因子であった．
（高尾淑子ほか．日老医誌 2009[6]より）

- 網膜症がほとんどなかった症例が半年以内に増殖網膜症になった症例も報告されている[4]．急激な血糖コントロール改善による網膜症悪化の機序は明らかにされていないが，凝固線溶系の変化，赤血球の酸素解離能の低下，血行動態の変化，インスリン様増殖因子-1（IGF-1）の血管内皮への増殖作用，低血糖などが考えられる[5]．

糖尿病治療薬による低血糖，血糖変動も網膜症を悪化させる可能性がある

- 血糖変動が大血管障害の危険因子であることは多くのエビデンスにより明らかにされているが，細小血管障害との関係についての報告は少ない．
- 高尾らは30年以上の通院歴を有する糖尿病患者を対象とし，網膜症発症に対する血糖変動の影響を報告している．HbA1c の平均値だけではなく，空腹時血糖の変動が大きくなるほど，網膜症発症リスクは上昇したと報告している（❹）[6]．

血圧，脂質の管理も網膜症の進展を防ぐためには重要である

- EUCLID（Eurodiab Controlled Trial of Lisinopril in Insulin-Dependent DM）試験[7]や DIRECT（Diabetic Retinopathy Candesartan Trial）試験[8]にてアンジオテンシンⅡ受容体拮抗薬が糖尿病網膜症の発症・進展を抑制したと報告された．
- 糖尿病患者の網膜においては，アンジオテンシンⅡと VEGF（vascular endothelial growth factor）が高値であることが知られている．アンジオテンシンとその下流にある VEGF が炎症を惹起し，網膜症を発症・進展させるのに対し，レニン-アンジオテンシン系阻害薬が抗炎症に作用することで，網膜症を抑制していると考えられる．
- 2型糖尿病患者を対象にした大規模臨床試験 FIELD（Fenofibrate In-

tervention and Event Lowering in Diabetes）では[9]，9,795 例に 5 年間にわたり高脂血症治療薬フェノフィブラートを投与して 2 型糖尿病患者の血清脂質を改善することにより，レーザー治療の必要性を 31 ％有意に低下させたと報告している．

糖尿病治療薬の網膜への作用

- 網膜にも GLP-1 受容体が存在し，GLP-1 濃度を上昇させる DPP-4 阻害薬や GLP-1 受容体作動薬，またα-グルコシダーゼ阻害薬やビグアナイド薬は網膜症の発症，進展を抑制する可能性がある[10]．
- アクトス®（ピオグリタゾン）による黄斑浮腫の報告がある[11]．アクトス®は末梢浮腫をきたしやすい薬剤であるが，体液貯留によるものではないかと考えられている．アクトス®の大規模試験ではプラセボに比し黄斑浮腫の頻度は高くなかったと報告されているが，アクトス®を使用する際は末梢浮腫のみならず黄斑浮腫にも注意をすることが望ましい．黄斑浮腫を有する症例に対しては，特に注意を要する．

（福井道明，中村直登）

MEMO

人間の網膜には黄斑という視力をつかさどる重要な部分があり，それが機能することにより中心視力が得られる．黄斑に病変が出現すると，視力低下をきたす．黄斑浮腫とは黄斑部の血管透過性亢進により網膜浮腫と硬性白斑による沈着をきたした病態である．

文献

1) The Diabetes Control and Complications Trial Research Group. The effect of intensive treatment of diabetes on the development and progression of long-term complications in insulin-dependent diabetes mellitus. N Engl J Med 1993；329：977-86.
2) Ohkubo Y, et al. Intensive insulin therapy prevents the progression of diabetic microvascular complications in Japanese patients with non-insulin-dependent diabetes mellitus：A randomized prospective 6-year study. Diabetes Res Clin Pract 1995；28：103-17.
3) 船津英陽．血糖コントロールの指標から見た網膜症．眼科 1994；36：765-79.
4) 岩瀬　光．糖尿病網膜症と内科医のかかわり―眼科医といかに連携ををするか，法律的問題も含めて．Medical ASAHI 2002；31：43-7.
5) 森田千尋ほか．急激な血糖コントロールの網膜症に及ぼす影響―内科の立場より．Diabetes J 1992；20：7-12.
6) 高尾淑子ほか．糖尿病患者における網膜症発症への血糖変動と年齢の影響―30 年以上の長期通院患者での研究．日老医誌 2009；46：528-36.
7) Chaturvedi N, et al. Effect of lisinopril on progression of retinopathy in normotensive people with type 1 diabetes. The EUCLID Study Group. EURODIAB Controlled Trial of Lisinopril in Insulin-Dependent Diabetes Mellitus. Lancet 1998；351：28-31.
8) Sjolie AK, et al；DIRECT Programme Study Group. Effect of candesartan on progression and regression of retinopathy in type 2 diabetes（DIRECT-Protect 2）：A randomised placebo-controlled trial. Lancet 2009；372：1385-93.
9) Keech AC, et al；FIELD study investigators. Effect of fenofibrate on the need for laser treatment for diabetic retinopathy（FIELD study）：A randomised controlled trial. Lancet 2007；370：1687-97.
10) Seino Y, Yabe D. Glucose-dependent insulinotropic polypeptide and glucagon-like peptide-1：incretin actions beyond the pancreas. J Diabetes Invest 2013；4：108-30.
11) Ryan EH Jr, et al. Diabetic macular edema associated with glitazone use. Retina 2006；26：562-70.

5章

糖尿病治療薬投与の最近の話題

SU薬とインクレチン併用による低血糖

- 重症低血糖のリスクファクターとしては，スルホニル尿素薬（SU薬）・インスリンの使用，高齢者，HbA1c低値，腎機能低下などがあげられる．そのリスクの有無を考慮して薬剤の選択や用量の調整が大切である．
- DPP-4阻害薬は低血糖を起こしにくい特徴があるが，SU薬と併用する場合は重症低血糖を起こす可能性があり，経過中にSU薬の減量を常に検討する必要がある．
- SU薬にDPP-4阻害薬を追加投与する場合には，まずSU薬を減量してDPP-4阻害薬を追加投与しその後の血糖値の経過を見てSU薬の量を調節するようにする（Recommendation推奨のSU薬の用量であれば低血糖が起きないわけではない）．
- 腎機能低下が進行した場合には少量のSU薬でも遷延性低血糖を起こしやすく，SU薬から他の薬剤への変更を考慮する必要がある．
- 患者の年齢，推定余命，全身状態，認知症の有無，薬物治療による低血糖のリスクなどを考慮して，目標血糖値を個別に設定することが重要である．

- SU薬は歴史が古く血糖値を下げる効力も他の薬剤と比較して強く，これまで糖尿病治療の中心として長く使用されてきた．その一方でSU薬には重症低血糖を起こしやすいという副作用が存在し，糖尿病治療における問題点とされてきた．
- 近年，糖尿病患者に対してより厳格な血糖コントロールが推奨されるようになったこともあり，糖尿病治療薬による重症低血糖の患者数が年々増えてきている印象がある．
- 2008年に糖尿病患者の血糖値を厳格に管理して予後を評価した大規模試験が海外から複数発表された[1,2]が，いずれも予後の改善に至らなかった．さらにこれらの試験結果より重症低血糖の発生が死亡率の増加に関与している可能性が指摘され，血糖コントロールの際にいかに低血糖を回避するかということが大きな課題として注目された．
- そのほかに，繰り返す低血糖や重症低血糖が認知症の増悪因子になる可能性も指摘されている[3]．実際，糖尿病治療薬による重症低血糖は頻度の高い副作用で重篤な後遺症や死につながる可能性もあり，海外のみならずわが国においても糖尿病治療薬による重症低血糖の問題点を指摘する報告が跡を絶たない[4-8]．
- 2009年12月以降，登場してきたジペプチジルペプチダーゼ-4（DPP-4）

COLUMN 重症低血糖

重症低血糖とは，「血糖値が 50 mg/dL 以下で意識障害をきたし，受診・治療に第三者の援助を必要とする低血糖」と定義されることが多い．低血糖による脳障害は血糖値改善後しばらくして意識が改善する可逆的な脳障害と血糖値改善後も意識障害が残る不可逆的な脳障害の大きく 2 つに分けられ，臨床現場で遭遇する低血糖症はほとんどが前者であるが，後者のなかには意識障害が遷延し植物状態に至る重篤な後遺症を残す症例や肺炎などを併発し死亡する症例も存在する．重症低血糖患者の大半は SU 薬を内服している高齢者である．しかしその現状は，糖尿病治療の現場でまだ十分認識されていないように思われる．

阻害薬は，その有効性・利便性・低血糖を起こしにくいといった特徴から多くの糖尿病患者に使用され，糖尿病治療は DPP-4 阻害薬中心にシフトしてきている．

- 薬物治療の際にインクレチン関連薬のみでは血糖コントロールが難しく，SU 薬の併用が欠かせない場合も多く存在する．DPP-4 阻害薬発売後すぐに SU 薬との併用による重症低血糖患者の症例報告[9]が続いたために，2010 年 4 月，日本糖尿病学会より「インクレチンと SU 薬の適正使用に関する委員会（現：インクレチンの適正使用に関する委員会）」が発足し，重症低血糖を起こす患者の特徴が検討され Recommendation が出された[10]ことは記憶に新しい．

- Recommendation の効果もあり SU 薬と DPP-4 阻害薬併用の重症低血糖患者数は激減したが，その後も SU 薬と DPP-4 阻害薬併用による重症低血糖の問題は存在する．

- 本項ではまず SU 薬による重症低血糖の問題点とその対策を示し，それをふまえて SU 薬と DPP-4 阻害薬を併用する際の注意すべき点について概説する．

> **MEMO**
> インクレチン関連薬は単独では低血糖を起こしにくいが，SU 薬を併用する場合は重症低血糖を起こす可能性がある．

病院に搬送される重症低血糖患者の現状

- 重症低血糖患者が救急搬送される医療現場として神戸市立医療センター中央市民病院を例にあげると，当院は一次から三次の救急患者に対応し，年間約 40,000 人の救急患者が受診する兵庫県内の救急指定病院で，2003 年，2005 年，2006 年に薬剤性低血糖による重症低血糖で搬送された 2 型糖尿病患者はそれぞれ 8 例，31 例，42 例と増加の傾向を認めていた[5]．

- 他施設での調査結果でも同様に重症低血糖搬送患者数の増加が指摘されている[6, 11]．2008〜2011 年の 3 年間に糖尿病治療薬による重症低血糖のために当院に搬送された 2 型糖尿病患者 135 例の特徴について検討

❶ 神戸市立医療センター中央市民病院に3年間（調査期間：2008〜2011年）に搬送された重症低血糖患者の搬送時HbA1c

重症低血糖患者の大半はSU薬やインスリン治療中のHbA1c＜7.0％の患者である．低血糖のリスクの高い薬剤の使用にもかかわらず，血糖コントロールの目標値が不適切に低すぎると思われる症例が多く存在する．
（岩倉敏夫ほか．糖尿病2012[7]より一部改変）

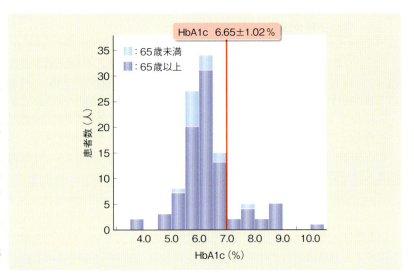

した結果[7]を以下に示す．

病院に搬送された重症低血糖患者の特徴

- 患者の年齢は74.0±10.0歳（38〜92歳）であり，65歳以上が82.2％であった．最近の国内外の重症低血糖の調査報告をみても平均年齢は76歳程度であり，高齢者に重症低血糖が多いことがわかる[6,12]．
- 来院時の血糖値は33.7±10.3 mg/dL（9〜60 mg/dL）であった．搬送時の意識レベルの重症度に比例して血糖値は有意に低下し，来院時の意識レベルは血糖値に影響されていることが確認された．
- HbA1cは6.65±1.02％（3.9〜10.4％）（❶）．SU薬使用者で血液検査を1年以上されていない症例やHbA1cが6.0％以下で内服量が数年変更されず漫然と高用量継続使用されていた症例を認めた．
- 原因薬剤はSU薬89人（SU薬群，65.9％），インスリン38人（インスリン群，28.1％），SU薬とDPP-4阻害薬併用（SU薬＋DPP-4阻害薬群）4人，SU薬とインスリン併用（SU薬＋インスリン群）3人，グリニド薬（速効型インスリン分泌促進薬）1人であった．
- SU薬の内訳ではグリメピリド66人，グリベンクラミド28人が大半で，グリメピリドが全体の68.8％を占めた（❷）．グリメピリドの内服量は2.31±1.49 mg，グリベンクラミドの内服量は3.85±2.45 mgであった．従来からSU薬高用量使用が問題視されていた[5,6]が，少量でも重症低血糖を認めていることがわかる．
- SU薬使用者の腎機能はeGFR＜60が70.6％，eGFR＜30が32.9％であり，本来腎機能低下患者ではSU薬の慎重投与あるいは禁忌とされているが多くの症例で使用されていた（❸）．
- 以上のように重症低血糖患者の特徴は，①SU薬かインスリン使用，②

MEMO
SU薬単独時とDPP-4阻害薬併用時の重症低血糖のリスクファクターの共通点は，高齢者，腎機能低下，高用量のSU薬内服である．

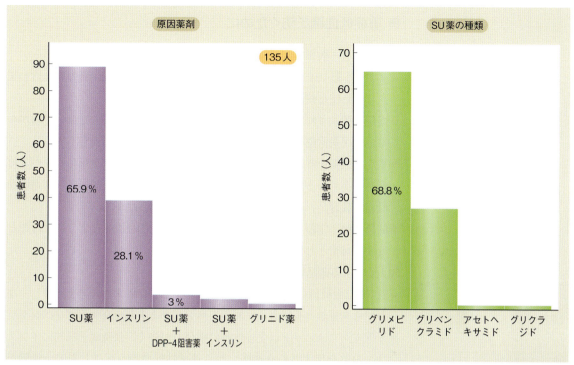

❷ 神戸市立医療センター中央市民病院に 3 年間（調査期間：2008～2011 年）に搬送された重症低血糖患者数と原因薬剤

重症低血糖の患者は，ほぼ SU 薬かインスリン使用の患者で占められている．
（岩倉敏夫ほか．糖尿病 2012[7]）より）

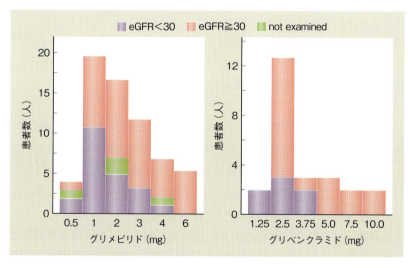

❸ 神戸市立医療センター中央市民病院に 3 年間（調査期間：2008～2011 年）に搬送された重症低血糖患者の SU 薬用量と腎機能

腎症の進行にもかかわらず，SU 薬の減量や中止がされずに重症低血糖を起こす症例が多く認められる．腎不全では SU 薬の使用は禁忌である．
SU 薬は少量でも重症低血糖のリスクになる．
（岩倉敏夫ほか．糖尿病 2012[7]）より）

高齢者，③ HbA1c 低値（過剰投薬），④ 腎機能低下などであり，これらを低血糖のリスクファクターとする他施設の報告[8]と同様であった．糖尿病治療現場ではそのリスクを考量して具体的な対策をとる必要がある．

● 重症低血糖を防ぐために

低血糖教育・指導
- まずSU薬やインスリンを使用する場合には患者に低血糖の危険性を伝えて対処法を確認しておく必要がある．
- 当院に搬送されてくる重症低血糖患者の多くが低血糖の知識・経験がなく，糖尿病治療薬を内服していることさえ知らない場合もある．
- 重症低血糖を起こした場合，処置が遅くなると後遺症や死につながる可能性が高くなるため，患者本人のみでなく家族などの同居者にも適切な低血糖教育・指導をしておくことが大切である．
- 簡易血糖測定器を使って自宅で血糖値を定期的に調べるようにすることも安全対策として効果がある．

SU薬による遷延性低血糖の問題
- SU薬は血糖値に関係なく膵β細胞からのインスリン分泌を促進し，なかでもスルホニル尿素基に加えてベンズアミド基を有するグリベンクラミドやグリメピリドは受容体との結合力が強く，長時間強制的にインスリン分泌を促すという機序[13]から遷延性低血糖を起こしやすい危険な側面が指摘されている[5,7]．
- 低血糖という病態を考えれば後遺症の有無には低血糖の程度と治療開始までの低血糖昏睡の遷延時間が大きく関与していることには疑いの余地はなく，重症低血糖のリスクの有無を考慮して薬剤の選択や用量の調整をすることが大切である．
- SU薬は少量でも重症低血糖のリスクとなりうることを認識する必要がある[7]．

適切な目標血糖値設定と使用薬剤の選択
- 重症低血糖で搬送される患者のHbA1cの値をみると，血糖コントロールの目標値が不適切に低すぎると思われる症例が多く存在する（❶）．
- 患者の病態には個人差が大きく，年齢，推定余命，全身状態，認知症の有無，薬物治療による低血糖のリスクなども考慮して，目標血糖値を個別に設定することが重要であり，2013年6月に日本糖尿病学会からもそのような指標に改訂されている（❹）[14]．
- 高齢者では典型的な症状が出にくく，「元気がない」などの非典型的症状を呈するのみで低血糖が見逃されている場合や無自覚性低血糖の危険性もあるので，SU薬を使用する際には低血糖のリスクを考慮してHbA1c 6.5〜7.5％を下限値の目安に薬剤の減量，あるいは低血糖のリスクの少ない薬剤への変更を常に意識することが望ましいと思われる．
- SU薬を内服する患者では食後高血糖と夜間や食前の低血糖を伴い，見かけ上良好なHbA1c値を呈していることもあり，HbA1cが7.0％未満

目標	コントロール目標値(注4)		
	血糖正常化を目指す際の目標(注1)	合併症予防のための目標(注2)	治療強化が困難な際の目標(注3)
HbA1c (%)	6.0未満	7.0未満	8.0未満

治療目標は年齢,罹病期間,臓器障害,低血糖の危険性,サポート体制などを考慮して個別に設定する.

注1) 適切な食事療法や運動療法だけで達成可能な場合,または薬物療法中でも低血糖などの副作用なく達成可能な場合の目標とする.
注2) 合併症予防の観点からHbA1cの目標値を7%未満とする.対応する血糖値としては,空腹時血糖値130 mg/dL未満,食後2時間血糖値180 mg/dL未満をおおよその目安とする.
注3) 低血糖などの副作用,その他の理由で治療の強化が難しい場合の目標とする.
注4) いずれも成人に対しての目標値であり,また妊娠例は除くものとする.

❹ 血糖コントロール目標
(日本糖尿病学会編・著.糖尿病治療ガイド 2014-2015. p25. 文光堂;2014[14]より)

となる場合には,夜間や食前の低血糖の有無を確認することも大切である.
- 患者が高齢になるにつれ腎機能が低下して低血糖の危険が増すこと,摂食量も不安定となること,認知機能の低下のため低血糖に対する危険回避が不十分なこと,独居の場合発見が遅れて重症化しやすくなることなどを考慮して,低血糖教育とともに低血糖回避を優先した目標血糖値の設定および薬剤の選択が肝要である.

腎機能低下に対する注意点
- 腎機能が低下するとSU薬およびインスリンのクリアランスが低下するために遷延性低血糖を起こしやすくなる.
- 糖尿病治療においては腎機能低下の進行にあわせてSU薬の減量,さらに内服中止を考える必要がある.
- 残念ながら腎症の進行にもかかわらず,SU薬の減量や中止がされずに重症低血糖を起こす症例がまだ多く認められる(❸)[7].一般的には進行した腎不全患者にはSU薬は禁忌であり,他の薬剤への変更が推奨されている.

● SU薬とDPP-4阻害薬併用の特徴と注意点

SU薬とDPP-4阻害薬併用の適正使用とは
- DPP-4阻害薬は既存の糖尿病薬に追加併用することにより約3か月間でHbA1c約1%程度の低下が期待でき,併用する機会も多い.併用する場合,特に注意が必要なのはSU薬との併用である.
- DPP-4阻害薬は低血糖を起こしにくい特徴があるが,SU薬と併用する場合は重症低血糖を起こす可能性が常にあることを念頭におく必要があ

❺ インクレチンの適正使用に関する委員会からの Recommendation

SU薬にDPP-4阻害薬を追加投与する場合には，安全性を考慮してSU薬を十分減量したうえでDPP-4阻害薬を併用し，血糖値の低下の程度を早期に評価しながらSU薬の適正量を判断していく必要がある．
（「インクレチンの適正使用に関する委員会」Recommendation[10] より）

重症低血糖を起こす特徴

高齢者（65歳以上）・軽度腎機能低下者（Cr 1.0mg/dL以上）
SU薬の使用量が多い・DPP-4阻害薬追加早期に低血糖が多い

Recommendation

1) グリメピリド2mg以上使用している場合⇒2mg以下
   グリベンクラミド1.25mg以上使用している場合⇒1.25mg以下
   グリクラジド40mg以上使用している場合⇒40mg以下
   SU薬を上記のように減量してDPP-4阻害薬を追加するようにする．血糖コントロールが不良ならばSU薬を漸増し，低血糖が発現すれば，SU薬を減量する．SU薬を上記の量以下で使用している場合にはそのままDPP-4阻害薬を併用し，必要に応じてSU薬を増減する．

2) SU薬を使用する場合には低血糖を起こす可能性があることを念頭におき，患者への低血糖教育など注意喚起が必要である．

3) 上記の点を考慮するとSU薬にDPP-4阻害薬を併用する際，投与量の設定が難しい場合は専門医へのコンサルトを強く推奨する．

MEMO

SU薬にDPP-4阻害薬を追加投与する場合には，まずSU薬を減量してDPP-4阻害薬を追加投与し，その後の血糖値の経過をみてSU薬の量を調節するようにする（Recommendation推奨のSU薬の用量であれば低血糖が起きないわけではない）．

る．
- DPP-4阻害薬にSU薬を追加投与する場合にはSU薬を少量から追加して用量を調整する必要がある．一方，SU薬にDPP-4阻害薬を追加する場合にはより繊細なSU薬の用量調整が必要である．
- DPP-4阻害薬発売後続出したSU薬との併用による重症低血糖の報告のほとんどがSU薬の用量調整をせずにDPP-4阻害薬を追加投与したものであった．
- 「インクレチンとSU薬の適正使用に関する委員会」の報告によると，重症低血糖を起こすケースには①高齢者，②軽度腎機能低下，③SU薬の高用量内服，④SU薬ベースで他剤併用，⑤DPP-4阻害薬追加後早期に低血糖が出現というような特徴を認めている．
- SU薬に追加投与する場合には，まずSU薬を減量してDPP-4阻害薬を追加投与しその後の血糖値の経過をみてSU薬の量を調節するように推奨し，特に高齢者や腎機能低下がある者には注意が必要と警告している（❺）[10]．注意勧告後，重症低血糖の報告は激減した．
- 各施設からの報告をみるとSU薬を減量してDPP-4阻害薬を追加投与しても期待通りの血糖改善が得られている．なかには血糖値の改善が乏しい場合もあるが，その段階でSU薬の用量を元の量に戻していくことで対応可能である．
- SU薬とDPP-4阻害薬併用で期待通りの改善が得られない場合は速やかにインスリン治療などに変更することも大切である．
- 2011年以降，当院においてはSU薬とDPP-4阻害薬併用の重症低血糖の搬送患者数が増えてきている．使用薬剤としてはグリメピリド1〜

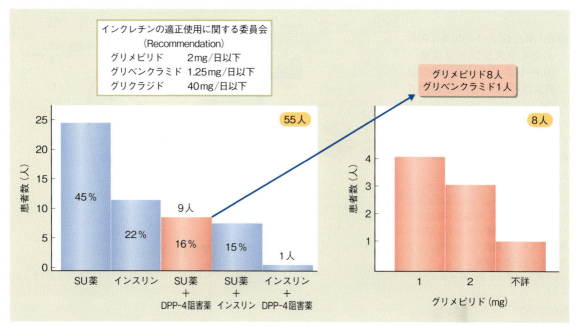

❻ 神戸市立医療センター中央市民病院に1年間（調査期間：2011年11月～2012年10月）に搬送された重症低血糖患者数と原因薬剤

SU薬とDPP-4阻害薬併用の重症低血糖の搬送患者数が増えてきている．使用薬剤としてはグリメピリド1～2mg/日とDPP-4阻害薬の組み合わせが大半である．
「Recommendation推奨のSU薬の用量であれば低血糖が起きない」というわけではないことに注意する必要がある．

2mg/日とDPP-4阻害薬の組み合わせが大半である（❻）．

- 注意しなければならないのはRecommendationではグリメピリド2mg以下の減量を推奨しているが，2mg以下にすれば低血糖を引き起こさないわけではないことを十分に留意する必要がある．当然，他のSU薬でも同様のことがいえ，SU薬用量設定には繊細な調整が必要となる．
- 安全性を考慮してSU薬を十分減量したうえでDPP-4阻害薬を併用し，血糖値の低下の程度を早期に評価しながらSU薬の量を調整して適正量を判断していかなければならない．

SU薬とDPP-4阻害薬の相互作用

- 重症低血糖を引き起こした症例にはHbA1c 8.0％以上のSU薬内服患者がDPP-4阻害薬追加内服開始後2～3週間以内に重症低血糖を起こす症例があり，そのなかにはSU薬の二次無効状態に該当するものもある．
- 低血糖改善後SU薬を中止すると著明な高血糖になることが多いことからもDPP-4阻害薬の単独の血糖低下作用は乏しく，低血糖はSU薬との相乗効果によるものである．
- SU薬の二次無効例でDPP-4阻害薬併用によりインスリン分泌が増強し短期間に低血糖を引き起こす機序については，基礎研究の結果を踏ま

❼ SU薬とGLP-1の相乗作用によるインスリン分泌促進—GLP-1はインスリン増幅経路およびインスリン惹起経路を介しインスリン分泌を促進する

インクレチンは膵β細胞内のcAMP濃度上昇を介してグルコース依存性インスリン分泌を増幅させる作用をもつ．さらにインクレチンは糖尿病状態における膵β細胞のATP産生障害を改善することによって，減弱した惹起経路だけでなく，SU薬のチャネル閉鎖作用も回復させる結果，インスリン分泌が増強する可能性がある．
(向 英里，稲垣暢也．糖尿病2011[15]より)

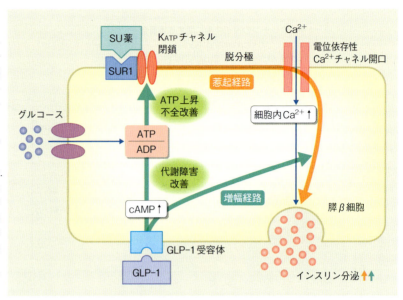

えていくつかの仮説が報告されている[15,16]．

- DPP-4阻害薬は膵β細胞内のcAMP濃度上昇を介してグルコース依存性インスリン分泌を増幅させる作用のため，単独では低血糖を起こしにくい薬剤である．一方，SU薬はATP感受性K^+チャネル（K_{ATP}チャネル）に作用して膵β細胞内のCa濃度を増加させることでインスリン分泌を促す作用のため，血糖値に依存せずその効果を示し遷延性低血糖を起こしうる薬剤である．

- 一般にSU薬の長期投与によってその効果がみられなくなった症例では，膵β細胞が疲弊して反応性がなくなったと理解される．しかしSU薬が効かないのはSU薬に対する反応性が選択的に落ちているためではないかと考えられる．

- SU薬の作用は膵β細胞内のATPの産生量に依存するため，極端にATP産生量が低下する高血糖状態ではSU薬に選択的にβ細胞が反応しない状態になっていると想定される．したがって大量のSU薬に反応しない状態に一時的になっているβ細胞であるが，DPP-4阻害薬の投与がきっかけになってATPの産生が回復しSU薬の効果が復活してくると大量のSU薬が一度に作用を発揮して低血糖を起こしたものと考える（❼）[15]．

- そのように考えるとSU薬にDPP-4阻害薬を併用する際にはSU薬の投与量を適正に保つことは非常に重要であり，実際にRecommendationにおいてSU薬の投与量を適正にするように注意勧告され，重症低血糖患者が減少したことにつながったとも考えられる．

- 最近では，グリクラジド以外のSU薬はK_{ATP}チャネルだけでなく，

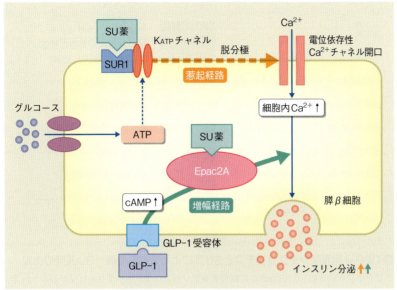

❽ SU薬とGLP-1の相乗作用によるインスリン分泌促進—SU薬とインクレチン関連薬のEpac2を介するクロストーク

SU薬がK_{ATP}チャネル閉鎖だけでなく，cAMPセンサーであるEpac2Aを介してインクレチンシグナルを増強してインスリン分泌を増強する可能性がある．

(Zhang CL, et al. Science 2009[16]より)

cAMPのセンサーであるEpac2Aを介してインスリンを分泌することが報告された．これはインクレチンと一部のSU薬の共通する標的分子であるEpac2Aを介して，両薬剤の作用が増強される可能性を示している (❽)[16]．

- DPP-4阻害薬シタグリプチンとSU薬による重症低血糖の患者数をSU薬間で比較検討した研究によると，Epac2Aに結合しないグリクラジドに比較して結合するグリベンクラミドやグリメピリドのほうがSU薬とシタグリプチンの処方ベースで補正後も重症低血糖を起こした患者数が多いという結果であった[17]．
- この結果はSU薬のEpac2Aに対する結合の有無の違いがDPP-4阻害薬併用の際に血糖降下作用の違いを生じた可能性を示唆している (❾)[17]．
- 今後引き続きSU薬の種類による効果の違いも評価していく必要がある．
- その他には上記のようなインスリン分泌増強作用以外にDPP-4阻害薬の膵α細胞からのグルカゴン分泌抑制も低血糖の一因として考えられる．

- 重症低血糖の原因薬剤のほとんどはインスリンとSU薬であるわけだが，特にこれまで高用量のSU薬を漫然と使用しているケースが多くみられ，長年，問題とされてきた．
- DPP-4阻害薬発売後，SU薬と併用による重症低血糖が問題となり，Recommendationが出された後にSU薬の使い方が広く見直されたように思う．
- ここ数年，低血糖のリスクなどを考慮して目標血糖値の個別化が推奨さ

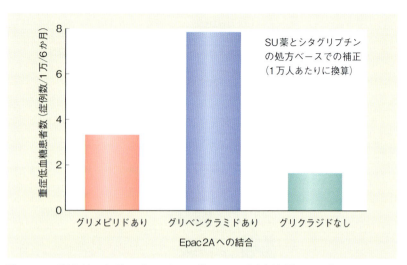

❾ DPP-4阻害薬シタグリプチンとSU薬による重症低血糖—SU薬間の比較

グリクラジドに比較してEpac2Aに結合するグリベンクラミドやグリメピリドのほうがSU薬とシタグリプチンの処方ベースで補正後も重症低血糖を起こした患者数が多いという結果であった．

SU薬のEpac2Aに対する結合の有無の違いがDPP-4阻害薬併用の際に血糖降下作用の違いを生じた可能性もある．

(Yabe D, Seino Y. J Diabetes Investig 2014[17] より)

れるようになり，2013年，日本糖尿病学会から出されている血糖コントロールの目標指標が大きく変わった．このような動きが今後の重症低血糖患者数の減少につながることを期待したい．

(岩倉敏夫)

●文献

1) Action to Control Cardiovascular Risk in Diabetes Study Group, et al. Effects of intensive glucose lowering in type 2 diabetes. N Engl J Med 2008；358：2545-59.
2) ADVANCE Collaborative Group, et al. Intensive blood glucose control and vascular outcomes in patients with type 2 diabetes. N Engl J Med 2008；358：2560-72.
3) Whitmer RA, et al. Hypoglycemic episodes and risk of dementia in older patients with type 2 diabetes mellitus. JAMA 2009；301：1565-72.
4) Ben-Ami H, et al. Drug-induced hypoglycemic coma in 102 diabetic patients. Arch Intern Med 1999；159：281-4.
5) 池田香織ほか．薬剤性低血糖による意識障害で救急受診した2型糖尿病患者50例の検討．糖尿病 2007；50：129-35.
6) 本城 聡ほか．当院における過去3年間のスルホニル尿素薬による重症低血糖発作症例の解析．糖尿病 2010；53：30-3.
7) 岩倉敏夫ほか．糖尿病治療薬による重症低血糖を発症した2型糖尿病患者135人の解析．糖尿病 2012；55：857-65.
8) 池口絵理ほか．薬物治療中に低血糖をきたし緊急入院となった2型糖尿病患者についての検討．糖尿病 2014；57：235-41.
9) 岩倉敏夫ほか．シタグリプチンをグリメピリドに追加投与し，3日後に重症低血糖症を起こした2型糖尿病の1例．糖尿病 2010；53：505-8.
10) インクレチンとSU薬の適正使用に関する委員会．インクレチンとSU薬の適正使用について．2010.

（日本糖尿病学会のウェブサイト．http://www.jds.or.jp）
11）Holstein A, et al. Substantial increase in incidence of severe hypoglycemia between 1997-2000 and 2007-2010：a German longitudinal population-based study. Diabetes Care 2012；35：972-5.
12）Fadini GP, et al. Characteristics and mortality of type 2 diabetic patients hospitalized for severe iatrogenic hypoglycemia. Diabetes Res Clin Pract 2009；84：267-72.
13）Ashcroft FM, Gribble FM. Tissue-specific effects of sulfonylureas：lessons from studies of cloned K(ATP) channels. J Diabetes Complications 2000；14：192-6.
14）日本糖尿病学会編・著．治療指標と血糖コントロール指標．糖尿病治療ガイド 2014-2015．文光堂；2014．pp.24-5.
15）向 英里，稲垣暢也．インクレチン関連薬とスルホニル尿素薬の併用による低血糖．糖尿病 2011；54：874-6.
16）Zhang CL, et al. The cAMP sensor Epac2 is a direct target of antidiabetic sulfonylurea drugs. Science 2009；325：607-10.
17）Yabe D, Seino Y. Dipeptidyl peptidase-4 inhibitors and sulfonylureas for type 2 diabetes：Friend or foe? J Diabetes Investig 2014；5：475-7.

インクレチンの膵外作用

POINT
- インクレチンには膵外作用がある．
- 主に，GLP-1は中枢神経系や心血管系に作用し，GIPは脂肪組織や骨に作用する．
- 培養細胞や動物モデルでの検討が主ではあるが，ヒトでもGLP-1受容体作動薬の投与などによる食欲抑制作用や心血管保護作用が明らかにされてきている．

Key words

GLP-1，GIP ▶ GLP-1は主に小腸下部に存在するL細胞から分泌され，GIPは主に十二指腸や小腸上部に存在するK細胞から分泌される．

- インクレチンであるGIP（glucose-dependent insulinotropic polypeptide/gastric inhibitory polypeptide）とGLP-1（glucagon-like peptide-1）は消化管ホルモンで，食事由来の刺激により分泌される．
- これらのインクレチンが，膵β細胞に存在するそれぞれの受容体に作用してインスリン分泌作用や膵臓保護作用があることが知られてきたが，近年，膵臓以外の組織においてもGIPやGLP-1の受容体が存在し，受容体以降のシグナル伝達などを経てさまざまな作用を示すことが報告されつつある．
- 各組織における発現パターンはGIP受容体とGLP-1受容体では異なっており，これがGIPとGLP-1の生体での活性の違いにつながっている（❶）．

● GLP-1の膵外作用

中枢神経系への作用

MEMO

弧束核
延髄背側に存在し，迷走神経や舌咽神経の求心路の終点となる．消化管運動による刺激や，味覚や痛覚などの情報がこれらの神経路を経由して弧束核に集められて統合され，延髄網様体に情報が伝えられる．
弧束核の尾側部においてプレプログルカゴン遺伝子が発現しており，消化管L細胞と同様のプロセシングによりGLP-1が産生される．

- GLP-1は脳でも産生され，その神経細胞体が延髄弧束核に分布していることが明らかにされており，腸管由来のGLP-1の作用以外にも，脳内で産生されたGLP-1が神経線維を介して直接脳内のさまざまな部位でのGLP-1受容体に作用していると考えられている．
- ヒトでは，GLP-1受容体は視床下部の傍室核や腹内側核，海馬，視床，尾状核，被殻，淡蒼球，そして神経下垂体に存在するとされている．
- 中枢性や末梢性のGLP-1受容体作動薬の投与は，空腹感の抑制や食欲抑制作用による食事量の減少や体重減少をもたらす．ヒトでの末梢性のGLP-1受容体作動薬の投与は，健常人でも糖尿病患者でも同様の効果をもたらす（❷）[1]．
- 末梢で投与されたGLP-1が脳内で効果を発揮することについては，GLP-1が血液脳関門を通過するためと考えられる．

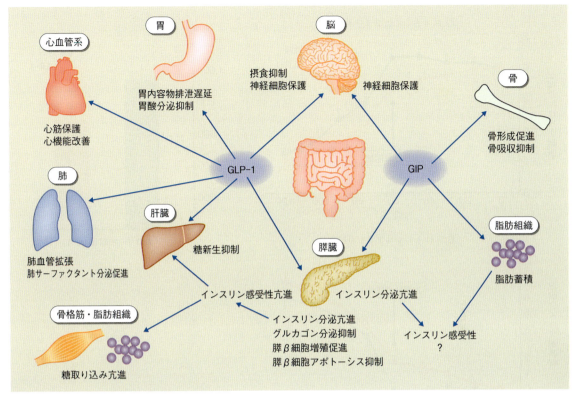

❶ インクレチンのさまざまな膵外作用
(Baggio LL, Drucker DJ. Biology of incretins：GLP-1 and GIP. Gastroenterology 2007；132：2131-57 より)

- GLP-1受容体欠損マウスでは，学習行動の低下が認められ，海馬での*Glp1r*遺伝子の導入により改善した．
- GLP-1受容体欠損マウスでは，カイニン酸投与によるてんかんの誘導や海馬での神経変性を起こしやすく，GLP-1受容体作動薬の投与により，これらの部位での神経細胞のアポトーシスが抑制された．

食欲抑制作用

- GLP-1の食欲抑制作用には，前述のように中枢性もしくは末梢性にGLP-1が脳内受容体に対して作用するほかにも，胃にもGLP-1受容体が存在することや，GLP-1投与による胃内容物排泄遅延による空腹感の抑制作用や胃酸分泌の抑制作用などを認めることからも，胃受容体を介した直接作用も考えられる．
- また，GLP-1が迷走神経求心路を刺激することで脳に伝わり，迷走神経遠心路への反射機構により胃の膨張作用が持続することも考えられている（❸）．実際，ラットにおいて迷走神経の遮断により，内因性GLP-1依存性と考えられる食後の胃排泄運動遅延作用が消失している．

心血管系への作用

- ラットやマウス，ヒトの心筋細胞にGLP-1受容体が存在し，GLP-1は

MEMO

中枢の摂食調節のメカニズム
視床下部外側野に食欲を促進する空腹中枢があり，腹内側核には食欲を抑制する満腹中枢がある．内臓から送られてくる情報と，大脳辺縁系からの認知や情動に関する情報が，これらの中枢で相互に関係しながらより高次の連合野で空腹感や満腹感が形成される．
GLP-1受容体は視床下部腹内側核にも存在することから，直接満腹中枢に働くことで摂食を制御している可能性が推測される．

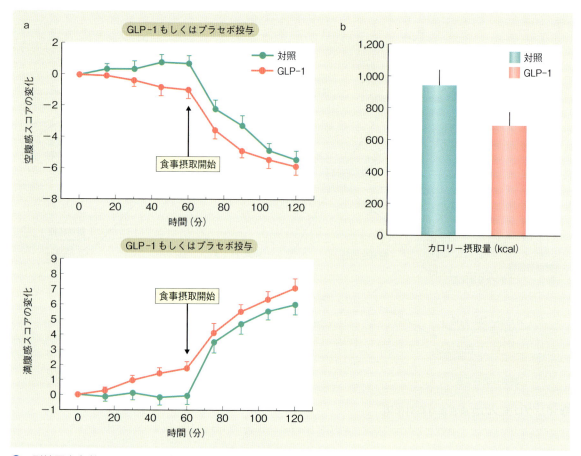

❷ 2型糖尿病患者へのGLP-1の投与による食欲抑制作用
空腹感が減少し，満腹感が増加した（a）．食事摂取量が減少した（b）．
（Gutzwiller JP, et al. Am J Physiol 1999[1]より．b は Table.1 のデータから作図）

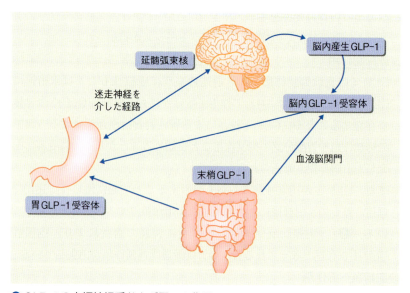

❸ GLP-1の中枢神経系および胃への作用

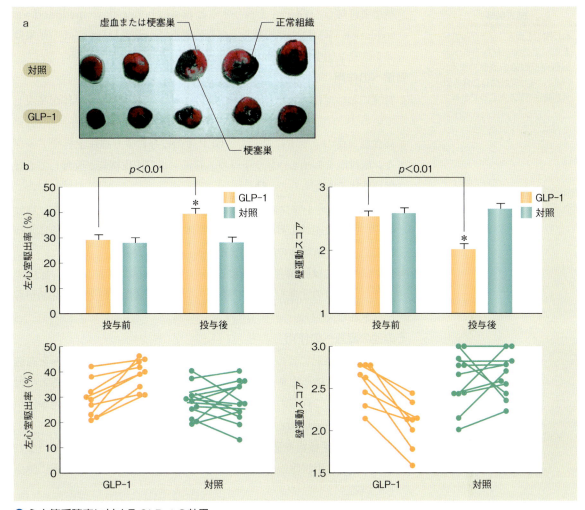

❹ 心血管系障害に対するGLP-1の効果
a：ラット心筋梗塞巣に対する改善効果．
b：急性心筋梗塞患者における左心室駆出率と壁運動スコアに対する改善効果．
（a：Bose AK, et al. Diabetes 2005[2]／b：Nikolaidis LA, et al. Circulation 2004[3]より）

心拍数の増加や心収縮力の上昇作用をもつ．これらは心筋細胞のGLP-1受容体への直接作用以外にも，GLP-1の脳内投与による心拍数の増加が迷走神経の切除により消失したことから，中枢神経系を介した作用も考えられている．

- 動物モデルでは，GLP-1が冠動脈の遮断により作成した心筋梗塞巣の範囲を減少し，左室機能を改善した[2]．
- ヒトに対する研究では，糖尿病などの高リスク患者の急性心筋梗塞と左室機能不全に対するGLP-1投与により，対照薬投与群と比較して梗塞巣での壁運動や左室壁運動が有意に改善し，致死率が低下した（❹）[2,3]．
- GLP-1受容体は血管内皮にも存在し，冠動脈疾患を併発した2型糖尿

病患者に対して GLP-1 を投与すると postischemic flow-mediated vasodilation（FMD）で観察した血管内皮機能が改善したが，この効果はインスリン感受性の変化とは関係がなかった．

> **MEMO**
> わが国でも最近，リラグルチドを用いた 2 型糖尿病患者への血管内皮機能の改善効果を，FMD によって評価した介入研究が開始されたところである．

腎臓への作用

- 腎臓においては，糸球体や近位尿細管において GLP-1 受容体が発現している．
- 高食塩負荷のラットに対して，GLP-1 の投与により血圧上昇やアルブミン尿排泄を抑制し，尿ナトリウム排泄および内皮機能が改善して心腎保護作用をもたらした（❺）[4]．
- 2 型糖尿病モデルマウスである *db/db* マウスを使用した検討でも，塩分負荷による血圧の上昇は GLP-1 受容体作動薬の exendin-4 投与によって抑制され，糸球体の線維化などの組織変化は改善した．
- ヒトにおいては肥満者を対象に 3 時間の GLP-1 の投与により，尿中ナトリウム排泄の亢進や尿中 H^+ 排泄の抑制，糸球体過剰濾過の抑制がもたらされた．

その他の臓器への作用

- 培養細胞の検討にて，GLP-1 が脂肪細胞や筋肉での糖取り込みを亢進し，肝臓では糖産生を抑制させてグリコーゲン合成を亢進させるとの報告があるが，これらの効果がインスリンの作用とは独立した作用かについては意見が分かれている．
- GLP-1 は骨芽細胞や破骨細胞に対しての直接作用は認められていないが，間接的に甲状腺から産生されるカルシトニン依存的に骨代謝に関係している．
- ラット下垂体細胞に GLP-1 受容体が存在しており，ラットで中枢性に GLP-1 を投与すると，血漿中の甲状腺刺激ホルモン，黄体形成ホルモン，コルチコステロン，バソプレッシンのレベルが上昇した．
- ヒトでは，健常人に GLP-1 を短期間投与すると一過性に血中副腎皮質刺激ホルモンやコルチゾール値の上昇がみられた．
- ラット，ヒトともに，肺や気管に GLP-1 受容体が存在し，GLP-1 により粘液分泌の上昇や，肺血管拡張，サーファクタント分泌の促進が認められた．

● GIP の膵外作用

脂肪組織への作用

- 脂肪細胞に GIP 受容体が存在し，高カロリー食や 2 型糖尿病での脂肪代謝の不均衡や脂肪蓄積に，GIP 受容体シグナルが影響していることが考えられている．
- 遺伝性肥満マウスである *ob/ob* マウスや高脂肪食負荷は肥満をもたら

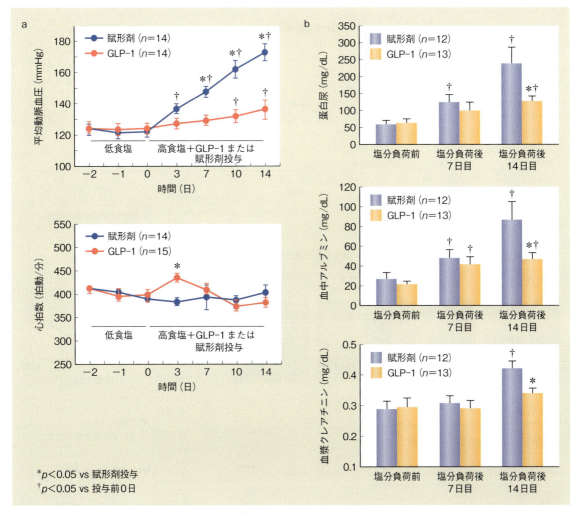

❺ 高食塩負荷腎障害ラットに対するGLP-1の効果
a：GLP-1投与による血圧上昇の抑制.
b：GLP-1投与によるアルブミン尿の抑制.
（Yu M, et al. J Hypertens 2003[4] より）

すが，GIP受容体のアンタゴニストの投与やGIP受容体欠損マウスでは，呼吸商の減少や酸素消費量の増加によるエネルギー消費の増加により，脂肪蓄積の改善効果や体重減少や組織中性脂肪含量の低下，そして耐糖能異常の改善効果が認められた（❻）[5]．

- GLP-1受容体欠損マウスでは，褐色脂肪細胞でのuncoupling protein-1レベルの増加や，白色脂肪細胞でのβ-3 adrenergic receptorレベルの減少を認め，加齢に伴う脂質代謝の低下が抑制され，アディポネクチンのレベルが上昇した．
- 本来GIPは，膵β細胞ではインスリン分泌を促すことで耐糖能を改善させることが期待できるが，脂肪組織においては脂肪蓄積によるインス

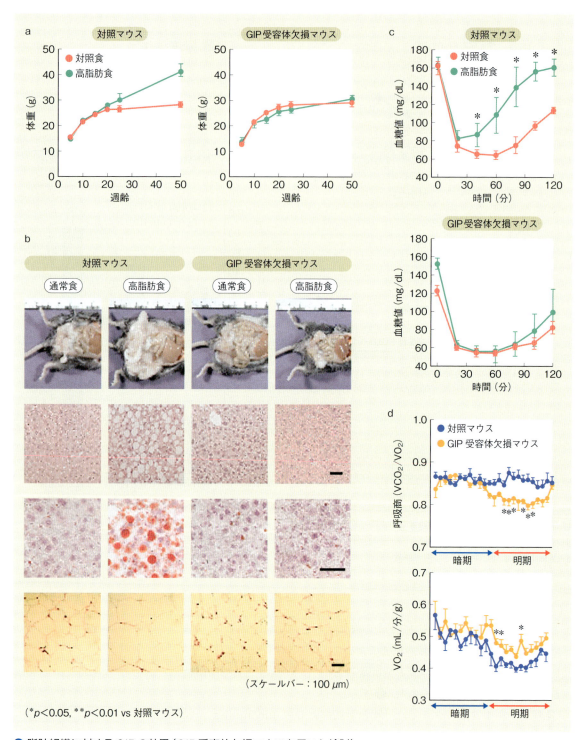

❻ 脂肪組織に対するGIPの効果（GIP受容体欠損マウスを用いた検討）

a：体重上昇への効果．高脂肪食による体重上昇を抑制．
b：脂肪蓄積の病理学的検討．高脂肪食による脂肪蓄積を抑制．
c：インスリン負荷試験．高脂肪食による耐糖能異常を改善．
d：高脂肪食負荷．呼吸商の減少や酸素消費量の増加を認める．

（Miyawaki K, et al. Nat Med 2002[5] より改変）

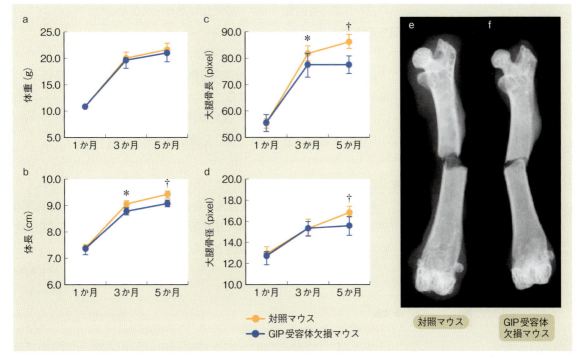

❼ 骨に対するGIPの効果（GIP受容体欠損マウスを用いた検討）
*$p < 0.00001$, †$p < 0.00009$ vs 対照マウス
（Xie D, et al. Bone 2005[6]より）

リン感受性の低下により，耐糖能を悪化させる可能性があるという，一見相反する作用となっている．実際，通常食で野生型マウスのGIPシグナルを欠損すると，食後のインスリン分泌が減弱して耐糖能が悪化した．

骨への作用

- GIP受容体は骨芽細胞や破骨細胞に認められることから，骨代謝に関係しているものと考えられる．
- GIP投与は培養骨芽細胞にて骨形成マーカーであるアルカリホスファターゼの活性や1型コラーゲンの発現量を上昇させた．またGIP投与は閉経後骨粗鬆症モデルとなる卵巣摘出ラットの骨密度を増加させた．
- GIP受容体欠損マウスは野生型マウスと比べて，骨サイズと骨密度の減少といった骨粗鬆症様の所見を呈しており，骨構造の異常，骨回転の変化をきたしている（❼）[6]．一方，GIP過剰発現マウスは対照マウスと比較して骨密度および骨塩量が有意に高値であった．
- また，GIP投与により骨吸収マーカーであるピリジノリン濃度の有意な低下を示し，破骨細胞数の減少を認め，骨吸収の抑制作用がみられた．
- 以上の結果から，マウスにおいてGIPは，骨吸収の抑制と骨形成の促進を介して骨量を増加する可能性が示唆された．しかし，ヒトではGIP

の投与による骨回転マーカーの変化は認められなかった．

脳への作用

- GIP 受容体は大脳皮質や海馬，嗅覚に存在しており，*in vivo* でのラットに対してやヒト由来の培養海馬前駆細胞に対する GIP の投与により，海馬前駆細胞の増殖を誘導する．
- GIP 受容体欠損マウスでは，海馬歯状回の細胞増殖を抑制した．一方，GIP 受容体過剰発現マウスでは，記憶認識の感覚運動が上昇した．

- 最近になり，インクレチンの膵外作用が動物実験などから発見されてきており，ヒトでも GLP-1 受容体作動薬の投与などによる食欲抑制作用や心臓，腎臓および血管保護作用が明らかにされている．臨床研究を含めた今後のさらなる検討が期待される．

（関根　理，柏木厚典）

> **MEMO**
>
> インクレチンが脳細胞や心筋細胞を保護させる機構についてはまだ不明である．低血糖や虚血を改善させることがこれらの細胞に対する保護作用もあることから，現在海外での PET を用いた臨床研究にて，GLP-1 アナログが脳や心臓でのグルコースの取り込みや代謝に対してどのように影響するかについて検討中である．

文献

1) Gutzwiller JP, et al. Glucagon-like peptide-1 promotes satiety and reduces food intake in patients with diabetes mellitus type 2. Am J Physiol 1999 ; 276 : R1541-4.
2) Bose AK, et al. Glucagon-like peptide 1 can directly protect the heart against ischemia/reperfusion injury. Diabetes 2005 ; 54 : 146-51.
3) Nikolaidis LA, et al. Effects of glucagon-like peptide-1 in patients with acute myocardial infarction and left ventricular dysfunction after successful reperfusion. Circulation 2004 ; 109 : 962-5.
4) Yu M, et al. Antihypertensive effect of glucagon-like peptide 1 in Dahl salt-sensitive rats. J Hypertens 2003 ; 21 : 1125-35.
5) Miyawaki K, et al. Inhibition of gastric inhibitory polypeptide signaling prevents obesity. Nat Med 2002 ; 8 : 738-42.
6) Xie D, et al. Glucose-dependent insulinotropic polypeptide receptor knockout mice have altered bone turnover. Bone 2005 ; 37 : 759-69.

Further Reading

- Baggio LL, Drucker DJ. Biology of incretins : GLP-1 and GIP. Gastroenterology 2007 ; 132 : 2131-57.
  本論文では，インクレチンについての総説が記載されている．

最近の大規模スタディから わかってきたこと

- ▶心血管リスクの低減のためには，早期・軽症のうちから積極的に厳格血糖コントロールを図る．
- ▶厳格血糖コントロールとは，単なる HbA1c の低下を意味するのではない．
- ▶動脈硬化がある場合には，低血糖の防止に注意する．
- ▶膵β細胞の保護を考えた治療を選択する．
- ▶生活習慣の改善を柱に血糖・血圧・脂質に対する統合的治療を行う．
- ▶糖尿病の合併症の発症率は年々低下しており，糖尿病治療は進歩している．
- ▶最近の介入試験では，コントロールとの有意差がつきにくくなっている．

● 血糖コントロールと心血管リスク

- 糖尿病の慢性合併症には，血糖値が主な危険因子である細小血管症（網膜症，腎症，神経障害等）と，血圧・脂質・喫煙など他の危険因子も関係する大血管症（心筋梗塞，脳梗塞，閉塞性動脈硬化症等）が存在する．
- 細小血管症に関しては，多くの臨床試験から，血糖コントロールによりその発症や進展が抑制されることが明らかにされているが，大血管症については，血糖値をどの程度に，あるいはどのようにコントロールすれば抑制できるのかについては，いまだ未解明の部分が多い．
- 『糖尿病治療ガイド 2014-2015』（日本糖尿病学会編・著）では糖尿病治療の目標を，「血糖，体重，血圧，血清脂質の良好なコントロール状態の維持」を通じて，「糖尿病細小血管合併症（網膜症，腎症，神経障害）および動脈硬化性疾患（虚血性心疾患，脳血管障害，閉塞性動脈硬化症）の発症，進展の阻止」をすることによって，「健康な人と変わらない日常生活の質（QOL）の維持，健康な人と変わらない寿命の確保」することだとしている[1]．
- しかしながら，この目標はわが国でも海外でも達成されているとはいいがたく，糖尿病患者の平均寿命は一般集団と比して 10 年以上短いといわれている[2-4]．また，その死因においては心血管病変によるものが有意に多く，その抑制は糖尿病患者の健康寿命を改善するうえできわめて重要である[2-4]．

早期介入による心血管リスクの低減

- 糖尿病において，血糖コントロールを改善したときに大血管症が抑制されるかどうかに関しては，1型糖尿病の場合には，DCCT（Diabetes Control and Complications Trial）において，インスリン頻回注射による強化療法（試験終了時 HbA1c 7.4 %）によって，従来療法（試験終了時 HbA1c 9.1 %）に比して有意に抑制されることが明らかにされた．

- しかしながら，2型糖尿病では，新規に2型糖尿病と診断された患者を対象とした試験である UKPDS（United Kingdom Prospective Diabetes Study）において，スルホニル尿素（SU）薬やインスリンによる強化療法では，10年間の観察で平均 HbA1c が7.0 %であったが，食事や運動による従来療法（平均 HbA1c 7.9 %）に対して，細小血管症は有意に抑制されたものの，大血管症は抑制されなかった[5]．

- この原因として，① 血糖値だけではなく大血管症の他の危険因子である血圧や脂質にも統合的に介入しなくてはならない，② SU 薬やインスリンではなく他の薬剤を用いるべきである，③ 血糖値のコントロールを正常化するほど厳格にコントロールすべきであった，等の原因が考えられる．

- ① に関しては，Steno2 研究において血糖・血圧・脂質に統合的に介入することによって，2型糖尿病の大血管症の発症を 50 %以上抑制できることが示されたことによっても支持されている[6]．

- ② に関しては，UKPDS でもメトホルミン治療群では心血管病変を有意に抑制できており，また PROactive 研究では二次予防ではあるがチアゾリジン薬（ピオグリタゾン）により大血管症を有意に抑制できている．

- ③ については，UKPDS の解析でも HbA1c 7 %と 7.9 %のあいだでは，細小血管症では大きな発症率の差があるものの，大血管症ではそれほど大きな差がなく，HbA1c 5 %まで発症率は比較的緩やかに下がり続けることが示されている（❶）[7]．

- UKPDS のその後 10 年間の follow-up 研究の結果が発表になったが，1998 年に UKPDS の強化療法群の細小血管症に対する優位性が証明された後，従来療法群も強化療法と同等の HbA1c レベルになり，その後 10 年にわたって両群間に差を認めなくなっていた．

- しかしながら，もともと発症が抑制されていた細小血管症ではその差が維持され，最初の 10 年間の観察では有意な差を認めなかった心筋梗塞や総死亡が，その後 10 年間の follow-up によって強化療法群で有意に低下が認められるようになった（❷）[8]．

- このことは 2 つのことを示唆しているように思われる．すなわち，① 糖尿病と診断されて早期に血糖値を良好なコントロールにしておくと，細

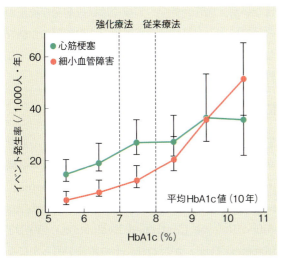

❶ UKPDSにおけるHbA1cと合併症発症リスク
(Stratton IM, et al. BMJ 2000[7]を参考に作成)

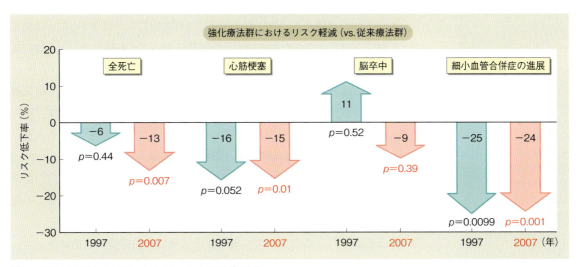

❷ UKPDSにおける血糖コントロールと血管合併症
1997：UKPDS33，2007：UKPDS80．
(UKPDS Group. Lancet 1998[5]／Holman RR, et al. N Engl J Med 2008[8]を参考に作成)

小血管症・大血管症に対する抑制効果が長期に維持されること，②SU薬やインスリンのようなインスリン値を上昇させる治療では，血糖コントロールの大血管症に対する抑制効果が明らかになるには，比較的長い年数が必要であること，である．

- ①に関しては，前述の1型糖尿病の介入試験であるDCCTのfollow-up研究であるEDIC (Epidemiology of Diabetes Interventions and Complications)/DCCTでも，強化療法と従来療法の血糖コントロールの差がなくなった後も最初に強化療法を行った群で細小血管症・大血管症の抑制効果が継続して認められており，legacy effect, metabolic memoryといわれている．

- その本態は明らかではないが，血管合併症の形成には糖尿病発症前後から生じてくる血糖値の異常による血管障害が重要で，この時期に血糖コントロールを良好にしておくことで長く血管障害を抑制できるということを示している可能性もある．

進行した糖尿病における心血管リスクの抑制

- 糖尿病の病歴が長い患者に対して血糖の厳格コントロールにより心血管リスクが低減できるかどうかを検証する目的で，3つの大規模臨床試験，ACCORD（Action to Control Cardiovascular Risk in Diabetes），ADVANCE（Action in Diabetes and Vascular Disease：Preterax and Diamicron Modified Release Controlled Evaluation），VADT（Veterans Affairs Diabetes Trial）が行われ，その結果が明らかになった[9-12]．
- いずれの試験でも，強化療法群ではこれまでにないほどHbA1cは低くコントロールされたが，いずれの試験においても厳格血糖コントロールによって大血管症を有意に抑制することはできなかった（❸）．
- それどころか，ACCORDでは，強化療法群でHbA1c 6.4％，従来療法群でHbA1c 7.4％とHbA1cは著明に改善したにもかかわらず，死亡率が1,000人・年あたり従来療法群11に対して強化療法群14と有意に増加していることが判明し，平均観察期間は5年の予定であったが，3年半の時点で血糖値に対する強化療法は中止となってしまった[9]．その後，従来療法と治療を同じにして5年目まで追跡したデータでもこの傾向は変わらなかった[13]．
- このように，この3つの大規模臨床試験では血糖値の厳格コントロールにより大血管症を抑制できるエビデンスは得られなかったが，ACCORDでは登録時のHbA1cが8％未満の場合や心血管病変の既往がない患者では大血管症の発症が強化療法で有意に抑制されており，またVADTでも糖尿病の罹病歴が短いほど強化療法による大血管症の抑制が認められたとされている．これらのことから，厳格血糖コントロールは早期・軽症の糖尿病患者においては心血管リスクを低減させるのではないかと考えられる．
- 一方で，これらの試験における治療法が適切であったかどうかも検討される必要がある．ACCORDでは，目標であるHbA1c＜6％の達成の有無にかかわらず，血糖自己測定の値に応じて空腹時血糖値が100 mg/dL以上であったり，食後2時間値が140 mg/dL以上であったりした場合に，インスリン量を増やすなどの治療の強化が行われるという，およそ日常臨床とはかけ離れたプロトコールに則った治療が行われていた．
- 結果として，強化療法においては重篤な低血糖を経験した患者が16.2

❸ ACCORD, ADVANCE, VADT 試験の概要

		ACCORD		ADVANCE		VADT	
症例数（人）		10,251		11,140		1,791	
平均観察期間（年）		3.5		5		6.3	
平均年齢（歳）		62.2		66		60.4	
平均罹病期間（年）		10		8		11.5	
二次予防の比率（%）		35		32		40	
治療法		強化療法群	従来療法群	強化療法群	従来療法群	強化療法群	従来療法群
HbA1c	介入前（%）	8.1		7.5		9.5	
	目標（%）	< 6.0	7〜7.9	< 6.5	各国基準	< 6.0	8〜9
	介入後（%）	6.4	7.5	6.5	7.3	6.9	8.4
心血管病変		10 %減少（$p = 0.16$）		6 %減少（$p = 0.32$）		13 %減少（$p = 0.13$）	
細小血管症		網膜症 33 %減少（$p = 0.003$）		14 %減少（$p = 0.01$）		変化なし	
死亡		22 %増加（$p = 0.04$）		7 %減少（$p = 0.28$）		7 %増加（$p = 0.61$）	
重篤低血糖発生率（%）		16.2	5.1	2.7	1.5	21.1	9.7
体重変化（kg）		+ 3.5	+ 0.4	− 0.1	− 1.0	+ 8.2	+ 4.1
		強化療法群 27.8 %（> 10）					
インスリン使用率（%）		77.3	55.4	40.5	24.1	85	70

（Gerstein HC, et al. N Engl J Med 2008[9]／Patel A, et al. N Engl J Med 2008[10]／Duckworth W, et al. N Engl J Med 2009[11]／ACCORD Study Group；ACCORD Eye Study Group, Chew EY, et al. N Engl J Med 2010[12] を参考に作成）

%も存在した．このような治療は低血糖・高インスリン血症を起こしていたであろうと考えられるが，これに伴って強化療法では平均で体重が 3.5 kg 増加し，また 10 kg 以上増加した人も 27.8 %存在した[9]．

- ACCORD 研究者らは低血糖と死亡とのあいだには関連がなかったと述べているが，低血糖が交感神経の緊張を介して致死的不整脈や急性冠症候群を引き起こすことも知られており，肥満による動脈硬化促進と合わせて，35 %の心血管病変の既往患者を含んでいた ACCORD の強化療法群において総死亡が増加した一因であるとも考えられる[14]．

- また，VADT でも BMI によって定められた経口血糖降下薬による初期治療で目標の HbA1c に達しなかった場合には，経口血糖降下薬を変更する前にインスリン療法を開始することになっており，強化療法で 8.2 kg も体重が増加しており，重症低血糖も 21.1 %も起きている[10]．VADT も 40 %の 2 次予防症例を含んでおり，有意ではないものの強化療法で 7 %総死亡が増加している一因になっていた可能性がある．実際 VADT では，心血管死と最も相関のある危険因子は低血糖であったということである．

- ACCORD や VADT では 80 %前後の強化療法症例がインスリン療法を受け，かつそのほとんどが SU 薬を併用していたといわれている．このような治療法は，低血糖や高インスリン血症を引き起こしやすく，また

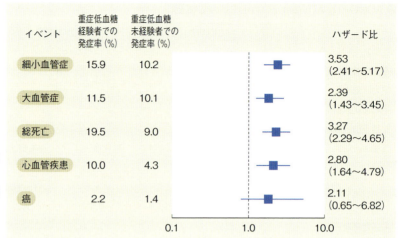

❹ ADVANCE試験における重篤低血糖の有無と，細小血管症・大血管症・総死亡・心血管疾患・癌のリスク
（Zoungas S, et al. N Engl J Med 2010[15]）を参考に作成）

もともと平均のBMIが30以上である両試験においては肥満をますます助長する要因になっていたと考えられる．

- ACCORD，VADTに比して低血糖が少なかったADVANCE試験においても，一度でも重篤低血糖を起こした症例では心血管病変や死亡のリスクが有意に高まることが示されている（❹）[15]．
- しかしながら，興味深いことにACCORDでもADVANCEにおいても，強化療法群ではHbA1cが改善すれば改善するほど死亡リスクが低下するのに対して，従来療法では，HbA1c 7.0〜7.5％付近を最低部とするJカーブないしはUカーブを呈している．低血糖はHbA1cが低いほど増加していることから，低血糖が直接的な心血管イベントや死亡のリスクとなっているわけではないとも考えられ，そのメカニズムを解明することが安全で有効な治療法の開発に重要である（❺）[16]．

これまでの臨床試験が残した課題とJ-DOIT3への期待

- これまでの大規模臨床試験の結果をみると，現行治療の問題点が浮かび上がってくる．すなわち，HbA1cにのみ目を奪われると，低血糖や体重増加によって，血糖降下によるベネフィットを上回って大血管症の増加を招いてしまう可能性がある．また，現行の薬物療法ではSU薬やインスリンなどHbA1cの低下作用の大きい薬剤ほどこのような副作用の危険を併せもつ．
- 一方で，2型糖尿病では，経年的に膵β細胞量が減少することが明らかになってきており[17]，糖尿病が進行すれば，SU薬やインスリンが必要となることも多い．
- したがって，低血糖や体重増加などの副作用を回避しつつ，高血糖も是正するという真の厳格血糖コントロールを達成して心血管リスクを低減

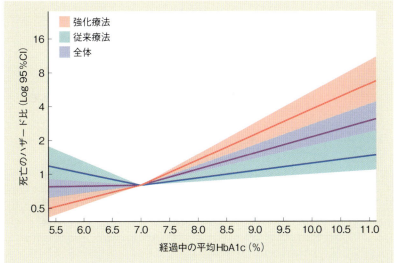

❺ ADVANCE 試験における HbA1c と死亡リスクの関係

(Zoungas S, et al. Diabetologia 2012[16] より)

させるには，糖尿病と診断されたらなるべく早期から生活習慣などの改善を図り，膵β細胞の保護を考えながら血糖値の正常化を目指して治療を行うことが重要である．

● しかしながら，進行した糖尿病患者では，前述のように膵β細胞数の減少もあってインスリン分泌が不十分となり SU 薬やインスリンなどが必要となることも多く，低血糖や体重増加の危険も大きくなる．

● 動脈硬化が進行している症例では特に高齢者の場合，これらの危険を回避するために，症例によっては HbA1c の目標を 7.0% 以上にしなければならない場合もあると考えられる[1]．このような場合には，血圧や脂質のコントロールをレニン-アンジオテンシン系の抑制薬やスタチンなども活用してコントロールすることでリスクの低減を図る．

● 実際，血糖・血圧・脂質の 3 つの心血管リスク因子に統合的介入を行った臨床試験 Steno2 では，血糖コントロールはそれほど良好でなかったにもかかわらず，心血管リスクの抑制が認められ，さらに死亡も減少している[18]．また，ACCORD，ADVANCE，VADT の 3 つの大規模臨床試験では，血圧や LDL コレステロールのコントロールはこれまでの大規模臨床試験に比してきわめて良好であり，大血管症の発生率や死亡率も予測よりも非常に低い数値となっている．

● 一方，低血糖や体重の増加リスクが低くわが国で最も頻用されているDPP-4（dipeptidyl-peptidase 4）阻害薬については，心血管イベント抑制効果が期待されている．心血管イベントをエンドポイントとする 4 つの大規模臨床試験が行われ，すでに 2 つ（SAVOR-TIMI53，EXAMINE）が終了し，プラセボに対して非劣性が示されたものの，有効性を示すに至らなかった[19, 20]．

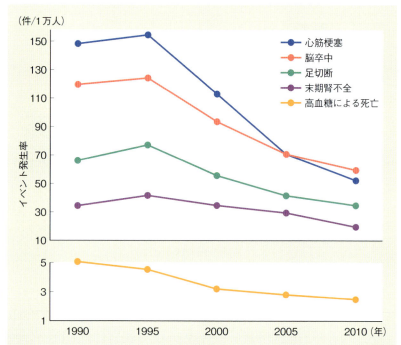

❻ 米国における糖尿病合併症の発症率の推移
(Gregg EW, et al. N Engl J Med 2014[21]より)

- 両試験も含めて，近年の大規模臨床試験では観察期間を短縮するため心血管リスクがきわめて高い集団を対象としている場合が多く，その結果のみで治療の有効性を判断することは難しくなってきている．
- さらに，最近20年間の米国における大血管症も含めた糖尿病合併症の発症率は著しく減少してきており（❻）[21]，また糖尿病患者の死亡率も減少していることも各国から報告されている．したがって，糖尿病の標準治療は近年着実に改善してきていると考えられ，大規模臨床試験においては以前よりも対照群との差がつきにくくなっている要因となっていると考えられる．
- このような状況下では，今後糖尿病治療に関する新たなエビデンス構築には，従来から行われているランダム化比較試験のみならず，大規模かつ正確な臨床情報を備えたレジストリー研究も重要となってくるものと考えられる．
- 一方，現在わが国では，全国81の施設が参加して2型糖尿病の大血管症を血糖・血圧・脂質に統合的に介入することによって減少させることを目指したJ-DOIT3試験が行われている．強化療法群の目標HbA1cは6.2％であるが，3つの大規模臨床試験と異なりほとんど重篤な低血糖は起こっていない．
- Steno2が160人の小規模な試験であり，また最近発表になった新規糖尿病患者に対する統合的介入試験ADDITION-Europe（Anglo-Dan-

ish-Dutch Study of Intensive Treatment in People with Screen Detected Diabetes in Primary Care）が心血管イベント抑制の傾向しか示せなかったこともあり[22]，2,542人を登録しているJ-DOIT3は，統合的介入の重要性を真の意味で証明し，これまでの大規模臨床試験では証明されなかった安全かつ厳格な血糖コントロールによる心血管リスク抑制効果や，その方法が示される可能性について大いに期待されている．

（植木浩二郎）

● 文献

1) 日本糖尿病学会編・著. 糖尿病治療ガイド2014-2015. 文光堂；2014.
2) Hotta N, et al. Causes of death in Japanese diabetics: A questionnaire survey of 18,385 diabetics over a 10-year period. J Diab Invest 2010; 1: 66-76.
3) Seshasai SR, et al. Diabetes mellitus, fasting glucose, and risk of cause-specific death. N Engl J Med 2011; 364: 829-41.
4) 堀田 饒ほか. アンケート調査による日本人糖尿病の死因—1991～2000年の10年間, 18,385名での検討. 糖尿病 2007; 50: 47-61.
5) Intensive blood-glucose control with sulphonylureas or insulin compared with conventional treatment and risk of complications in patients with type 2 diabetes (UKPDS 33). UK Prospective Diabetes Study (UKPDS) Group. Lancet 1998; 352: 837-53.
6) Gaede P, et al. Multifactorial intervention and cardiovascular disease in patients with type 2 diabetes. N Engl J Med 2003; 348: 383-93.
7) Stratton IM, et al. Association of glycaemia with macrovascular and microvascular complications of type 2 diabetes (UKPDS 35): Prospective observational study. BMJ 2000; 321: 405-12.
8) Holman RR, et al. 10-year follow-up of intensive glucose control in type 2 diabetes. N Engl J Med 2008; 359: 1577-89.
9) Gerstein HC, et al. Effects of intensive glucose lowering in type 2 diabetes. N Engl J Med 2008; 358: 2545-59.
10) Patel A, et al. Intensive blood glucose control and vascular outcomes in patients with type 2 diabetes. N Engl J Med 2008; 358: 2560-72.
11) Duckworth W, et al. Glucose control and vascular complications in veterans with type 2 diabetes. N Engl J Med 2009; 360: 129-39.
12) ACCORD Study Group; ACCORD Eye Study Group, Chew EY, et al. Effects of medical therapies on retinopathy progression in type 2 diabetes. N Engl J Med 2010; 363: 233-44.
13) Gerstein HC, et al. Long-term effects of intensive glucose lowering on cardiovascular outcomes. N Engl J Med 2011; 364: 818-28.
14) Bonds DE, et al. The association between symptomatic, severe hypoglycaemia and mortality in type 2 diabetes: Retrospective epidemiological analysis of the ACCORD study. BMJ 2010; 340: b4909.
15) Zoungas S, et al. Severe hypoglycemia and risks of vascular events and death. N Engl J Med 2010; 363: 1410-8.
16) Zoungas S, et al. Association of HbA1c levels with vascular complications and death in patients with type 2 diabetes: evidence of glycaemic thresholds. Diabetologia 2012; 55: 636-43.
17) Butler AE, et al. Beta-cell deficit and increased beta-cell apoptosis in humans with type 2 diabetes. Diabetes 2003; 52: 102-10.
18) Gaede P, et al. Effect of a multifactorial intervention on mortality in type 2 diabetes. N Engl J Med 2008; 358: 580-91.

19) Scirica BM, et al. Saxagliptin and cardiovascular outcomes in patients with type 2 diabetes mellitus. N Engl J Med 2013 ; 369 : 1317-26.
20) White WB, et al. Alogliptin after acute coronary syndrome in patients with type 2 diabetes. N Engl J Med 2013 ; 369 : 1327-35.
21) Gregg EW, et al. Changes in diabetes-related complications in the United States, 1990-2010. N Engl J Med 2014 ; 370 : 1514-23.
22) Griffin SJ, et al. Effect of early intensive multifactorial therapy on 5-year cardiovascular outcomes in individuals with type 2 diabetes detected by screening (ADDITION-Europe) : A cluster-randomised trial. Lancet 2011 ; 378 : 156-67.

付録 経口血糖降下薬一覧

- ザファテックは実錠剤サイズの50％で掲載
- 上記以外は実錠剤サイズの70％で掲載

薬剤名		商品名（製造販売元）	商品外観	血中半減期	含有量	1日の用量・用法〈1日最高使用量〉《効果不十分時最高使用量》
ビグアナイド（BG）薬	メトホルミン	グリコラン 日本新薬（株）		3.6時間 〔250 mg 内服〕	250 mg	500〈750〉mg 2～3回/日 （食後）
		メデット 【製造販売元】 トーアエイヨー（株） 【販売元】 アステラス製薬（株）		4.3時間 〔250 mg 内服〕	250 mg	500〈750〉mg 2～3回/日 （食後）
		メトグルコ 大日本住友製薬（株）		4.7時間 〔750 mg 空腹時内服〕	250 mg	【成人】 500～1500〈2250〉mg 2～3回/日 （食直前または食後） 【小児（10歳以上）】 500～1500〈2000〉mg 2～3回/日 （食直前または食後）
				4.7時間 〔750 mg 空腹時内服〕	500 mg	【成人】 500～1500〈2250〉mg 2～3回/日 （食直前または食後） 【小児（10歳以上）】 500～1500〈2000〉mg 2～3回/日 （食直前または食後）
	ブホルミン	ジベトンS腸溶錠 寿製薬（株）		－	腸溶錠 50 mg	100〈150〉mg 2～3回/日 （食後）
		日本薬局方ブホルミン塩酸塩錠 ジベトス錠 50 mg 日医工（株）			50 mg	100〈150〉mg 2～3回/日 （食後）

（製剤の写真および薬剤情報については各社より提供）

薬剤名		商品名 (製造販売元)	商品外観	血中半減期	含有量	1日の用量・用法 〈1日最高使用量〉 《効果不十分時最高使用量》
スルホニル尿素(SU)薬	グリクロピラミド	デアメリンS 杏林製薬(株)		−	250 mg	125〜250〈500〉mg 1回/日　朝 (食前または食後) 2回/日　朝・夕 (食前または食後)
	アセトヘキサミド	ジメリン 塩野義製薬(株)		3.17±1.47 時間 〔250 mg 内服〕	250 mg	250〈1000〉mg 1回/日　朝 (食前または食後) 2回/日　朝・夕 (食前または食後)
				3.17±1.47 時間 〔250 mg 内服〕	500 mg	250〈1000〉mg 1回/日　朝 (食前または食後) 2回/日　朝・夕 (食前または食後)
	クロルプロパミド	アベマイド 小林化工(株)		−	250 mg	100〜125〈500〉mg 1回/日　朝 (食前または食後)
	グリベンクラミド	オイグルコン 中外製薬(株)		2.7 時間 〔2.5 mg 内服〕	1.25 mg	1.25〜2.5〈10〉mg 1回/日　朝 (食前または食後) 2回/日　朝・夕 (食前または食後)
				2.7 時間 〔2.5 mg 内服〕	2.5 mg	1.25〜2.5〈10〉mg 1回/日　朝 (食前または食後) 2回/日　朝・夕 (食前または食後)
		ダオニール サノフィ(株)		2.7 時間 〔2.5 mg 内服〕	1.25 mg	1.25〜10 mg 1回/日　朝 (食前または食後) 2回/日　朝・夕 (食前または食後)
				2.7 時間 〔2.5 mg 内服〕	2.5 mg	1.25〜10 mg 1回/日　朝 (食前または食後) 2回/日　朝・夕 (食前または食後)
	グリクラジド	グリミクロン 大日本住友製薬(株)		8.6 時間 〔40 mg 内服〕	40 mg	40〜120〈160〉mg 1回/日　朝 (食前または食後) 2回/日　朝・夕 (食前または食後)

経口血糖降下薬一覧

	薬剤名	商品名 （製造販売元）	商品外観	血中半減期	含有量	1日の用量・用法 〈1日最高使用量〉 《効果不十分時最高使用量》
スルホニル尿素（SU）薬	グリクラジド	グリミクロンHA 大日本住友製薬（株）		8.6時間 〔40 mg内服〕	20 mg	40〜120〈160〉mg 1回/日　朝 （食前または食後） 2回/日　朝・夕 （食前または食後）
	グリメピリド	アマリール サノフィ（株）		1.5時間 〔1 mg内服〕	0.5 mg	0.5〜4〈6〉mg 1回/日　朝 （食前または食後） 2回/日　朝・夕 （食前または食後）
				1.5時間 〔1 mg内服〕	1 mg	0.5〜4〈6〉mg 1回/日　朝 （食前または食後） 2回/日　朝・夕 （食前または食後）
				1.5時間 〔1 mg内服〕	3 mg	0.5〜4〈6〉mg 1回/日　朝 （食前または食後） 2回/日　朝・夕 （食前または食後）
		アマリールOD サノフィ（株）		1.5時間 〔1 mg内服〕	OD錠 0.5 mg	0.5〜4〈6〉mg 1回/日　朝 （食前または食後） 2回/日　朝・夕 （食前または食後）
				1.5時間 〔1 mg内服〕	OD錠 1 mg	0.5〜4〈6〉mg 1回/日　朝 （食前または食後） 2回/日　朝・夕 （食前または食後）
				1.5時間 〔1 mg内服〕	OD錠 3 mg	0.5〜4〈6〉mg 1回/日　朝 （食前または食後） 2回/日　朝・夕 （食前または食後）
α-GI（α-グルコシダーゼ阻害薬）	アカルボース	グルコバイ 富士フイルムファーマ（株）		－	50 mg	150〜300 mg 3回/日　朝・昼・夕 （食直前）
				－	100 mg	150〜300 mg 3回/日　朝・昼・夕 （食直前）

薬剤名		商品名 (製造販売元)	商品外観	血中半減期	含有量	1日の用量・用法 〈1日最高使用量〉 《効果不十分時最高使用量》
α-GI（α-グルコシダーゼ阻害薬）	アカルボース	グルコバイ OD 富士フイルムファーマ（株）		−	OD錠 50 mg	150〜300 mg 3回/日　朝・昼・夕 (食直前)
				−	OD錠 100 mg	150〜300 mg 3回/日　朝・昼・夕 (食直前)
	ボグリボース	ベイスン 武田薬品工業（株）		−	0.2 mg	0.6《0.9》mg 3回/日　朝・昼・夕 (食直前) ※耐糖能異常における2型糖尿病発症抑制の場合，1回0.2 mgを1日3回毎食直前に投与
				−	0.3 mg	0.6《0.9》mg 3回/日　朝・昼・夕 (食直前)
		ベイスン OD 武田薬品工業（株）		−	OD錠 0.2 mg	0.6《0.9》mg 3回/日　朝・昼・夕 (食直前) ※耐糖能異常における2型糖尿病発症抑制の場合，1回0.2 mgを1日3回毎食直前に投与
				−	OD錠 0.3 mg	0.6《0.9》mg 3回/日　朝・昼・夕 (食直前)
	ミグリトール	セイブル （株）三和化学研究所		2時間	25 mg	150《225》mg 3回/日　朝・昼・夕 (食直前)
				2時間	50 mg	150《225》mg 3回/日　朝・昼・夕 (食直前)

経口血糖降下薬一覧

薬剤名		商品名 (製造販売元)	商品外観	血中半減期	含有量	1日の用量・用法 〈1日最高使用量〉 《効果不十分時最高使用量》
α-GI（α-グルコシダーゼ阻害）薬	ミグリトール	セイブル (株)三和化学研究所		2時間	75 mg	150《225》mg 3回/日　朝・昼・夕 (食直前)
		セイブルOD (株)三和化学研究所		−	OD錠 50 mg	150《225》mg 3回/日　朝・昼・夕 (食直前)
				−	OD錠 75 mg	150《225》mg 3回/日　朝・昼・夕 (食直前)
チアゾリジン（TZD）薬	ピオグリタゾン	アクトス 武田薬品工業(株)		5.4時間 〔30 mg 内服〕	15 mg	15〜30〈45〉mg ※インスリン併用時は〈30〉mg 1回/日　朝 (食前または食後) 【女性・高齢者・インスリン併用】 1回/日，15 mgから開始
				5.4時間 〔30 mg 内服〕	30 mg	15〜30〈45〉mg ※インスリン併用時は〈30〉mg 1回/日　朝 (食前または食後) 【女性・高齢者・インスリン併用】 1回/日，15 mgから開始
		アクトスOD 武田薬品工業(株)		5.4時間 〔30 mg 内服〕	OD錠 15 mg	15〜30〈45〉mg ※インスリン併用時は〈30〉mg 1回/日　朝 (食前または食後) 【女性・高齢者・インスリン併用】 1回/日，15 mgから開始
				5.4時間 〔30 mg 内服〕	OD錠 30 mg	15〜30〈45〉mg ※インスリン併用時は〈30〉mg 1回/日　朝 (食前または食後) 【女性・高齢者・インスリン併用】 1回/日，15 mgから開始

薬剤名		商品名（製造販売元）	商品外観	血中半減期	含有量	1日の用量・用法〈1日最高使用量〉《効果不十分時最高使用量》
速効型インスリン分泌促進（グリニド）薬	ナテグリニド	スターシス アステラス製薬（株）		1.3 時間〔60 mg 空腹時内服〕	30 mg	270《360 mg》3回/日 朝・昼・夕（食直前）
				1.3 時間〔60 mg 空腹時内服〕	90 mg	270《360 mg》3回/日 朝・昼・夕（食直前）
		ファスティック【製造販売元】味の素製薬（株）【販売】持田製薬（株）		1.3 時間〔60 mg 空腹時内服〕	30 mg	270《360 mg》3回/日 朝・昼・夕（食直前）
				1.3 時間〔60 mg 空腹時内服〕	90 mg	270《360 mg》3回/日 朝・昼・夕（食直前）
	ミチグリニド	グルファスト【製造販売元】キッセイ薬品工業（株）【販売元】武田薬品工業（株）		1.2 時間〔10 mg 食直前内服〕	5 mg	30 mg 3回/日 朝・昼・夕（食直前5分以内）
				1.2 時間〔10 mg 食直前内服〕	10 mg	30 mg 3回/日 朝・昼・夕（食直前5分以内）
	レパグリニド	シュアポスト 大日本住友製薬（株）		46 分間〔0.25 mg 食直前内服〕	0.25 mg	0.75～1.5〈3〉mg 3回/日 朝・昼・夕（食直前）
				46 分間〔0.25 mg 食直前内服〕	0.5 mg	0.75～1.5〈3〉mg 3回/日 朝・昼・夕（食直前）

《経口血糖降下薬一覧》

薬剤名		商品名 (製造販売元)	商品外観	血中半減期	含有量	1日の用量・用法 〈1日最高使用量〉 《効果不十分時最高使用量》
DPP-4阻害薬	シタグリプチン	グラクティブ 小野薬品工業(株)		12.3 時間	12.5 mg	50《100》mg　1回/日 (服薬のタイミングに規定なし) 【腎機能低下時】 中等度：25《50》mg 1回/日 重度・末期腎不全：12.5《25》mg　1回/日
				11.6 時間	25 mg	50《100》mg　1回/日 (服薬のタイミングに規定なし) 【腎機能低下時】 中等度：25《50》mg 1回/日 重度・末期腎不全：12.5《25》mg　1回/日
				11.4 時間	50 mg	50《100》mg　1回/日 (服薬のタイミングに規定なし) 【腎機能低下時】 中等度：25《50》mg 1回/日 重度・末期腎不全：12.5《25》mg　1回/日
				9.6 時間	100 mg	50《100》mg　1回/日 (服薬のタイミングに規定なし) 【腎機能低下時】 中等度：25《50》mg 1回/日 重度・末期腎不全：12.5《25》mg　1回/日
		ジャヌビア MSD(株)		12.3 時間	12.5 mg	50《100》mg　1回/日 (服薬のタイミングに規定なし) 【腎機能低下時】 中等度：25《50》mg 1回/日 重度・末期腎不全：12.5《25》mg　1回/日
				11.6 時間	25 mg	50《100》mg　1回/日 (服薬のタイミングに規定なし) 【腎機能低下時】 中等度：25《50》mg 1回/日 重度・末期腎不全：12.5《25》mg　1回/日
				11.4 時間	50 mg	50《100》mg　1回/日 (服薬のタイミングに規定なし) 【腎機能低下時】 中等度：25《50》mg 1回/日 重度・末期腎不全：12.5《25》mg　1回/日
				9.6 時間	100 mg	50《100》mg　1回/日 (服薬のタイミングに規定なし) 【腎機能低下時】 中等度：25《50》mg 1回/日 重度・末期腎不全：12.5《25》mg　1回/日

薬剤名		商品名 (製造販売元)	商品外観	血中半減期	含有量	1日の用量・用法 〈1日最高使用量〉 《効果不十分時最高使用量》
DPP-4阻害薬	ビルダグリプチン	エクア ノバルティスファーマ(株)		1.8時間 〔50 mg 内服〕	50 mg	50 mg×1回/日　朝 50 mg×2回/日　朝・夕 〈100〉mg 【腎機能低下時】 中等度以上,透析中の末期腎不全：50 mg　1回/日　朝
	アログリプチン	ネシーナ 武田薬品工業(株)		17.1時間 〔25 mg 内服〕	6.25 mg	25 mg 1回/日 【腎機能低下時】 中等度：12.5 mg 高度・末期腎不全：6.25 mg 1回/日
				17.1時間 〔25 mg 内服〕	12.5 mg	25 mg 1回/日 【腎機能低下時】 中等度：12.5 mg 高度・末期腎不全：6.25 mg 1回/日
				17.1時間 〔25 mg 内服〕	25 mg	25 mg 1回/日 【腎機能低下時】 中等度：12.5 mg 高度・末期腎不全：6.25 mg 1回/日
	リナグリプチン	トラゼンタ 【製造販売元】 日本ベーリンガーインゲルハイム(株) 【販売提携】 日本イーライリリー(株)		105時間 〔5 mg 内服〕 ※反復経口投与時の累積係数から求めた半減期は12.2時間	5 mg	5 mg 1回/日
	テネリグリプチン	テネリア 【製造販売元】 田辺三菱製薬(株) 【販売元】 第一三共(株)		24.2時間 〔20 mg 空腹時内服〕	20 mg	20《40》mg 1回/日
	アナグリプチン	スイニー 【製造販売元】 (株)三和化学研究所 【販売元】 興和創薬(株)		2時間	100 mg	200《400》mg 2回/日　朝・夕
	サキサグリプチン	オングリザ 協和発酵キリン(株)		6.8時間(未変化体) 9.4時間(主要活性代謝物) 〔健常成人2.5 mg 空腹時単回投与〕	2.5 mg	5 mg 1回/日 【腎機能低下時】 中等度以上：2.5 mg 1回/日
				6.5時間(未変化体) 8.6時間(主要活性代謝物) 〔健常成人5 mg 空腹時単回投与〕	5 mg	5 mg 1回/日 【腎機能低下時】 中等度以上：2.5 mg 1回/日

経口血糖降下薬一覧

薬剤名		商品名（製造販売元）	商品外観	血中半減期	含有量	1日の用量・用法〈1日最高使用量〉《効果不十分時最高使用量》
DPP-4阻害薬	トレラグリプチン	ザファテック 武田薬品工業（株）		54.3 時間〔100 mg 内服〕	50 mg	※1週間に1回の経口投与 100 mg 1回/週 【腎機能低下時】 中等度：50 mg 1回/週
				54.3 時間〔100 mg 内服〕	100 mg	※1週間に1回の経口投与 100 mg 1回/週 【腎機能低下時】 中等度：50 mg 1回/週
SGLT2阻害薬	イプラグリフロジン	スーグラ 【製造販売元】アステラス製薬（株） 【販売提携】寿製薬（株），MSD（株）		15 時間〔50 mg 内服〕	25 mg	50《100》mg 1回/日　朝 （食前または食後）
				15 時間〔50 mg 内服〕	50 mg	50《100》mg 1回/日　朝 （食前または食後）
	ダパグリフロジン	フォシーガ 【製造販売元】アストラゼネカ（株） 【販売】小野薬品工業（株）		12 時間〔10 mg 内服〕	5 mg	5《10》mg 1回/日
				12 時間〔10 mg 内服〕	10 mg	5《10》mg 1回/日
	トホグリフロジン	アプルウェイ サノフィ（株）		5.4 時間〔20 mg 内服〕	20 mg	20 mg 1回/日　朝 （食前または食後）
		デベルザ 【製造販売元】興和（株） 【販売元】興和創薬（株）		5.4 時間〔20 mg 内服〕	20 mg	20 mg 1回/日　朝 （食前または食後）

付録

薬剤名		商品名(製造販売元)	商品外観	血中半減期	含有量	1日の用量・用法〈1日最高使用量〉《効果不十分時最高使用量》
SGLT2阻害薬	ルセオグリフロジン	ルセフィ【製造販売元】大正製薬(株)【販売】ノバルティスファーマ(株)、大正富山医薬品(株)		11時間〔2.5 mg内服〕	2.5 mg	2.5《5》mg 1回/日 朝(食前または食後)
				11時間〔2.5 mg内服〕	5 mg	2.5《5》mg 1回/日 朝(食前または食後)
	カナグリフロジン	カナグル【製造販売元】田辺三菱製薬(株)【プロモーション提携】第一三共(株)		10.2時間〔100 mg食事10分前内服〕	100 mg	100 mg 1回/日 朝(食前または食後)
	エンパグリフロジン	ジャディアンス【製造販売元】日本ベーリンガーインゲルハイム(株)【販売提携】日本イーライリリー(株)		18時間〔25 mg内服〕	10 mg	10《25》mg 1回/日 朝(食前または食後)
				18時間〔25 mg内服〕	25 mg	10《25》mg 1回/日 朝(食前または食後)
配合薬	ピオグリタゾン塩酸塩・メトホルミン塩酸塩配合	メタクト配合錠LD 武田薬品工業(株)		10.4時間〔ピオグリタゾン〕、4.4時間〔メトホルミン〕	ピオグリタゾン15 mg、メトホルミン500 mg	1錠/15 mg(ピオグリタゾン)、500 mg(メトホルミン) 1回/日 朝(食後)
		メタクト配合錠HD 武田薬品工業(株)		10.4時間〔ピオグリタゾン〕、4.4時間〔メトホルミン〕	ピオグリタゾン30 mg、メトホルミン500 mg	1錠/30 mg(ピオグリタゾン)、500 mg(メトホルミン) 1回/日 朝(食後)
	ピオグリタゾン塩酸塩・アログリプチン安息香酸塩配合	リオベル配合錠LD 武田薬品工業(株)		9.2時間〔ピオグリタゾン〕、18.3時間〔アログリプチン〕	ピオグリタゾン15 mg、アログリプチン25 mg	1錠/15 mg(ピオグリタゾン)、25 mg(アログリプチン) 1回/日 朝(食前または食後)
		リオベル配合錠HD 武田薬品工業(株)		9.2時間〔ピオグリタゾン〕、18.3時間〔アログリプチン〕	ピオグリタゾン30 mg、アログリプチン25 mg	1錠/30 mg(ピオグリタゾン)、25 mg(アログリプチン) 1回/日 朝(食前または食後)

経口血糖降下薬一覧

薬剤名		商品名（製造販売元）	商品外観	血中半減期	含有量	1日の用量・用法〈1日最高使用量〉《効果不十分時最高使用量》
配合薬	ピオグリタゾン塩酸塩・グリメピリド配合	ソニアス配合錠LD 武田薬品工業（株）		8.9時間〔ピオグリタゾン〕, 7.5時間〔グリメピリド〕	ピオグリタゾン15 mg, グリメピリド1 mg	1錠/15 mg（ピオグリタゾン）, 1 mg（グリメピリド） 1回/日　朝 （食前または食後）
		ソニアス配合錠HD 武田薬品工業（株）		8.9時間〔ピオグリタゾン〕, 7.5時間〔グリメピリド〕	ピオグリタゾン30 mg, グリメピリド3 mg	1錠/30 mg（ピオグリタゾン）, 3 mg（グリメピリド） 1回/日　朝 （食前または食後）
	ミチグリニドカルシウム水和物・ボグリボース配合	グルベス配合錠 キッセイ薬品工業（株）		1.3時間〔ミチグリニド〕	ミチグリニド10 mg, ボグリボース0.2 mg	3錠/30 mg（ミチグリニド）, 0.6 mg（ボグリボース） 3回/日　朝・昼・夕 （食直前5分以内）

（2015年6月）

索引

ページ数の太字は項目の詳述箇所を示す．
[］内の語は省略されている場合がある．
（ ）内の語は直前の語と同義である場合を示す．

和文索引

あ

アカルボース 62, 68, 143, 147, 192
　　──による心血管イベント阻止 148
　　心血管リスク低下作用 70
アクトス® 20, 78, 84, 159, 251
アザビシクロオクチル環 132
アセトヘキサミド 131, 132
アナグリプチン 166
アプルウェイ® 20, 173
アベマイド® 131
アマリール® 20, 131, 132
アログリプチン 159, 166

い

医原性低血糖症 39
イプラグリフロジン 173
インクレチン 47, **124**, 167, **266**
　　──とα-GIの併用 192
　　インスリン分泌促進作用 125
　　膵β細胞増殖効果 124
　　膵β細胞の抗アポトーシス効果 125
　　膵外作用 267
　　測定 95
　　適正使用に関する委員会からのRecommendation 260
インクレチン関連薬 86
　　──とDPP-4阻害薬 89
　　作用機序 87, 125
インクレチン効果 86
　　──とDPP-4阻害薬 91
　　膵β細胞増殖効果 124
　　膵外作用 267
　　2型糖尿病における── 88
インクレチンホルモン分泌 107
インスリン 220
　　分泌機序 43
インスリン依存状態 29, 31, 189, 198
インスリン自己抗体症候群 38
インスリン受容体基質 76
インスリン製剤 16
　　主な副作用 209
インスリン治療 200, **220**, 234
　　必要性の判断 205
インスリン抵抗性 78, 158, 206, 207, 243, 244
　　改善薬 212
　　指標 27, 159
インスリン導入 222
　　個別の治療目標 225
　　選択肢 224
　　高齢者の── 228
　　重症入院患者の── 227
インスリン非依存状態 31
　　──にある2型糖尿病の治療指針 213
インスリン負荷試験 27
インスリン分泌指数 25
インスリン分泌促進薬 212
　　SU薬とGLP-1の相乗作用による── 262
インスリン分泌能 244
　　指標 24, 25
　　インスリン分泌のメカニズムによる── 49
インスリン療法 29, 30

う

運動療法指導上の注意点 5

え

エキセナチド 16, 110, 111, **113**, 181, **183**
　　国内臨床成績 113
エキセナチドLAR **116**, 181
エクア® 20, 166
エンパグリフロジン 173

お

オイグルコン® 20, 131, 132
黄斑浮腫 251
オングリザ® 20, 166

か

カナグリフロジン 173
カナグル® 20, 173
カルブタミド 132
肝機能障害時の非インスリン薬 33
肝糖産生の制御 74

き

強化インスリン療法の効果 226
虚弱状態 239

く

空腹時インスリン濃度 26, 27
空腹時血糖異常 144
熊本スタディ 199, 248
　　——における糖尿病網膜症の
　　　推移 249
グラクティブ® 20, 166
グリクラジド 131, 132
グリクロピラミド 131
グリコアルブミン 23
グリコラン® 20
グリニド薬 8, 11, 20, **48**, 57,
　　137, 168, 231, 246
　　——とSU薬の血糖降下作用
　　　の違い 50
　　——と他の糖尿病治療薬との
　　　併用 140
　　構造 48, 132
　　剤形 140
　　作用機序 48, 137
　　適応と治療法選択 55
　　特徴 138
グリベンクラミド 131, 132, 135
グリミクロン® 20, 131, 132
グリメピリド 131, 132, 159
グルコキナーゼ 134
グルコバイ® 20, 62, 143
グルファスト®
　　　　　　 20, 49, 132, 138, 140
クロルプロパミド 131

け

［経口］血糖降下薬 8, 10, 15
　　主な副作用 209
　　種類 10, 20
　　選択 205, 208
　　特性 215
　　配合薬 17
　　病態に合わせた選択 9, 214
　　併用可能な組み合わせ 215
頸動脈内膜中膜複合体肥厚度 66

軽度耐糖能異常 240
劇症1型糖尿病におけるインスリ
　　ン欠乏の基準 190
血中インスリン値 24
血糖管理における問題点 230
血糖コントロール 220, 275
　　——と網膜症悪化率の関係
　　　　　　　　　　　　 201
　　個別目標 224
　　指標 3, 23
　　不十分な場合の対応 210
　　高齢者の—— 227
　　静脈栄養時の—— 31
血糖コントロール目標［値］
　　　　　　　3, 199, 200, 259
血糖値 22
血糖日内変動 53
ケトン体 179

こ

高インスリン血症 80
口渇 176
高血糖性昏睡 30
高浸透圧高血糖症候群 30
抗体産生 186
紅斑 179
高齢者糖尿病 203, 236
　　管理に際して留意すべき症候
　　　　　　　　　　　　 239
　　血糖コントロール指標 241
　　治療のアルゴリズム 241
　　低血糖回避策 239
　　配慮すべき薬物の有害作用
　　　　　　　　　　　　 240
弧束核 266

さ

サキサグリプチン 166
砂糖 39
ザファテック® 20, 231

し

シタグリプチンリン 166
湿疹 179
ジベトス® 20, 152
ジメリン® 131, 132
ジャディアンス® 20, 173
ジャヌビア® 20, 166
シュアポスト®
　　　　　 20, 49, 132, 138, 140
重症感染症 31
重症低血糖 255, 258
　　原因薬剤 263
　　DPP-4阻害薬とSU薬の併用
　　　による—— 169
　　SU薬による—— 255
終末糖化産物 146
消化管症状 186
食後血糖値 238
　　——とHbA1cの関係 51
食後高血糖 49, 144, 147, 207
　　——と酸化ストレス 146
　　評価 206
食事療法ステートメント 4
食前血糖値 236
食欲抑制作用 267
ショ糖 39
腎機能障害 230, 231
　　——に使用可能な経口血糖降
　　　下薬 217
心血管リスク 275
新生児糖尿病 134
心不全 171
腎不全時の多剤併用 217
蕁麻疹 179

す

膵β細胞 130
　　——におけるインスリン分泌
　　　促進作用 127
膵炎 185
膵外作用 266

スイニー®　　　　　　　　20, 166
スーグラ®　　　　　　　　20, 173
スターシス®　20, 49, 132, 138, 140
スルホニル尿素薬　9, 10, 20, **42**,
　　　　　130, 168, 231, 246, 254
　　主な副作用　　　　　　　209
　　構造　　　　　　　44, 48, 132
　　作用　　　　　　　　　　**130**
　　作用機序　　　　　　　　42
　　作用を増強・減弱する薬剤 46
　　種類と特徴　　　　　　　131
　　注意点　　　　　　　　　135
　　適応　　　　　　　　　　133
　　二次無効　　　　　　　　45
　　病態に応じた選択　　　　44
スルホニル尿素様構造　　　　132

せ

性器感染症　　　　　　　　178
セイブル®　　　　　　　　20, 62
生理的インスリン分泌パターン
　　　　　　　　　　　　　224
摂取エネルギー量算定の目安　4
遷延性低血糖　　　　　　　　39
　　SU薬による――　　　　258
全身性皮疹　　　　　　　　179

そ

速効型インスリン分泌　　　　10
速効型インスリン分泌促進薬
　　→グリニド薬
ソニアス®　　　　　　　　　159

た

体液量減少　　　　　　　　176
体重減少　　　　　　　187, 208
体重増加　　　　　　　　　208
耐糖能異常（障害）　　144, 201
ダオニール®　　　　　20, 131, 132
多剤併用　　　　　　　　　212
脱水　　　　　　　　　　　176
ダパグリフロジン　　　　　173

ち

チアゾリジン薬
　　　　10, 12, 20, **78**, **158**, 168, 246
　　安全性　　　　　　　　　83
　　エビデンス　　　　　　　81
　　主な副作用　　　　　　209
　　作用機序　　　　　　　　80
　　副作用の症状　　　　　163
　　リスクとベネフィット　　160
注射糖尿病治療薬の歴史　　　17
中枢の摂食調節のメカニズム 267

て

デアメリン®S　　　　　　　131
低血糖［症］
　　　　37, 177, 185, 208, 238, **254**
　　救急処置　　　　　　　　38
　　教育・指導　　　　　　258
　　原因疾患　　　　　　　　39
　　自己対処法　　　　　　　38
　　症状と診断　　　　　　　37
テネリア®　　　　　　　　20, 166
テネリグリプチン　　　　　166
デベルザ®　　　　　　　　20, 173

と

糖質　　　　　　　　　　　　60
糖毒性　　　　　　　　　　244
糖尿病
　　――とSGLT2　　　　　100
　　――と悪性腫瘍　　　　　76
　　QOLと生命予後　　　　　80
　　疫学　　　　　　　　　143
　　発症と進展　　　　　　206
　　発症ハザード比　　　　　83
　　病態　　　　　　　　　　24
　　病態評価方法　　　　　244
　　肝糖新生制御と――　　　74
糖尿病ケトアシドーシス　　　30
糖尿病細小血管合併症　　　201
糖尿病性腎症の病期分類　　232

糖尿病治療薬
　　選択の手順　　　　　　　21
　　種類　　　　　　　　　　**19**
　　選択の指標　　　　　　　22
　　胎児危険度　　　　　　　32
　　体重への影響　　　　　215
　　適応となる患者　　　　　2
　　非適応　　　　　　　　　29
　　網膜への作用　　　　　251
動脈硬化症　　　　　　　　147
糖輸送　　　　　　　　　　101
トホグリフロジン　　　　　173
トラゼンタ®　　　　　　　20, 166
トルブタミド　　　　　　131, 132
トレラグリプチン　　　　　231
トログリタゾン　　　　　　　78

な

内臓脂肪蓄積　　　　　　　243
ナテグリニド　　　　132, 138, 140
　　薬物動態　　　　　　　　49

に

二次無効　　　　　　　9, 45, 135
乳酸アシドーシス　　　　　217
尿細管の模式図　　　　　　163
尿路感染症　　　　　　　　178

ね

ネシーナ®　　　　　　　　20, 166

は

バイエッタ®　　　16, 110, 111, **113**
反応性低血糖症　　　　　　　39

ひ

ピオグリタゾン
　　　　78, 81, 83, 152, 159, 231, 251
　　浮腫発現頻度　　　　　　162
ビグアナイド薬
　　10, 11, 20, **73**, **151**, 168, 230, 245
　　――と肝糖産生　　　　　73

| ——とチアゾリジン薬 77
| ——と糖取り込み 75
| ——を中心とした多剤併用 218
| 主な副作用 209
| 作用機序 74, 151
| 適応 156
| 適正使用に関するRecommendation 34
| 糖新生抑制機構 74
| 投与禁忌 154
| 歴史 152
ビクトーザ® 16, **110**, 111
ビデュリオン® 16, 110, **116**, **184**
皮膚関連事象 178
肥満 26
肥満2型糖尿病［患者］ 243
| 多剤併用の実際 214
| 薬剤選択の実際 244
ビルダグリプチン 166

ふ

ファスティック® 20, 49, 132, 138, 140
フォシーガ® 20, 173
腹部膨満感 195
ブホルミン［塩酸塩］ 73, 152
フレイル 238
フロリジン 101

へ

ベイスン® 20, 62

ヘキストラスチノン® 131, 132
ベンズアミド様構造 132

ほ

膀胱癌 159
ボグリボース 62, 192
発疹 179

ま

末梢浮腫 251
慢性腎臓病のステージ分類 232

み

ミグリトール 62, 192
ミチグリニド 132, 138, 140
| 副作用発現率 52
| 薬物動態 49

む

無自覚性低血糖 37

め

メタクト® 152, 159
メタボリックシンドローム 158
| 診断基準 159
メデット® 20, 152
メトグルコ® 11, 20, 152
メトホルミン［塩酸塩］ 73, **151**, 152, 159
| ——による癌抑制効果 153
| ——による乳酸アシドーシス 217

DPP-4阻害薬との併用効果 218
作用機序 12

も

網膜症 199, **248**
| 悪化する要因 250

や

薬剤性低血糖 38
薬疹 179

り

リオベル® 159
リキシセナチド 16, 110, 111, **118**, 181, **184**
リキスミア® 16, 110, **118**
リナグリプチン 166
リラグルチド 16, **110**, 111, 189
| 国内臨床成績 113

る

ルセオグリフロジン 173
ルセフィ® 20, 173

れ

レパグリニド 132, 137, 138, 140
| 薬物動態 49

欧文索引

数字

1,5-アンヒドログルシトール（1,5-AG） 24
2型糖尿病［患者］ 220
| ——とGLP-1シグナル 106
| ——におけるHbA1cの推移 221
| ——における膵β細胞機能の経年的低下 221
血糖コントロールにおけるインスリン治療 220
治療アルゴリズム（ADA/EASD） 216

治療戦略 6
治療の目的 198
24時間尿中Cペプチド排泄量 25
75gOGTT (75g oral glucose tolerans test) 207

A

α-グルコシダーゼ阻害薬（α-GI） 8, 10, 13, 20, **60**, 62, **143**, 167, 212, 231, 246
　──とDPP-4阻害薬の併用 194
　──とインクレチンの併用 192
　──と大血管障害に関するエビデンス 66
　エビデンス 147
　主な副作用 209
　作用機序 60, 149
ACCORD（Action to Control Cardiovascular Risk in Diabetes） 278
　試験の概要 279
ACT NOW試験 82
ADVANCE（Action in Diabetes and Vascular Disease：Preterax and Diamicron Modified Release Controlled Evaluation） 278
　試験の概要 279
AGEs 146, 147
AMP（adenosine monophosphate）キナーゼ 75
ATP感受性K^+チャネル（K_{ATP}チャネル） 43, 133
AVE0010 111

B

BMI 4
BOT（basal-supported oral therapy） 47

C

Cペプチド値 24
CHICAGO試験 82
CNAMTS（Caisse Nationale de l'assurance maladie des Travailleurs Salariés） 160
continuous glucose monitoring（CGM） 51

D

DAWN JAPAN 調査2005 222
DCCT（Diabetes Control and Complications Trial） 199, 248
　──における糖尿病網膜症の推移 249
DECODE Study（Diabetes Epidemiology：Collaborative Analysis of Diagnostic Criteria in Europe Study） 144, 201
DIS（Diabetes Intervention Study） 144
DPP-4（dipeptidyl peptidase-4）阻害薬 8, 10, 13, 16, 20, 21, **86**, **165**, 233, 246, 254
　──とインクレチン効果 91
　──と併用可能な経口糖尿病薬 167
　主な副作用 168, 209
　作用と効果 89
　種類と通常投与量 166
　腎機能低下時における投与量 170

E

early worsening 248
exendin-4 181

F

FDA薬剤胎児危険度分類 32
frail 238
FUNAGATA Diabetes Study 144, 145

G

G蛋白質共役型受容体（GPCR） 124
GA 23
GIP（gastric inhibitory polypeptide/glucose-dependent insulinotropic polypeptide） 124, 126, 192, 266
　脂肪組織に対する効果 272
　膵外作用 271
　骨への作用 273
GLP-1（glucagon-like peptide-1） 124, 192, 214, 266
　構造 111
　食欲抑制作用 267
　心血管系障害に対する効果 269
　生理作用 108
　中枢神経系および胃への作用 268
　薬理作用 15
GLP-1シグナル 106
　糖尿病の成因としての── 109
GLP-1受容体 266
GLP-1受容体作動薬 15, 16, **106**, **181**, 234, 46
　安全性 185
　主な副作用 209
　構造 111, 182
　種類と特徴 110, 181
　適応 189
　分類 182
glucose transporter（GLUT） 98

H

HbA1c［値］ 23, 199
　解釈モデル 166
　糖尿病細小血管合併症との関係 201
　糖尿病網膜症の頻度 201
HOMA-β 25, 226
HOMA-IR（homeostasis model assessment for insulin resistance） 26, 27, 207

I

impaired fasting glucose (IFG) 144
impaired glucose tolerance (IGT) 144, 201
insulin receptor substrate (IRS) 76
insulinogenic index 25
intimal plus medial complex thickness (IMT) 66
IPF (insulin promoter factor)-1 134

J

J-DOIT3 203

K

K_{ATP}チャネル 43, 133
KPNC (Kaiser Permanente Northern California) 研究 159
　中間解析結果 161
Kumamoto study 199, 248

L

LKB1 153

M

maturity-onset diabetes of the young (MODY) 134
MeRIA7 (Meta-analysis of Risk Improvement under Acarbose 7) 148
MORE study 155

N

mTOR (mammalian target of rapamycin) 75
　——とインスリンシグナル 76

N

NASH/NAFLD 34
Nateglinide and Valsartan in Impaired Glucose Tolerance Outcomes Research (NAVIGATOR) 試験 54, 57, 139
NeuroD (neurogenic differentiation)-1 134
New Enface Method for Optimal observation of Endothelial Surface (NEMOes) 70

P

PERISCOPE 試験 82
Peutz-Jeghers 症候群 153
PROactive 試験 81

R

RAGE 147

S

SGLT (sodium-dependent glucose transporter) 172
SGLT2阻害薬　10, 14, 20, 22, **98**, 168, **172**, 214, 233, 247
　主な副作用 176, 209
　作用 172
　種類と投与方法 172
　使用上の注意 173
　腎機能への影響 103
　適正使用に関するRecommendation 35
　特徴 102
　薬理学的比較 174
　利尿薬との併用 177
SGLTファミリーの発現部位と機能 99
STOP-NIDDM (Study to Prevent Non-Insulin-Dependent Diabetes Mellitus) 67, 147, 201
　試験における心血管疾患の発症率 203
SU (sulfonylurea) 薬
　⟶スルホニル尿素薬
SUR1蛋白 132

T

T-1095 102
TCF7L2 109

U

UKPDS (United Kingdom Prospective Diabetes Study) 152, 199, 276
　——における血糖コントロールと血管合併症 277
UKPDS34 152

V

VADT (Veterans Affairs Diabetes Trial) 278

中山書店の出版物に関する情報は,小社サポートページを御覧ください.
http://www.nakayamashoten.co.jp/bookss/define/support/support.html

ヴィジュアル 糖尿病臨床のすべて

糖尿病治療薬の最前線 改訂第2版

2011年12月15日　　初版第1刷発行　〔検印省略〕
2013年12月10日　　第2刷発行
2015年 8月10日　　改訂第2版第1刷発行 ⓒ

編集主幹	荒木栄一
専門編集	稲垣暢也
発 行 者	平田　直
発 行 所	株式会社 中山書店

〒113-8666　東京都文京区白山 1-25-14
TEL 03-3813-1100（代表）　振替 00130-5-196565
http://www.nakayamashoten.co.jp/

装丁・本文デザイン・DTP ── 臼井弘志（公和図書デザイン室）
印刷・製本 ── 三松堂株式会社

ISBN978-4-521-74258-8
Published by Nakayama Shoten Co., Ltd.　　　　　　Printed in Japan
落丁・乱丁の場合はお取り替え致します

- 本書の複製権・上映権・譲渡権・公衆送信権（送信可能化権を含む）は株式会社中山書店が保有します.

- **JCOPY** ＜(社)出版者著作権管理機構 委託出版物＞
  本書の無断複写は著作権法上での例外を除き禁じられています. 複写される場合は, そのつど事前に, (社)出版者著作権管理機構（電話 03-3513-6969, FAX 03-3513-6979, e-mail: info@jcopy.or.jp）の許諾を得てください.

- 本書をスキャン・デジタルデータ化するなどの複製を無許諾で行う行為は, 著作権法上での限られた例外（「私的使用のための複製」など）を除き著作権法違反となります. なお, 大学・病院・企業などにおいて, 内部的に業務上使用する目的で上記の行為を行うことは, 私的使用には該当せず違法です. また私的使用のためであっても, 代行業者等の第三者に依頼して使用する本人以外の者が上記の行為を行うことは違法です.

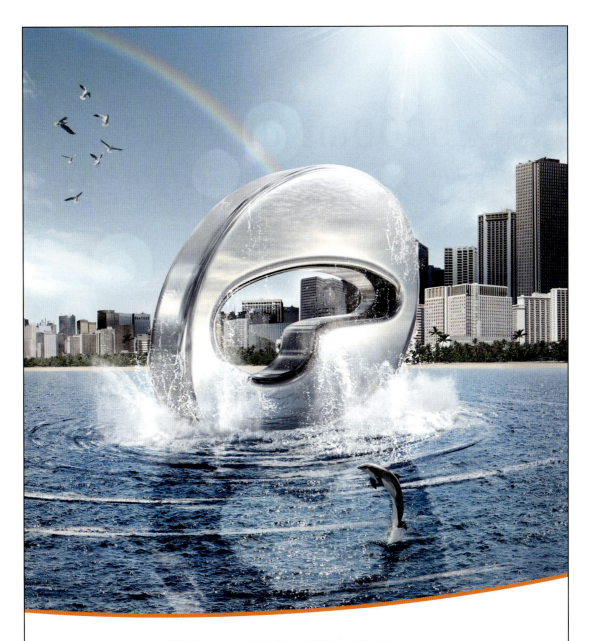

選択的DPP-4阻害剤 −2型糖尿病治療剤−
処方箋医薬品：注意−医師等の処方箋により使用すること

オングリザ®錠 2.5mg / 5mg

サキサグリプチン水和物錠　ONGLYZA® Tablets 2.5mg・5mg　薬価基準収載

「効能・効果」、「効能・効果に関連する使用上の注意」、「用法・用量」、「用法・用量に関連する使用上の注意」、「禁忌を含む使用上の注意」等については、製品添付文書をご参照ください。

製造販売元　［資料請求先］
協和発酵キリン株式会社
東京都千代田区大手町1-6-1　www.kksmile.com

2014年12月作成
®登録商標

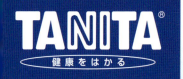

管理医療機器　UG-130
タニタ電子尿糖計

2015年9月30日タニタ受注分まで
トライアルキャンペーン実施中

尿糖を5000mg/dLまで測定できる
ワイドレンジモデルの電子尿糖計

1. SGLT2阻害薬に対応した5000mg/dLまでのワイドレンジセンサー採用
2. ビタミンCの影響を受けにくい4層構造の有機薄膜
3. 測定開始から結果表示まで6秒の高速測定
4. スイッチ操作不要の自動on/off機能付きスタンド付属
5. 検体の温度に対応する温度補正機能付きセンサー

※実物大

測定センサー
温度センサー

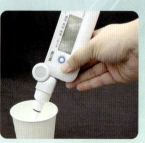
採尿検体測定例

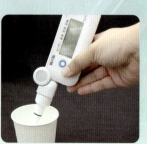
スタンド収納時

本体(UG-130-H)
希望小売価格／15,000円(税抜)

センサーカートリッジ(UG-130-SW)
希望小売価格／25,000円(税抜)

医療機器承認番号：22500BZX00202000

詳しくはタニタホームページをご覧ください。
http://www.tanita.co.jp/content/ug/

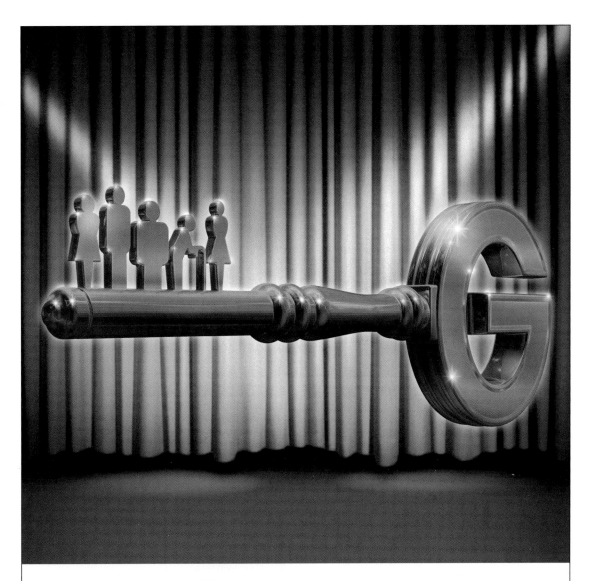

選択的DPP-4阻害剤 －糖尿病用剤－ 薬価基準収載

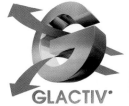

グラクティブ®錠

12.5mg
25mg
50mg
100mg

シタグリプチンリン酸塩水和物錠

GLACTIV®

処方箋医薬品(注)　　　注) 医師等の処方箋により使用すること

●効能・効果、用法・用量、禁忌を含む使用上の注意等については、添付文書をご参照ください。

資料請求先

 小野薬品工業株式会社

〒541-8564 大阪市中央区久太郎町1丁目8番2号

2015年3月作成

この1冊でカーボカウント・インスリンポンプ・CGMがわかる!

糖尿病 3C(スリーシー)ワークブック

著◉村田 敬
(独)国立病院機構京都医療センター糖尿病センター

- ワークへのチャレンジで自然と理解が深まる!
- 「へぇ〜」と思わず言ってしまうトリビア満載のコラム群
- カーボカウント, CSII, CGMの進め方がわかる

A4判／並製／192頁
定価(本体3,400円＋税)
ISBN978-4-521-73691-4

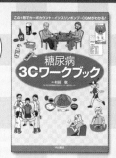

1型糖尿病の療養指導に必要となる"3C"の知識を70の設問に集約,基礎から実践,対応を迷う場面まで実際の臨床に沿って解説.患者との会話の幅を広げる43のコラムも必読.

◉収載内容(一部)

難易度★
- インスリン自己調節の重要性 (Carb)
- 三大栄養素と血糖値 (Carb)
- 炭水化物・食物繊維・糖質の違い (Carb)
- CSIIの原理と特性 (CSII) ほか

難易度★★
- 炭水化物とエネルギーの関係 (Carb)
- 穀類のたんぱく質 (Carb)
- 糖尿病食の副食中に含まれる炭水化物の量 (Carb)
- 朝食 (食パン中心) のカーボカウント (Carb)
- 夕食 (米飯中心) のカーボカウント (Carb)
- インスリンポンプの種類 (CSII)
- インスリンポンプの基本操作 (電池交換など) (CSII)
- インスリンポンプのベーサル設定 (CSII)
- スマートポンプの活用 (Carb, CSII)
- インスリンポンプのベーサル調節 (CSII)
- SMBGのグラフ化によるベーサル評価 (CSII) ほか

難易度★★★
- 小児・思春期のカーボカウント (Carb)
- カーボカウントと家族への支援 (Carb)
- カーボカウントと低炭水化物ダイエットの違い (Carb)
- 水泳時にインスリンポンプをどうしたら良い? (CSII)
- 妊娠中の血糖コントロール (Carb, CSII, CGM)
- インスリンポンプのメリットの説明 (CSII)
- インスリンポンプに伴うトラブルの説明 (CSII)
- CSIIのエビデンス (CSII) ほか

難易度マニアック
- おいしいカレーの作り方 (Carb)
- 携帯型人工膵臓実用化の条件 (Carb, CSII, CGM) ほか

付録
インスリンポンプ評価シート

糖尿病患者への生活指導の仕方がもっと上手くなる!

活かそうSMBG!
24の対話からエンパワーメント指導法をつかむ

著◉渥美義仁 (東京都済生会中央病院糖尿病臨床研究センター センター長)
　　小出景子 (東京都済生会中央病院糖尿病臨床研究センター 薬剤師)

B5判／並製／176頁／定価(本体2,800円＋税)
ISBN978-4-521-73361-6

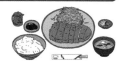

中山書店　〒113-8666　東京都文京区白山1-25-14　TEL 03-3813-1100　FAX 03-3816-1015
http://www.nakayamashoten.co.jp/

糖尿病 代謝 内分泌内科 ポケットブック

新進気鋭の若手専門医による「現場で使える」実践マニュアル！

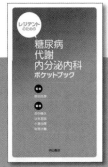

レジデントのための

監修●野田光彦（国立国際医療研究センター）
編著●田中隆久（東京山手メディカルセンター）
辻本哲郎（国立国際医療研究センター）
小菅由果（元 伊藤病院）
財部大輔（多摩北部医療センター）

新書判／2色刷／384頁
定価（本体3,200円＋税）
ISBN978-4-521-73964-9

- 新進気鋭の若手専門医による"現場で役立つ"ことを念頭においた解説．
- ポケットサイズながら，代謝疾患・内分泌疾患の重要事項を余すことなく掲載．
- 各解説は冒頭にポイントをまとめ，図表を駆使して過度に詳細とならないように努めた．
- 新鮮かつ最新の内容を取り上げた読み応えあるコラムを随所に配置．

各項目の要点が一目でわかる「ここがポイント！」

充実のコラム
- 乳酸アシドーシス
- 脱水
- 橋中心脱髄症候群（CPM）／浸透圧性脱髄症候群（ODS）
- マグネシウム（Mg）の異常
- 糖尿病に関連する指標
- 劇症1型糖尿病と緩徐進行1型糖尿病
- 外来でのインスリン導入
- インスリン自己免疫症候群
- 食品交換表とカーボカウント
- CSIIとCGM
- フットケア
- 歯周病
- 若年発症成人型糖尿病（MODY）
- 糖毒性
- 教育入院
- 清涼飲料水ケトーシス
- ミトコンドリア遺伝子異常による糖尿病

など，計33のコラム

診療のフローチャートなど，多数の図表解説で視覚的にも理解しやすい

知っていると差がつくコラムも満載

中山書店　〒113-8666 東京都文京区白山1-25-14　TEL 03-3813-1100　FAX 03-3816-1015
http://www.nakayamashoten.co.jp/

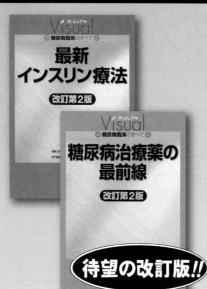